Martin Schölkopf

Das Gesundheitswesen im internationalen Vergleich
Gesundheitssystemvergleich und die europäische Gesundheitspolitik

 Medizinisch Wissenschaftliche Verlagsgesellschaft

Die Schriftenreihe *Health Care Management*
Herausgeber: Heinz Naegler und Thomas Kersting

Die Anforderungen an die Management-Fähigkeiten der Führungskräfte im Gesundheitssystem und seinen Einrichtungen nehmen zu

Krankenhäuser und andere Unternehmen der Gesundheitswirtschaft sehen sich ständig mit neuen Herausforderungen – technologischen oder organisatorischen – konfrontiert. Zudem ändern sich die finanziellen oder auch demografischen Rahmenbedingungen kontinuierlich. Die Bedingungen für die Leitungsarbeit in Gesundheitsunternehmen wie Krankenhäusern, Rehabilitationskliniken oder Einrichtungen der stationären und ambulanten Pflege unterscheiden sich allerdings deutlich von denen in Unternehmen anderer Wirtschaftszweige:

- Zusammenspiel von staatlicher Planung und öffentlichem Regelungsinteresse mit der Entwicklung unternehmerischer Perspektiven,
- Gemeinnützigkeit im Wettbewerb mit privaten und öffentlichen Zielsetzungen,
- zunehmende Ablösung der Bedarfsdeckung und Bedarfsplanung durch wettbewerbliche Mechanismen und
- berufsständisch geprägte Aufbauorganisation.

Daher bedarf es im Gesundheitswesen einer grundsätzlichen Ausrichtung der Instrumente und Methoden zum Gestalten und Führen auf diese Besonderheiten.

In den Werken der Schriftenreihe *Health Care Management* kommen Praktiker und einschlägig ausgewiesene Wissenschaftler zu Wort, die ihr Wissen mit Blick auf die genannten Besonderheiten verständlich und praxisorientiert vermitteln.

Health Care Management richtet sich an Führungskräfte und an den Führungsnachwuchs in der Gesundheitswirtschaft. Die Leser lernen, wie Management-Probleme unter Berücksichtigung der spezifischen Anliegen der Patienten und der Mitarbeiter in der Gesundheitswirtschaft gelöst werden – und sie erfahren, wie das Gelernte in der Praxis anzuwenden ist.

Die Schriftenreihe folgt inhaltlich und strukturell der Struktur der verschiedenen MBA-Studiengänge zum Gesundheitsmanagement. Ein großer Teil der Beiträge kommt von Dozenten aus diesen Studiengängen.

Health Care Management deckt in systematischer und aufeinander abgestimmter Form alle Managementfelder der Gesundheitswirtschaft ab – angefangen von den Rahmenbedingungen für die Unternehmensführung über verhaltenswissenschaftliche Aspekte und strategische Perspektiven bis hin zu den Funktionen und Instrumenten der Unternehmensführung.

Bisher erschienen (Stand März 2010):
- Personalmanagement im Krankenhaus
- Gesundheitssicherung – Gesundheitsversorgung – Gesundheitsmanagement
- Strategisches Management
- Recht für Krankenhaus und Arztpraxis
- Leistungsmanagement, Logistik, Marketing
- Praxis des Krankenhausbudgets
- Finanz- und Investitionsmanagement im Krankenhaus
- Das Gesundheitswesen im internationalen Vergleich

Titel in Vorbereitung:
- Bewertung von Krankenhausbetrieben
- Controlling und Businessplan
- Betriebliches Rechnungswesen im Krankenhaus
- Gesundheitsökonomie – mikroökonomische Perspektiven
- Organisationsentwicklung und Projektmanagement
- Management der sozialen Verantwortung
- Qualitätsmanagement
- Informations- und Kommunikationstechnologie für das Gesundheitsmanagement

Health Care Management

Martin Schölkopf

Das Gesundheitswesen im internationalen Vergleich

Gesundheitssystemvergleich und die europäische Gesundheitspolitik

Medizinisch Wissenschaftliche Verlagsgesellschaft

Dr. Martin Schölkopf
Sredzkistr. 35
10435 Berlin

Unter Mitarbeit von

Dr. Barbara Philippi
Sredzkistr. 35
10435 Berlin

MWV Medizinisch Wissenschaftliche Verlagsgesellschaft mbH & Co. KG
Zimmerstr. 11
10969 Berlin
www.mwv-berlin.de

ISBN 978-3-939069-74-4

Bibliografische Information der Deutschen Nationalbibliothek
Die Deutsche Nationalbibliothek verzeichnet diese Publikation in der Deutschen Nationalbibliografie;
detaillierte bibliografische Informationen sind im Internet über http://dnb.d-nb.de abrufbar.

Produkt-/Projektmanagement: Frauke Budig, Berlin
Lektorat: Monika Laut-Zimmermann, Berlin
Layout & Satz: eScriptum GmbH & Co. KG – Publishing Services, Berlin
Druck: druckhaus köthen GmbH, Köthen

Zuschriften und Kritik an:
MWV Medizinisch Wissenschaftliche Verlagsgesellschaft mbH & Co. KG, Zimmerstr. 11, 10969 Berlin, lektorat@mwv-berlin.de

Einführendes Vorwort

Wer Reformen im Gesundheitswesen auf den Weg bringen, verstehen oder umsetzen will, ist gut beraten, hin und wieder auch über den Tellerrand der nationalen Gesundheitspolitik hinauszuschauen. Denn Ländervergleiche können zeigen, welche Erfahrungen mit Reformvorschlägen andernorts bereits gemacht worden sind. Und sie können darüber informieren, wie ausgabenträchtig, wie patientenfreundlich, wie effizient oder wie gerecht ein Gesundheitssystem tatsächlich ist. Dieses Buch liefert deshalb einen Überblick über die Strukturen des Gesundheitssystems im internationalen Vergleich. Es ist als Einführung in diese Thematik konzipiert; seine Zielsetzung ist daher nicht die vertiefte Analyse einzelner gesundheitspolitischer Detailfragen. Es will vielmehr erste Informationen über die Gesundheitssysteme anderer Länder sowie über zentrale Aspekte der Gesundheitsversorgung im internationalen Vergleich geben und so einen Einstieg in die Thematik ermöglichen. Dabei wird wie folgt vorgegangen:

Im ersten Kapitel wird in knapper Form dargestellt, welche unterschiedlichen Typen von Gesundheitssystemen im internationalen Vergleich vorkommen und welche historischen Wurzeln die Gesundheitssysteme haben. In Kapitel 2 folgen jeweils kurze Länderdarstellungen, die Auskunft über die wesentlichen Grundcharakteristika der einzelnen Gesundheitssysteme geben und Hinweise liefern, wo detaillierte Informationen über die jeweiligen Länder erhältlich sind. Die Betrachtung beschränkt sich dabei auf 22 westliche Mitgliedsstaaten der OECD (neben Westeuropa die USA, Kanada, Japan, Australien und Neuseeland).

Die folgenden Kapitel konzentrieren sich dann auf Querschnittsvergleiche dieser Gesundheitssysteme. Das dritte Kapitel befasst sich mit der Höhe der Gesundheitsausgaben und ihrer Finanzierung. Neben quantitativen Vergleichen werden dort auch die unterschiedlichen Finanzierungsstrukturen der einzelnen Gesundheitssysteme dargestellt.

Die stationäre Versorgung ist Gegenstand des vierten Kapitels. Hier finden sich international vergleichende Daten zu den Ausgaben, Versorgungskapazitäten und Leistungen der Krankenhausversorgung, aber auch Informationen über Organisation und Struktur von Krankenhausplanung, Investitionskostenfinanzierung und Vergütung der Krankenhäuser der untersuchten Länder.

Kapitel 5 geht auf die ambulante ärztliche Versorgung ein; auch hier wird zunächst in vergleichender Perspektive über die Ausgaben für diesen Sektor, die vorhandenen Kapazitäten und die Inanspruchnahme durch die Patienten informiert, um dann auf die Organisation der Leistungserbringung sowie die Vergütungsstrukturen und das Einkommen der Ärzte einzugehen.

Thema des sechsten Kapitels ist die Arzneimittelversorgung. Ausgehend von der Kostenentwicklung bei den Pharmazeutika, werden in diesem Kapitel die zentralen institutionellen Rahmenbedingungen erläutert, die die Zulassung, die Preissetzung und die Erstattungsfähigkeit von Arzneimitteln in den verschiedenen Gesundheitssystemen regeln.

Im siebten Kapitel wird die Leistungsfähigkeit von Gesundheitssystemen vergleichend untersucht. Wie effizient ist die Gesundheitsversorgung jeweils organisiert, welche Unterschiede gibt es bei der Qualität der Leistungserbringung und wie patientenfreundlich ist die Gesundheitsversorgung jeweils – dies sind Fragen, die hier näher betrachtet werden.

Im gemeinsamen europäischen Binnenmarkt nehmen Vorgaben aus Brüssel immer mehr Einfluss auch auf Politikfelder, die von der Harmonisierung, also der europaweiten Angleichung, eigentlich ausgeschlossen sind. Zu diesen Politikfeldern gehört auch das Gesundheitswesen: Zahlreiche EU-Verordnungen und EU-Richtlinien, aber auch viele Entscheidungen des Europäischen Gerichtshofes beeinflussen mittlerweile auch die nationale Gesundheitspolitik. Kapitel 8 verlässt deshalb die international vergleichende Betrachtung und geht auf die Gesundheitspolitik der Europäischen Union und ihre Folgen für Deutschlands Gesundheitsversorgung ein.

Das Buch ist als Einführung und Nachschlagewerk angelegt. Es kann und will nicht sämtliche Aspekte des Gesundheitssystemvergleichs in ihrer Tiefe und Breite darstellen. Wer sich vertiefend mit der vergleichenden Gesundheitssystemforschung oder der Gesundheitspolitik der EU befassen will, erhält daher im abschließenden neunten Kapitel zahlreiche Hinweise und Tipps für die eigene, weiterführende Recherche. Erleichtert wird diese Recherche durch die Aufnahme der dazugehörigen Internet-Links. Da das Internet stetig Änderungen unterworfen ist, kann der Autor allerdings keine Gewähr dafür übernehmen, dass jeder einzelne der in diesem Buch angeführten Links nach der Veröffentlichung immer aktiv bleibt.

Vor der Lektüre ist noch anzumerken, dass sich das vorliegende Buch, wie bei internationalen Vergleichen aus naheliegenden Gründen regelmäßig notwendig, an vielen Stellen auf Zahlenmaterial stützt. Dieses stammt aus verschiedenen Quellen; eine der wichtigsten Quellen ist jedoch die Datenbank „Health Data" der OECD. Diese Datenbank ist für den Gesundheitssystemvergleich von unschätzbarem Wert; ohne sie wären solche Vergleiche zumeist gar nicht durchführbar. Auch in dieser Datenbank liegen aber nicht immer für alle Länder für den Betrachtungszeitpunkt auch Zahlen vor. War die zeitliche Abweichung nicht zu groß, wurden in solchen Fällen daher Daten aus früheren Jahren herangezogen; schienen die Daten veraltet, wurde auf die Darstellung des entsprechenden Landes verzichtet.

Trotz des erheblichen Aufwands, den die OECD bei der Datenaufbereitung betreibt, ist zudem nicht immer klar, ob die entsprechenden Daten tatsächlich vergleichbar sind oder ob nicht Äpfel mit Birnen verglichen werden. Die gleiche Einschränkung gilt auch für andere hier präsentierte, auf international vergleichendem Zahlenmaterial beruhende Darstellungen. Die hier präsentierten Tabellen und Abbildungen sollten daher regelmäßig mit der gebotenen Vorsicht interpretiert werden und nicht zu vorschnellen politischen Schlussfolgerungen verleiten.

Das vorliegende Buch ist im Wesentlichen während meiner Elternzeit entstanden. Acht Kapitel stammen aus meiner eigenen Feder. Das Kapitel zur Arzneimittelversorgung im internationalen Vergleich wurde von Frau Dr. Barbara Philippi verfasst, der ich dafür herzlich danke. Meinen Dank will ich zudem an Herrn Prof. Dr. Heinz Naegler und Herrn Prof. Dr. Thomas Kersting richten, in deren Schriftenreihe „Health Care Management" das Buch erscheint, sowie an Herrn Dr. Thomas Hopfe, dem Verleger der Medizinisch-Wissenschaftlichen Verlagsgesellschaft – an letzteren insbesondere für seine Geduld bis zur Ablieferung des endgültigen Manuskripts. Trotz mehrfacher Prüfung übersehene Fehler gehen allein auf mein Konto. Abschließend ist festzuhalten, dass die Ausführungen in diesem Buch keine Meinungsäußerung des Bundesministeriums für Gesundheit darstellen, sondern ausschließlich die persönliche Auffassung des Autors wiedergeben.

Martin Schölkopf   *Berlin im Januar 2010*

Inhalt

Abkürzungsverzeichnis

AG	Arbeitgeber
AN	Arbeitnehmer
AOK	Allgemeine Ortskrankenkasse (Deutschland)
AWBZ	Algemene Wet Bijzondere Ziektekosten (Niederlande)
BIP	Bruttoinlandsprodukt
BKK	Betriebskrankenkasse (Deutschland)
CHF	Schweizer Franken
CMU	Couverture Maladie Universelle (Frankreich)
CNAMTS	Caisse Nationale d'Assurance Maladie des Travailleurs Salaries (Frankreich)
CSC	Community Services Card (Neuseeland)
CSG	Contribution Sociale Généralisée/maladie (Frankreich)
DALE	disability-adjusted life expectancy
DHB	District Health Board (Neuseeland)
DRG	Diagnosis Related Group
ECDC	European Centre for Disease Prevention and Control
ECHI	European Community Health Indicators
ECHP	European Community Household Panel
EGV	Vertrag zur Gründung der Europäischen Gemeinschaft
EMEA	European Agency for the Evaluation of Medicinal Products
EU	Europäische Union
EuGH	Europäischer Gerichtshof
EUPHIX	European Union Public Health Information & Knowledge System
GKV	Gesetzliche Krankenversicherung
HFA-DB	European health for all database
HMO	Health Maintenance Organization (Schweiz, USA)
IKA	Idryma Koinonikon Asfaliseon (griechische Sozialversicherung)
IQWiG	Institut für Qualität und Wirtschaftlichkeit im Gesundheitswesen (Deutschland)
ISSA	Internationale Vereinigung für Soziale Sicherheit
KH	Krankenhaus
KKP	Kaufkraftparität(en)
MISSOC	Mutual Information System on Social Protection
MVZ	Medizinisches Versorgungszentrum (Deutschland)
MWSt	Mehrwertsteuer
NHS	National Health Service (Großbritannien u.a.)
NICE	National Institute for Clinical Excellence (Großbritannien)
OECD	Organisation for Economic Co-operation and Development
OKP	Obligatorische Krankenpflegeversicherung (Schweiz)
OMK	Offene Methode der Koordinierung
OP	Operation
OTC	Over-the-counter (Arzneimittel)
PBM	Pharmaceutical Benefit Management (USA)
PBS	Pharmaceutical Benefits Scheme (Australien)
PCT	Primary Care Trust (Großbritannien)

PHO	Primary Health Organisation (Neuseeland)
PKV	private Krankenversicherung
PPO	Preffered Provider Organization (USA)
PPRS	Pharmaceutical Price Regulation Scheme (Großbritannien)
RIZIV-INAMI	Institut national d'assurance maladie-invalidité/Rijksinstituut voor ziekte- en invaliditeitsverzekering (Belgien)
SGB V	Sozialgesetzbuch V (Deutschland)
SHA	Strategic Health Authority (Großbritannien)
WHO	World Health Organization

1 Die Gesundheitssysteme im internationalen Vergleich: Typologie und Entstehungsprozess

1.1 Eine Typologie der Gesundheitssysteme

Wer im europäischen Ausland Urlaub macht oder in einem anderen Land arbeitet oder studiert und plötzlich medizinische Hilfe benötigt, wird schnell zwei Dinge feststellen: Zum einen verfügen sämtliche Länder West- und Mitteleuropas, aber natürlich auch andere Länder der westlichen Welt, über hoch entwickelte Gesundheitssysteme. Sieht man (bislang) von den USA ab, herrscht zudem längst übereinstimmend die Auffassung, dass es Aufgabe des Staates ist, für die Bevölkerung eine angemessene Gesundheitsversorgung sicherzustellen. Diese Auffassung hat ihren Niederschlag darin gefunden, dass der öffentlichen Hand im Gesundheitswesen in aller Regel eine dominierende Rolle zukommt. Der Staat plant und finanziert; und häufig erbringt er auch selbst Leistungen.

Wer medizinische Leistungen im Ausland benötigt, wird zum anderen aber auch feststellen, dass bestimmte Charakteristika des jeweiligen Gesundheitssystems vom deutschen Gesundheitswesen abweichen – und dies zum Teil erheblich. So gibt es Länder, in denen die gesamte Krankenhausversorgung in den Händen der Kommunen liegt; die in Deutschland in der öffentlichen Versorgung ebenfalls wichtigen privatwirtschaftlichen und freigemeinnützigen Krankenhäuser wird man dort vergeblich suchen. In einigen Ländern findet – anders als in Deutschland – die ambulante fachärztliche Behandlung ausschließlich im Krankenhaus statt. In manchen Ländern wiederum ist das Sachleistungsprinzip – Patienten erhalten die medizinische Leistung kostenlos, die Leistungserbringer werden von der Krankenkasse bezahlt – unbekannt;

die Patienten müssen dort die Leistungen erst einmal selbst finanzieren und bekommen die Kosten anschließend von ihrer Krankenkasse bzw. Krankenversicherung erstattet.

Während also in allen Industriestaaten im Wesentlichen ein gemeinsames Verständnis über die Notwendigkeit eines leistungsfähigen Gesundheitssystems besteht und auch die herausragende Bedeutung des Staates bei der Gewährleistung der Gesundheitsversorgung meist unbestritten ist, lassen sich in der Organisation der Gesundheitsversorgung im Detail erhebliche Unterschiede feststellen. Die Wissenschaft hat bereits früh versucht, diese Differenzen herauszuarbeiten und zu typologisieren. Die erste und zur Einordnung von Gesundheitssystemen immer noch häufig genutzte Typologie ist die Differenzierung in Länder, deren Gesundheitswesen sich am Bismarck- bzw. Beveridgemodell orientieren (vgl. Tab. 1).

Tab. 1   Idealtypische Ordnung von Gesundheitssystemen: Bismarck versus Beveridge

Strukturprinzipien	Bismarck	Beveridge
Grundprinzip	(Sozial-)Versicherungsprinzip	Versorgungsprinzip
Verwaltung	Selbstverwaltung	Staat
Finanzierung	Beiträge	Steuern
Leistungsanspruch	Sachleistung/Kostenerstattung	Sachleistung
Leistungserbringung	öffentlich/freigemeinnützig/ privatwirtschaftlich	öffentlich
Abgesicherter Personenkreis	ausgewählte Personengruppen	gesamte Bevölkerung

Das Bismarcksche Modell der sozialen Sicherung, in Deutschland von Reichskanzler Otto von Bismarck mit dem Ziel der Befriedung der Arbeiterschaft eingeführt, zielt auf Lebensstandardsicherung sowie Beitrags- und Leistungsgerechtigkeit. Zentrales Grundprinzip ist das Sozialversicherungsprinzip: Sozialrechtliche Ansprüche werden im Sinne einer Versicherung über Beiträge aus dem Lohneinkommen erworben. Die Höhe des Anspruchs bei Einkommensersatzleistungen hängt im Regelfall von den zuvor gezahlten Beiträgen ab. Dieses Prinzip ist insbesondere für die Altersrente und beim Arbeitslosengeld charakteristisch. In der Gesundheitsversorgung greift es nur beim Krankengeld; ansonsten dominiert dort das Prinzip der Bedarfsgerechtigkeit: Versicherte erhalten die notwendigen medizinischen Leistungen entsprechend ihres Bedarfs, unabhängig von der Höhe der geleisteten Beiträge. Dem Staat kommt im Bismarck-Modell nur eine indirekte Funktion zu: Er gestaltet den rechtlichen Rahmen. Die konkrete Steuerung hingegen erfolgt im Rahmen der Selbstverwaltung durch die Krankenkassen und die Leistungserbringer, insbesondere Ärzte und Krankenhäuser.

Das auf den Überlegungen des britischen Lords Beveridge zurückgehende und nach ihm benannte Beveridge-Modell hingegen sieht eine universelle

Basissicherung vor: Im Bedarfsfall soll ein garantiertes Mindesteinkommen bzw. die notwendige medizinische Versorgung für die gesamte Bevölkerung zur Verfügung stehen (Versorgungsprinzip). Finanziert werden die Leistungen aus Steuern, nicht aus Beiträgen. Der Staat steht auch im Mittelpunkt der Gesundheitsversorgung: Er plant die Kapazitäten und stellt die medizinische Versorgung in Form von Sachleistungen auch überwiegend selbst zur Verfügung.

Soweit die idealtypische Ordnung – die Wirklichkeit der verschiedenen Gesundheitssysteme wird dadurch leider nur unzureichend erfasst. So lassen sich zwar die meisten Gesundheitssysteme entweder als öffentliche Gesundheitsdienste oder als (Sozial-)Versicherungssysteme einordnen. Doch viele Gesundheitssysteme sind wesentlich komplexer als es die o. g. Typologie abbildet. So gibt es zahlreiche Länder, die über öffentliche Gesundheitsdienste verfügen. Allerdings ist dort zum Teil nicht der Zentralstaat – wie im britischen Vorbild – für die Gesundheitsversorgung zuständig; dies ist vielmehr oft Aufgabe der Kommunen. In einigen Ländern mit Sozialversicherungssystemen wiederum dominieren völlig andere als die o. g., „typischen" Finanzierungsprinzipien: In den Niederlanden und der Schweiz orientieren sich die Sozialversicherungsbeiträge nicht am Lohn, sondern sind in pauschaler Höhe zu entrichten; im Falle finanzieller Hilfebedürftigkeit hilft der Staat.

Zur Abbildung der Realität ist daher die folgende, alternative Systematisierung der Gesundheitssysteme in sechs Ländergruppen besser geeignet:

1. Die erste Gruppe umfasst Länder, die ihre Gesundheitsversorgung auf einen nationalen Gesundheitsdienst stützen. Dazu gehören neben Großbritannien – dem „Erfinder" dieses Systems – Irland und Portugal. Zentrales Kennzeichen dieser Länder ist, dass der öffentliche Gesundheitsdienst dort jeweils vom Zentralstaat direkt gesteuert wird. Die Gesundheitseinrichtungen vor Ort sind damit faktisch Teil der Staatsverwaltung. Griechenland ist in dieser Gruppe insofern ein Sonderfall, als neben dem der gesamten Bevölkerung offen stehenden staatlichen Gesundheitsdienst noch ein Sozialversicherungssystem für den Krankheitsfall existiert.

2. Eine zweite Gruppe besteht aus Ländern, die ihren öffentlichen Gesundheitsdienst auf regionaler Ebene organisiert haben. Dort ist nicht der Zentralstaat, sondern die Regionen oder Provinzen für die Gesundheitsversorgung verantwortlich. Das gilt für Italien, Spanien sowie für Australien, Neuseeland und Kanada.

3. Die dritte Gruppe organisiert ihr Gesundheitswesen ebenfalls über einen öffentlichen Gesundheitsdienst. Allerdings sind dafür die Landkreise, Städte und Gemeinden verantwortlich. Dies trifft auf die vier skandinavischen Länder Dänemark, Norwegen, Schweden und Finnland zu.

4. Eine vierte Gruppe stützt die Gesundheitsversorgung auf Sozialversicherungssysteme, die der deutschen gesetzlichen Krankenversicherung ähnlich sind, also einkommensbezogene Beiträge verlangen. Neben Deutsch-

land zählen zu dieser Gruppe Frankreich, Belgien, Luxemburg, Österreich und Japan. Die Leistungserbringung erfolgt dort jeweils durch unabhängige kommunale, freigemeinnützige oder privatwirtschaftliche Anbieter.

5. Letzteres trifft mit den Niederlanden und der Schweiz auch auf die fünfte Ländergruppe zu. Die dortigen Gesundheitssysteme basieren zwar auf (Sozial-)Versicherungssystemen, die Versicherungsbeiträge werden aber in Form von Kopfpauschalen berechnet.

6. Die USA schließlich lässt sich in keine der aufgeführten Gruppen einordnen. Hier gibt es weder eine für alle (oder die meisten) Einwohner obligatorische Krankenversicherung noch einen öffentlichen Gesundheitsdienst. Die staatliche Verantwortung beschränkt sich hier vielmehr auf öffentliche Gesundheitsdienste für alte und arme Menschen.

Wie alle Typologien ist auch diese Typologie der Gesundheitssysteme vereinfachend und wird der Komplexität der Gesundheitsversorgung in den untersuchten Ländern nicht vollständig gerecht. Gleichwohl kann sie als Ausgangspunkt für die weiteren Darstellungen und Analysen dienen und das Verständnis über grundlegende Differenzen in der Gesundheitsversorgung zwischen verschiedenen Ländern fördern. Außerdem hilft sie dem Forscher, der in der Detailanalyse eines Gesundheitswesens manchmal den Überblick über das große Ganze zu verlieren droht.

1.2 Die Entstehung und Ausweitung der gesetzlichen Absicherung im Krankheitsfall

In der sozialwissenschaftlichen Forschung wird die Einführung einer öffentlichen Absicherung im Krankheitsfall insbesondere mit dem durch die Industrialisierung entstandenen neuen und wachsenden Problemdruck – Verschärfung sozialer Notlagen im Zuge des Bevölkerungswachstums im 19. Jahrhundert bei gleichzeitiger Auflösung tradierter Familienstrukturen – und der politischen Mobilisierung der Arbeiterschaft erklärt. Nicht alle Industrieländer schufen ihre Gesundheitssysteme aber zur gleichen Zeit, und nicht alle Systeme gewährleisten das gleiche Absicherungsniveau. Gesetzliche Sicherungssysteme für den Krankheitsfall wurden vielmehr zu jeweils sehr unterschiedlichen Zeitpunkten eingeführt.

Auf die neuen politischen Herausforderungen reagierten Länder mit autoritärer politischer Ordnung früher als andere: Ein gesetzliches System zur Absicherung im Krankheitsfall wurde zunächst in Deutschland, dann in Italien, Österreich, Schweden, Dänemark und Belgien errichtet (vgl. Tab. 2). Obwohl sie damals im europäischen Vergleich zu den Nachzüglern der sozioökonomischen Entwicklung gehörten, führten also die europäischen autoritären Monarchien, die keine oder nur sehr eingeschränkte Befugnisse der gewählten Parlamente kannten, gesetzliche Absicherungen im Krankheitsfall früher ein als die parlamentarischen Demokratien.

Tab. 2 Einführungszeitpunkt der ersten gesetzlichen Krankenversicherungen. Quellen: Alber (1987: 139), Schmidt (1988: 180), eigene Recherchen (s. Tab. 3). Jahr der Einführung der ersten, nicht notwendigerweise umfassenden, obligatorischen bzw. freiwilligen, staatlich subventionierten Krankenversicherung. Nicht berücksichtigt sind ältere soziale Sicherungssysteme für militärische Berufsstände.

Land	Einführungsjahr	Land	Einführungsjahr
Deutschland	1883	Schweiz	1911
Italien	1886	Griechenland	1922
Österreich	1888	Japan	1922
Schweden	1891	Niederlande	1929
Dänemark	1892	Neuseeland	1938
Belgien	1894	Spanien	1942
Frankreich	1898	Portugal	1946
Luxemburg	1901	Australien	1946
Norwegen	1909	Kanada	1961
Großbritannien	1911	Finnland	1963
Irland	1911	USA	1965

Belgien, Dänemark, Frankreich, Italien, Schweden und die Schweiz starteten dabei zunächst mit freiwilligen, staatlich subventionierten Programmen, die für längere Zeit beibehalten wurden und nicht selten auch einen größeren Teil der Bevölkerung umfassten. Die übrigen Länder Westeuropas folgten dem Beispiel Deutschlands und begannen gleich mit einer zunächst auf bestimmte Bevölkerungsgruppen bezogenen Pflichtversicherung. Nur Finnland führte von Beginn an – allerdings erst im Jahr 1963 – eine Volksversicherung bzw. einen öffentlichen Gesundheitsdienst ein (vgl. Alber 1987: 50). Das wichtigste Ziel der Krankenversicherungen, unabhängig davon, ob es sich um Pflichtversicherungen oder um freiwillige, staatlich subventionierte Versicherungen handelte, bestand anfangs im Ausgleich des mit einer Krankheit verbundenen Einkommensverlustes. Erst später wurden die Geldleistungen zunehmend durch die Gewährleistung medizinischer Sachleistungen ergänzt.

Einmal eingeführt, wurden die gesetzlichen Krankenversicherungen kontinuierlich ausgeweitet; sie bezogen daher einen immer größeren Teil der Bevölkerung in die Absicherung ein. Denn die Einführung der öffentlichen Absicherung im Krankheitsfall für bestimmte Bevölkerungsgruppen bot gleichzeitig eine Plattform für die politische Forderung nach Ausdehnung durch den Gesetzgeber – mit der Folge des zunehmenden Einbezugs weiterer Bevölkerungsteile (vgl. zum Folgenden Alber 1987: 54–55 sowie Tab. 3). Dabei wurde der erfasste Personenkreis i. d. R. zunächst auf weitere Gruppen abhängig Beschäftigter (z. B. Angestellte) ausgeweitet. Dies erfolgte zum Teil durch Abschaffung von Einkommensgrenzen, deren Überschreitung vorher von der

Versicherungspflicht befreit hatte, zum Teil durch Aufnahme weiterer beruflicher Statusgruppen. Dem folgte dann meist die Ausdehnung der medizinischen Versorgungsleistungen auf Familienangehörige der Versicherten; die meisten Länder Westeuropas schufen diesen Schutz zwischen 1930 und 1946. Nur die norwegische Pflichtversicherung hatte Sachleistungen für Angehörige bereits von Beginn an eingeführt.

In der Regel ein weiteres Jahrzehnt später – erstmals in Deutschland im Jahr 1941 – erfolgte die Ausweitung der Absicherung im Krankheitsfall auf die Rentner. In Westeuropa war diese Ausweitung erst mit der Einführung der finnischen Volksversicherung im Jahr 1963 allgemein umgesetzt. Nach dem zweiten Weltkrieg wurden schließlich bestimmte Gruppen von Selbständigen in die Pflichtversicherungen einbezogen. Als das hier am längsten zögernde Deutschland 1971 die Versicherungspflicht auf Landwirte ausdehnte, hatten mit Ausnahme der bis Mitte der 90er Jahre des letzten Jahrhunderts an der freiwilligen Versicherung festhaltenden Schweiz alle Länder zumindest einige Kategorien von Selbständigen in die staatliche Zwangsversicherung integriert. Nur in den Ländern mit Volksversicherungen bzw. öffentlichem Gesundheitsdienst wurden alle Selbständigen auf einen Schlag in die Versicherungspflicht einbezogen. Die übrigen Zwangsversicherungen dehnten ihren Anwendungsbereich dagegen sukzessive auf zusätzliche Kategorien selbständig Erwerbstätiger aus, so dass in diesen Ländern noch lange Zeit einige Gruppen von Selbständigen von der Versicherungspflicht befreit blieben. Ausnahmen existieren nur noch in Deutschland bzw. in Österreich, wo Selbständige nicht versicherungspflichtig in der gesetzlichen Krankenversicherung sind bzw. sich davon befreien lassen können.

Tab. 3   Zeitpunkte der Ausweitung der gesetzlichen Absicherung im Krankheitsfall. Quelle: Angaben für Westeuropa ohne Spanien und Portugal aus Alber (1987: 232–235); einzelne Angaben für die Schweiz und die Niederlande sowie sämtliche Informationen zu den Ländern Japan, Kanada, Australien, Neuseeland, Spanien und Portugal wurden vom Verfasser ergänzt.

Land	Jahr	Einführungs- bzw. Änderungsgesetz
Österreich	1888	Pflichtversicherung mit Einkommensgrenzen für Arbeiter und Angestellte
	1926	Familienangehörige und Rentner in der Angestelltenversicherung
	1928	Landarbeiter
	1941	Familienangehörige und Rentner in der Arbeiterversicherung
	1955	Leitende Angestellte
	1965	Landwirte
	1966	Selbständige in der Industrie (halbobligatorisch)
Belgien	1894	Subventionierung freiwilliger Versicherung
	1944	Pflichtversicherung abhängig Beschäftigter, Ausweitung auf Rentner und Familienangehörige
	1963	Ausdehnung auf Selbständige
Dänemark	1892	Subventionierung freiwilliger Versicherung
	1933	Halbobligatorische Versicherung
	1960	Ausdehnung der halbobligatorischen Versicherung auf alle Bürger unter 16
	1971	Öffentlicher Gesundheitsdienst
Deutschland	1883	Pflichtversicherung für Arbeiter (und Angestellte unter Einkommensgrenze)
	1911	Landarbeiter
	1930	Mitversicherung von Familienangehörigen als Regelleistung
	1941	Rentner
	1971	Landwirte
Finnland	1963	Öffentlicher Gesundheitsdienst
Frankreich	1898	Subventionierung freiwilliger Versicherung
	1919	Übernahme der Pflichtversicherung in Elsaß-Lothringen
	1930	Pflichtversicherung mit Einkommensgrenzen
	1942	Alle Arbeiter ohne Einkommensgrenzen
	1946	Rentner
	1961	Landwirte
	1966	Selbständige außerhalb der Landwirtschaft
Irland		Bis zur Unabhängigkeit: britische Gesetze
	1952	Versicherungspflicht für abhängig Beschäftigte unter Einkommensgrenze

Land	Jahr	Einführungs- bzw. Änderungsgesetz
Italien	1886	Subventionierung freiwilliger Versicherung
	1928	Halbobligatorische Versicherung (durch kollektive Arbeitsverträge)
	1939	Mitversicherung von Familienangehörigen
	1943	Pflichtversicherung für Industriearbeiter
	1954	Landwirte
	1955	Rentner
	1956	Selbständige Handwerker
Luxemburg	1901	Pflichtversicherung für Industriebeschäftigte mit Einkommensgrenze
	1944	Rentner
	1951	Ausweitung durch Aufhebung der Einkommensgrenzen
	1952	Selbständige in Industrie und Handel, Freiberufler
	1962	Landwirte
Niederlande	1929	Pflichtversicherung für Geldleistungen mit Einkommensgrenze
	1941	Ausweitung auf Sachleistungen und Familienangehörige
	1951	Rentner
	1967	Volksversicherung für schwere Krankheiten
	2006	Allgemeine Versicherungspflicht
Norwegen	1909	Pflichtversicherung mit Einkommensgrenze, Mitversicherung Familienangehöriger
	1935	selbständige Fischer
	1953	Ausweitung durch Aufhebung der Einkommensgrenze für abhängig Beschäftigte
	1956	Öffentlicher Gesundheitsdienst
Schweden	1891	Subventionierung freiwilliger Versicherung
	1953	Öffentlicher Gesundheitsdienst
Schweiz	1911	Subventionierung freiwilliger Versicherung
	1916	Erste kantonale Pflichtversicherung
	1996	Allgemeine Versicherungspflicht
Großbritannien	1911	Pflichtversicherung mit Einkommensgrenze für Krankengeld
	1913	Ausweitung auf Sachleistungen
	1946	Volksversicherung/öffentlicher Gesundheitsdienst
	1965	Einkommensbezogene Geldleistungen
Japan	1922	Pflichtversicherung für Fabrik- und Bergarbeiter
	1934	Ausweitung auf alle Betriebe mit mehr als fünf Beschäftigten

Land	Jahr	Einführungs- bzw. Änderungsgesetz
Kanada	1938	Öffnung (freiwillig) für die gesamte Bevölkerung
	1951	Verpflichtung für die Kommunen, die gesamte Bevölkerung abzusichern
	1961	Stationäre Akutversorgung landesweit als Volksversicherung
	1972	Ambulante ärztliche Versorgung landesweit als Volksversicherung
USA	1965	Einführung von *Medicare* (Ältere) und *Medicaid* (Arme)
	1986	Anspruch auf Notfallversorgung durch Krankenhäuser für die gesamte Bevölkerung
	1997	Versicherung für Kinder aus einkommensschwachen Familien
Neuseeland	1938	Öffentlicher Gesundheitsdienst
	1965	Krankengeld
Australien	1944	Krankengeld
	1946ff.	Subventionierung medizinischer Leistungen durch den Zentralstaat
	1975	öffentlicher Gesundheitsdienst
Portugal	1946	Gesetzliche Krankenversicherung für Industriearbeiter
	1959ff.	Ausweitung auf andere Wirtschaftszweige und Familienangehörige
	1979	Öffentlicher Gesundheitsdienst
Spanien	1942	Gesetzliche Krankenversicherung für Arbeiter
	1967	Ausweitung auf Selbständige und Beschäftigte im öffentlichen Dienst
	1972	Ausweitung auf Angestellte
	1986	Öffentlicher Gesundheitsdienst

Das Wachstum der Systeme lässt sich am einfachsten und eindrucksvollsten am Prozentsatz des ihnen angeschlossenen Teils der Bevölkerung ablesen (vgl. Tab. 4 und 5). Deutlich wird hier, dass es Ländern mit öffentlichem Gesundheitsdienst bzw. Volksversicherung i. d. R. schneller gelang, die gesamte Bevölkerung in diese Absicherung einzubeziehen. Länder mit Sozialversicherungssystemen taten sich hingegen etwas schwerer. Doch auch hier ist eine zunehmende Inklusion der Bevölkerung in das gesetzliche System festzustellen.

Tab. 4   Der Mitgliederkreis der Krankenversicherung von den Anfängen bis 1965 (in % der Erwerbsbevölkerung). Quelle: Auszug aus Alber (1987: 237). Erfasst sind Beitragszahler, die Anspruch auf Sachleistungen haben, ohne Rentner. Zum Teil Schätzwerte.

Jahr	1885	1890	1895	1900	1905	1910	1915	1920	1925	1930	1935	1940	1945	1950	1955	1960	1965
Österreich	–	12	16	18	20	24	22	39	47	59	49	31	46	56	63	71	73
Belgien	–	–	3	6	8	12	11	21	28	33	31	31	46	57	57	57	89
Dänemark	–	–	15	27	40	54	70	97	99	100	100	100	100	100	100	100	100
Deutschland	22	32	34	39	41	44	43	53	57	57	52	56	56	57	65	67	64
Finnland	–	–	–	–	–	–	–	–	–	–	–	–	–	–	–	–	100
Frankreich	–	–	–	9	13	18	15	17	21	32	36	48	52	60	64	69	91
Irland	–	–	–	–	–	–	–	–	37	34	38	44	46	53	55	58	62
Italien	–	6	6	6	6	6	6	6	6	7	22	47	45	44	63	76	84
Niederlande	–	–	–	–	–	–	–	–	–	42	42	42	42	54	60	60	63
Norwegen	–	–	–	–	–	–	35	49	47	56	63	86	90	100	100	100	100
Schweden	–	–	4	13	21	27	25	28	29	35	32	49	84	97	100	100	100
Schweiz	–	–	–	–	–	–	21	43	50	69	79	86	82	89	97	100	100
Großbritannien	–	–	–	–	–	–	66	73	79	82	79	90	98	100	100	100	100
Mittelwert	1,8	4,2	6,5	9,8	12,4	15,4	26,2	35,5	38,5	46,6	47,9	56,6	61,8	66,7	71,1	73,7	86,6

Tab. 5 Anteil der Bevölkerung mit staatlichem Krankenversicherungsschutz 1960–2006 (in % der Bevölkerung). Quelle: OECD Health Data 2009. Für einzelne Länder zum Teil abweichende Jahre.

Jahr	1960	1970	1980	1990	2000	2006
Kanada	100,0	100,0	100,0	100,0	100,0	100,0
Neuseeland	100,0	100,0	100,0	100,0	100,0	100,0
Norwegen	100,0	100,0	100,0	100,0	100,0	100,0
Schweden	100,0	100,0	100,0	100,0	100,0	100,0
Großbritannien	100,0	100,0	100,0	100,0	100,0	100,0
Japan	99,0	100,0	100,0	100,0	100,0	100,0
Dänemark	95,0	100,0	100,0	100,0	100,0	100,0
Finnland	55,0	100,0	100,0	100,0	100,0	100,0
Italien	87,0	93,0	100,0	100,0	100,0	100,0
Australien	76,0	85,0	100,0	100,0	100,0	100,0
Irland	85,0	85,0	100,0	100,0	100,0	100,0
Portugal	18,0	40,0	100,0	100,0	100,0	100,0
Griechenland	44,0	55,0	88,0	100,0	100,0	100,0
Schweiz	74,0	89,0	96,5	99,5	100,0	100,0
Frankreich	76,0	95,6	99,1	99,4	99,9	99,9
Luxemburg	90,0	99,6	99,8	98,8	98,2	99,7
Belgien	58,0	97,8	99,0	97,3	99,0	99,0
Niederlande	71,0	69,0	68,3	61,4	64,5	98,7
Österreich	78,0	91,0	99,0	99,0	99,0	98,5
Spanien	54,0	61,0	83,0	98,1	98,9	98,3
Deutschland	85,2	89,2	92,3	88,8	90,7	89,5
USA	k. A.	k. A.	k. A.	k. A.	22,5	27,4

In Westeuropa verfügen damit heute fast alle Länder über öffentliche Gesundheitssysteme, die die medizinische Versorgung für die gesamte Bevölkerung sicherstellen. Länder mit Sozialversicherungssystemen haben den Kreis der gesetzlich Krankenversicherten Zug um Zug ausgeweitet und so z. B. nicht erwerbstätige Personen wie Studenten oder Hausfrauen in den öffentlichen Versicherungsschutz einbezogen. Fast alle westeuropäischen Länder haben sich so einer umfassenden öffentlichen Absicherung ihrer Bevölkerung im Krankheitsfall angenähert. Zuletzt ist dies der Schweiz und den Niederlanden gelungen: Dort wurde im Jahr 1996 bzw. 2006 eine umfassende gesetzliche Krankenversicherungspflicht für die gesamte Bevölkerung eingeführt. Deutschland, wo nur knapp 90 % der Bevölkerung in der gesetzlichen Krankenversicherung abgesichert sind, ist damit das letzte Land Westeuropas, das diese umfassende Form der Absicherung noch nicht erreicht hat. Immerhin wurde hierzulande mit der Gesundheitsreform des Jahres 2007 aber eine Versicherungspflicht für die gesamte Bevölkerung eingeführt. Diese unterscheidet aber nach wie vor zwischen der Absicherung in der gesetzlichen und der privaten Krankenversicherung.

Während die gesetzlichen, öffentlich finanzierten Systeme zur Absicherung des Krankheitsfalls über die Jahrzehnte zunehmende Verbreitung fanden, blieb die Rolle privater Krankenversicherungen in den meisten Vergleichsländern bis heute auf den „Reflex" zum öffentlichen System beschränkt – auch wenn es in den letzten Jahren in einigen Ländern einen gewissen Trend der Expansion der privaten Absicherung gegeben hat (vgl. Mossialos/Thomson 2004, Colombo/Tapay 2004, Thomson/Mossialos 2009). Dabei konzentriert sich die private Krankenversicherung aber zumeist auf Leistungen, die das öffentliche System nicht bezahlt, Zusatzleistungen, übernimmt Zuzahlungen oder Selbstbehalte, die das öffentliche System vorsieht, oder sichert eine zügigere Versorgung ohne längere Wartezeiten ab. In den Gesundheitssystemen der betrachteten Länder stellt sich die Situation der privaten Krankenversicherung heute wie folgt dar (vgl. auch Tab. 6):

- In Großbritannien, Irland, Australien und Neuseeland hat die private Krankenversicherung eine die öffentliche Versorgung *duplizierende* Funktion: Sie existiert parallel zum öffentlichen Gesundheitsdienst und dient den Versicherten vor allem dazu, die aufgrund knapper Kapazitäten oftmals langen Wartelisten durch Inanspruchnahme privater Anbieter zu umgehen.
- In anderen Ländern *ergänzen* private Krankenversicherungen das öffentliche System, indem sie die dort vorgesehenen Selbstbeteiligungen bzw. Zuzahlungen abdecken – dazu gehört insbesondere Frankreich, wo fast 90 % der Bevölkerung solche Ergänzungsversicherungen abgeschlossen haben.
- In vielen OECD-Ländern *ergänzt* eine private Krankenversicherung das öffentliche Gesundheitswesen, indem sie die Kosten von jenen Leistungen trägt, die der Leistungskatalog des öffentlichen Systems nicht übernimmt.
- Nur in zwei Ländern stellt die private Krankenversicherung für einen größeren Teil der Bevölkerung die reguläre Absicherung im Krankheitsfall dar – mit anderen Worten: sie *substituiert* dort die gesetzliche Absicherung. Dies ist mittlerweile nur noch in den USA (für 57,5 % der Bevölkerung) und in Deutschland (für 10,3 % der Bevölkerung) der Fall. In Österreich können seit einigen Jahren bestimmte Personengruppen an Stelle der öffentlichen Sozialversicherung für eine private Krankenversicherung optieren.

Tab. 6 Anteil privat Versicherter an der Bevölkerung (in %), Anteil der PKV-Ausgaben an allen Gesundheitsausgaben (in %) und Funktionen der privaten Krankenversicherung. Quellen: OECD Health Data 2008, Thomson/Mossialos (2009: 15–19). Erfasst sind auch Personen, die über Zusatzversicherungen verfügen.

Land	Anteil privat Versicherter an der Bevölkerung in Prozent	PKV-Ausgaben/Gesundheitsausgaben insgesamt in Prozent	Funktionen der privaten Krankenversicherung
Australien	43	6,7	duplizierend, ergänzend
Österreich	33,5	5,2	substitutiv, ergänzend
Belgien	46,7	5,3	ergänzend
Kanada	67	12,9	ergänzend
Dänemark	11,3	1,5	ergänzend
Finnland	k. A.	2,3	duplizierend, ergänzend
Frankreich	88,4	12,5	ergänzend
Deutschland	26,1	10,3	substitutiv, ergänzend
Irland	50,9	7,0	duplizierend, ergänzend
Italien	k. A.	0,9	duplizierend, ergänzend
Japan	k. A.	0,3	k. A.
Luxemburg	k. A.	0,8	ergänzend
Neuseeland	32,7	4,5	duplizierend, ergänzend
Norwegen	0	0	duplizierend
Portugal	17,4	3,8	duplizierend, ergänzend
Spanien	14,4	5,5	duplizierend, ergänzend
Schweden	k. A.	0	ergänzend
Schweiz	32,5	8,8	ergänzend
Großbritannien	11,1	0	duplizierend, ergänzend
USA	65,2	57,5	substitutiv, ergänzend

2 Gesundheitssysteme im internationalen Vergleich: Länderberichte

Die Kapitel 1 vorgestellte Typologie der Gesundheitssysteme kann die Wirklichkeit in den betrachteten Ländern in ihrer Vielfalt nicht vollständig erfassen. In der Realität stellen sich z. B. die Finanzierungsstrukturen und die Organisation der Leistungserbringung viel komplexer dar als es die notwendigerweise vereinfachende Typologie veranschaulichen kann. Deshalb werden die Gesundheitssysteme der in diesem Buch analysierten 22 Industrieländer im Folgenden in ihren Grundzügen dargestellt. Dabei wird insbesondere auf die Grundstrukturen des Systems, die Finanzierung, den Leistungsumfang sowie die Organisation der Leistungserbringung eingegangen. Ziel ist es, einen ersten Eindruck über die einzelnen Gesundheitssysteme zu vermitteln, um so eine fundierte Ausgangsbasis für vertiefende Analysen zu erreichen. Die Ausführungen beruhen überwiegend auf den in Kapitel 9 angeführten Quellen. Um die vertiefende Recherche über das Gesundheitssystem eines bestimmten Landes zu ermöglichen, finden sich nach jedem Länderbericht Internet-Links zu den für die Gesundheitspolitik jeweils zuständigen Ministerien bzw. Behörden sowie zu umfassenderen Darstellungen der Gesundheitssysteme der entsprechenden Länder.

2.1 Länder mit nationalem Gesundheitsdienst

In Ländern mit nationalem Gesundheitsdienst wird die Gesundheitsversorgung direkt vom Zentralstaat organisiert und aus Steuermitteln finanziert. Die Einrichtungen und Dienste des Gesundheitswesens sind damit faktisch Teil der Staatsverwaltung und verfügen daher oft nicht über die Selbständigkeit, die Leistungserbringer vor allem in Ländern mit Sozialversicherung innehaben. In Ländern mit nationalem Gesundheitsdienst ist die gesamte Bevölkerung in die Absicherung im Krankheitsfall einbezogen. Die Leistungen folgen dem Sachleistungsprinzip. Prototyp ist der britische National Health Service.

2.1.1 Großbritannien

Grundstruktur

Großbritannien ist das „Mutterland" des öffentlichen Gesundheitsdienstes. Mit dem 1946 eingeführten *National Health Service* (NHS) existiert dort seit mehr als 60 Jahren ein nationaler Gesundheitsdienst, der für alle Einwohner Großbritanniens die gesundheitliche Versorgung sicherstellt. Obwohl er aus Steuermitteln des Zentralstaats finanziert wird, wird der NHS in England, Nordirland, Schottland und Wales separat verwaltet. In England wird die Gesundheitsversorgung seit dem Jahr 2006 durch 10 (vorher: 28) regionale Gesundheitsbehörden (*Strategic Health Authorities* – SHAs) gesteuert. Die Versorgung durch den NHS vor Ort wird – ebenfalls seit 2006 – über 152 (vorher: 303) lokale Gesundheitsdienste (*Primary Care Trusts* – PCTs) organisiert, die im Durchschnitt für jeweils 330.000 Einwohner zuständig sind. Letztere sind die eigentlichen Durchführungsorgane des NHS. Sie organisieren und finanzieren mit den ihnen zugewiesenen Budgets die ambulante und stationäre Versorgung durch Verträge mit den Leistungserbringern.

Die private Krankenversicherung (PKV) gewährt in Großbritannien vor allem einen schnelleren Zugang zur medizinischen Behandlung, mehr Komfort und mehr Wahlmöglichkeiten zwischen Leistungserbringern. Ungeachtet der Kapazitätsprobleme und Rationierungsmaßnahmen (s. u.) stagniert die PKV auf der Insel allerdings: Der Prozentsatz der privat Krankenversicherten ist zwischen 1997 und 2003 sogar von 11,6 % auf 11,2 % gesunken (vgl. Foubister et al. 2006).

Finanzierung

Der NHS finanziert sich zum weitaus größten Teil aus allgemeinen Steuereinnahmen des Zentralstaats, zu einem kleineren Teil aber auch aus Sozialversicherungsbeiträgen des *National Insurance Fund*, also der nationalen Sozialversicherung, in die alle Erwerbstätigen, auch Selbständige, einzahlen. Die dem NHS zur Verfügung stehenden Finanzmittel werden dann zum Großteil über die SHAs an die PCTs verteilt. Zur Finanzierung tragen zudem Zuzahlungen bei verschreibungspflichtigen Arzneimitteln und Zahnbehandlung bei: Für die Verschreibung von Arzneimitteln sind jeweils 6,85 britische Pfund zu entrichten. Für eine zahnmedizinische Behandlung fällt – abhängig von Art und Umfang – eine Selbstbeteiligung von bis zu 194 britischen Pfund an. Sozialhilfeempfänger, Kinder und Jugendliche unter 16 bzw. (bei Schülern) 19 Jahren, Schwangere und Mütter von Kleinkindern sind von diesen Zuzahlungen vollständig befreit. Rentner, Behinderte und chronisch Kranke sind von Arzneimittelzuzahlungen ausgenommen. Personen mit niedrigen Einkommen können vom NHS Nachlässe bzw. finanzielle Hilfen erhalten. Lohnfortzahlung im Krankheitsfall und Krankengeld werden durch den Arbeitgeber finanziert. Die Kosten des Mutterschaftsgeldes trägt zu 92 % der Staat, zu 8 % der Arbeitgeber.

Leistungen

Die Leistungen des NHS stehen der gesamten Bevölkerung zur Verfügung. Die medizinischen Leistungen werden nach dem Sachleistungsprinzip gewährt und sind grundsätzlich kostenlos. Sie erstrecken sich auf ärztliche und zahnärztliche Behandlung, Arzneimittel, Heil- und Hilfsmittel, stationäre Versorgung, Entbindungs- und Rehabilitationsmaßnahmen, Mutterschutz und Präventionsleistungen. Die Leistungen sind vergleichsweise umfassend; Sehhilfen gehören jedoch i. d. R. nicht dazu. Der umfassende Leistungskatalog ist die eine Seite des NHS – die andere ist die Tatsache, dass der NHS diese Leistungen häufig nicht jedem Patienten überhaupt oder jedenfalls in einem angemessenen Zeitraum zur Verfügung stellen kann. Der NHS rationiert vielmehr faktisch auf Basis des zur Verfügung stehenden Budgets über Leistungsrestriktionen oder Wartelisten, die regional unterschiedlich ausfallen können.

Die Wartelisten in der stationären Versorgung waren bislang und sind nach wie vor eines der größten Probleme des NHS. Sie sind eine Folge unzureichender finanzieller Mittel und fehlender Behandlungskapazitäten. Davon betroffen sind vor allem Patienten mit nicht lebensbedrohlichen gesundheitlichen Beeinträchtigungen; die Akut- und Notfallmedizin kennt solche Probleme i. d. R. nicht. Die britische Regierung hat sich dieses Problems in den letzten Jahren verstärkt angenommen und die finanzielle Ausstattung des NHS deutlich verbessert. So stiegen die Ausgaben des englischen NHS zwischen 2002/03 und 2007/08 um mehr als 50 % von 63 Mrd. auf 96 Mrd. britischen Pfund; bis 2010/11 sollen sie weiter auf 115 Mrd. britische Pfund anwachsen (vgl. dazu und zum Folgenden Department of Health 2008). Eines der Ziele war die Erweiterung der Krankenhauskapazitäten. Verbesserungen sind mittlerweile spürbar: Während z. B. noch im März 1997 rd. 1,1 Mio. Engländer auf eine Krankenhausbehandlung warten mussten (davon 570.000 bereits länger als 13 Wochen und 283.000 länger als 26 Wochen), waren es im November 2008 insgesamt nur noch rund 551.000 (davon noch 31.000 länger als 13 Wochen und 56 Personen länger als 26 Wochen).

Neben den medizinischen Leistungen des NHS sieht Großbritanniens Gesundheitssystem auch Geldleistungen vor: Im Krankheitsfall zahlt der Arbeitgeber zunächst bis zu 7 Monate lang eine Pauschale als Lohnfortzahlung. Im Anschluss daran gewährt die Sozialversicherung arbeitsunfähigen Bürgern Krankengeld. Abhängig beschäftigte Frauen haben zudem gegenüber ihrem Arbeitgeber bei Mutterschaft gesetzlichen Anspruch auf Mutterschaftsgeld im Sinne einer Lohnfortzahlung; für nicht erwerbstätige Frauen gibt es Mutterschaftsbeihilfe.

Organisation der Versorgung

Die ambulante hausärztliche Versorgung erfolgt in Großbritannien in aller Regel über bei den PCTs angestellten oder – häufiger – an diese vertraglich gebundenen Hausärzte, die in eigener oder Gemeinschaftspraxis arbeiten. Dabei besteht die freie Arztwahl; Voraussetzung ist allerdings, dass der ausgewählte Arzt auch zustimmt. Findet ein Patient keinen solchen, kann das PCT ihn auf die Liste einer Praxis setzen. Die ambulante fachärztliche Versorgung ist ausschließlich im Krankenhaus angesiedelt. Den Hausärzten kommt die Gatekeeper-Funktion zu: Die Konsultation eines Facharztes ist im NHS nur nach Überweisung durch den Hausarzt möglich. Einen direkten Zugang zur fachärztlichen Versorgung gibt es im NHS nicht. Viele in Krankenhäusern angestellte Fachärzte praktizieren allerdings auch privat. Privat Versicherte haben direkten Zugang zu den privat behandelnden (Krankenhaus-)Fachärzten.

Die fachärztliche und die stationäre medizinische Versorgung erfolgt durch überwiegend öffentliche Krankenhäuser in Trägerschaft des NHS – allerdings von den PCTs unabhängig organisiert über sog. NHS Hospital Trusts und NHS Foundation Trusts. Eine freie Wahl des Krankenhauses gab es lange Zeit nicht. Die Überweisung erfolgte vielmehr durch den Hausarzt, der in der Regel das am besten geeignete Krankenhaus auswählte. Auch heute ist die Auswahl noch beschränkt. In den letzten Jahren wurden den Patienten jedoch vermehrt Wahlmöglichkeiten eröffnet, um auch auf diese Weise die Wartelisten abzubauen. So können Patienten, die eine elektive Behandlung benötigen, mittlerweile zwischen vier bis fünf Krankenhäusern wählen, darunter auch zwischen der noch kleinen, aber wachsenden Zahl von NHS-unabhängigen Behandlungszentren und privaten Kliniken.

Zuständige Behörde im Internet

Department of Health: www.dh.gov.uk

Einführende Literatur

WHO Regional Office for Europe, 2006: Highlights on health in the United Kingdom 2004, Kopenhagen: WHO (www.euro.who.int/document/ e88530.pdf)

Smith, Peter/Goddard, Maria, 2009: The English National Health Service: An Economic Health Check, Economics Department Working Paper No. 717, Paris: OECD (www.olis.oecd.org/olis/2009doc.nsf/LinkTo/ NT00004AC6/$FILE/JT03268406.PDF)

2.1.2 Irland

Grundstruktur

Der nationale Gesundheitsdienst Irlands steht grundsätzlich der gesamten Bevölkerung zur Verfügung, wobei der gewährte Leistungsumfang allerdings vom Einkommen abhängt (s. u.). Die konkrete Gesundheitsversorgung wird von 4 regionalen Gesundheitsbehörden und 32 lokalen Gesundheitsämtern organisiert, die ihre Finanzmittel vom Zentralstaat erhalten. Neben dem nationalen Gesundheitsdienst kommt in Irland auch der privaten Krankenversicherung eine gewisse Bedeutung zu. Sie schließt bestimmte Lücken des staatlichen Systems (s. u.) – zumindest für jene knapp 50 % der Bevölkerung, die eine entsprechende zusätzliche Absicherung vorweisen können.

Finanzierung

Rund drei Viertel der gesamten Gesundheitsausgaben Irlands werden gleichwohl von der öffentlichen Hand getragen. Die Sachleistungen des öffentlichen Gesundheitsdienstes sind dabei überwiegend (zu rund 90 %) steuerfinanziert. Zu einem kleineren Teil tragen auch Beiträge der Erwerbstätigen dazu bei: Sowohl Arbeitnehmer als auch Selbständige müssen im Regelfall 2 % ihres Erwerbseinkommens (ohne Beitragsbemessungsgrenze) als Beitrag zur Mitfinanzierung des öffentlichen Gesundheitsdienstes entrichten. Davon ausgenommen sind allerdings Arbeitnehmer mit einem Wochenverdienst von weniger als 480 Euro bzw. Selbständige mit einem Jahreseinkommen unter 24.960 Euro. Bestimmte Personengruppen – insbesondere die Personen, die der Kategorie der „voll Anspruchsberechtigten" angehören – sind von Beitragszahlungen ebenfalls befreit. Der Anspruch auf Gesundheitsleistungen hängt zudem nicht von der Beitragszahlung ab.

Krankengeld und Mutterschaftsgeld werden durch einkommensabhängige Beiträge im Rahmen der Sozialversicherung finanziert. Dabei zahlen Arbeitnehmer 4 % auf den 127 Euro/Woche übersteigenden Lohn; Arbeitnehmer mit Einkünften bis zu 339 Euro pro Woche sind von Beiträgen befreit. Die Beitragsbemessungsgrenze beläuft sich auf 48.800 Euro/Jahr. Arbeitgeber entrichten einen Beitrag in Höhe von 8,5 % bei Wochenlöhnen von bis zu 356 Euro bzw. 10,75 % bei höheren Löhnen; eine Bemessungsgrenze gibt es für sie nicht.

Zuzahlungen fallen in Irland in fast allen Leistungsbereichen und zum Teil in erheblichem Umfang an – allerdings nur für Personen, die aufgrund des Überschreitens der o. g. Einkommensgrenzen zu den „begrenzt Anspruchsberechtigten" gehören (ca. 70 % der Bevölkerung, ca. 30 % gehören zu den voll Anspruchsberechtigten, die generell zuzahlungsbefreit sind). Die Kosten einer ambulanten ärztlichen Behandlung müssen von begrenzt Anspruchsberechtigten zunächst selbst getragen werden; sie erhalten nur einen Teil der Kosten erstattet. Die ambulante fachärztliche Behandlung durch Krankenhausärzte ist allerdings zuzahlungsfrei. Im Krankenhaus ist für diese Personen eine Selbstbeteiligung in Höhe von 66 Euro pro Nacht fällig; die Selbstbeteiligung ist allerdings auf höchstens 660 Euro in einem Zeitraum von 12 Monaten begrenzt. Bei Notaufnahmen ohne Überweisung durch einen praktischen Arzt fällt zudem eine Gebühr von 60 Euro an. Bei Geburten, bei der Behandlung von kleinen Kindern, von bestimmten Infektionskrankheiten oder bestimmten chronischen Erkrankungen entfallen die Zuzahlungen allerdings auch für begrenzt Anspruchsberechtigte. Zahnmedizinische Behandlung ist für begrenzt Anspruchsberechtigte nur in bestimmten Fällen zuzahlungsfrei. Für verschreibungspflichtige Medikamente ist die im Regelfall zu entrichtende Zuzahlung auf maximal 85 Euro im Monat beschränkt; für Heil- und Hilfsmittel fallen ebenfalls Zuzahlungen an.

Für private Krankenversicherungen besteht in Irland Kontrahierungszwang. Die Beiträge dürfen nicht nach Alter oder Gesundheitszustand variieren; allerdings müssen Menschen mit Vorerkrankungen ggf. längere Wartezeiten in Kauf nehmen, bis die Leistungspflicht der Krankenversicherung beginnt.

Leistungen

Die Leistungen des öffentlichen Gesundheitsdienstes folgen dem Sachleistungsprinzip. Der Leistungskatalog ist vergleichsweise umfänglich und ähnelt insofern jenem der deutschen GKV; das konkrete Leistungsniveau hängt aber davon ab, zu welchem Personenkreis ein Patient bzw. seine Angehörigen zählen: Voll anspruchsberechtigt sind alle Personen ab dem Alter von 70 Jahren sowie Alleinlebende mit einem wöchentlichen Einkommen unter 184 Euro oder Ehepaare mit Einkommen unterhalb von – altersabhängig – 226,50 Euro bis 627 Euro. Personen mit begrenzter Anspruchsberechtigung (und ihre Angehörigen) haben hingegen zwar auf alle Leistungen des öffentlichen Gesundheitsdienstes Anspruch, müssen aber ggf. spürbare Zuzahlungen leisten (s. o.). Allerdings können Personen mit begrenzter Anspruchsberechtigung dann eine vergünstigte allgemeinärztliche Versorgung erhalten, wenn ihr Einkommen das Einkommen voll Anspruchsberechtigter um nicht mehr als 50 % übersteigt. Geldleistungen im Fall von Krankheit oder Mutterschaft werden nicht vom öffentlichen Gesundheitsdienst, sondern vom Sozialversicherungssystem übernommen, das ansonsten die Risiken Alter und Invalidität absichert.

Organisation der Versorgung

Hausärzte arbeiten i. d. R. in Einzelpraxis oder in kleineren Gemeinschaftspraxen. Die irische Regierung zielt jedoch seit einiger Zeit darauf, die hausärztliche Versorgung über lokale Gesundheitszentren zu organisieren, in denen auch andere Gesundheitsberufe tätig sind. Personen mit voller Anspruchsberechtigung haben kein Recht auf freie Arztwahl, sondern müssen ihren Hausarzt unter jenen Ärzten auswählen, mit denen die Gesundheits-behörde vertragliche Vereinbarungen abgeschlossen hat. Personen mit begrenzter Anspruchsberechtigung, die den Hausarzt privat konsultieren, genießen freie Arztwahl. Der Zugang zum Facharzt setzt im Regelfall die Überweisung durch den Hausarzt voraus; insofern kommt letzterem die Rolle des Gatekeepers zu. Fachärzte sind in öffentlichen Krankenhäusern angestellt, praktizieren jedoch daneben auch privat.

Krankenhäuser befinden sich in der öffentlichen Trägerschaft der Gesundheitsbehörde oder gehören freigemeinnützigen Trägern. Sie stellen überdies die ambulante fachärztliche Versorgung bereit. Private Krankenhäuser erbringen im Regelfall keine Leistungen für den öffentlichen Gesundheitsdienst.

Zuständige Behörden im Internet

Department of Health and Children: www.dohc.ie

Health Service Executive: www.hse.ie

Einführende Literatur

WHO Regional Office for Europe, 2006: Highlights on health in Ireland 2004, Kopenhagen: WHO (www.euro.who.int/document/e88528.pdf)

Weitere Informationen zum Gesundheitswesens Irlands über www.dohc. ie/public/information

2.1.3 Portugal

Grundstruktur

Portugal verfügt über einen nationalen Gesundheitsdienst, dessen Leistungen allen Einwohnern zur Verfügung stehen. Der nationale Gesundheitsdienst wird nach wie vor überwiegend zentralstaatlich gesteuert. Zwar gibt es seit den 90er Jahren fünf regionale Gesundheitsbehörden, denen grundsätzlich die Verantwortung für die Gesundheitsversorgung in ihrer Region zukommt. Ihre Finanzautonomie beschränkt sich bislang aber auf den ambulanten Bereich, für den sie vom Zentralstaat jeweils Globalzuweisungen erhalten, während die Zuständigkeit für die Krankenhäuser und insbesondere für deren Finanzierung weiterhin beim Zentralstaat liegt.

Neben dem Gesundheitsdienst existieren in Portugal verschiedene Versorgungssysteme zur Absicherung im Krankheitsfall, die den Beschäftigten bestimmter Wirtschaftszweigen und ihren Angehörigen offen stehen. Entsprechende Versorgungssysteme gibt es für die Beschäftigten im öffentlichen

Dienst, in Armee und Polizei und im Banken- und Telekommunikationssektor. 16 % der Bevölkerung sind Mitglied solcher Versorgungssysteme. Weitere 10 % haben zudem private Krankenversicherungen abgeschlossen; Beiträge für private Versicherungsverträge werden staatlich gefördert, indem sie steuerlich abzugsfähig sind. Beide Personenkreise haben aber unabhängig davon weiterhin auch Zugang zu den Leistungen des nationalen Gesundheitsdienstes.

Finanzierung

Das Gesundheitswesen Portugals wird zu einem großen Teil aus Steuermitteln des Zentralstaats finanziert. So schulterte der öffentliche Gesundheitsdienst im Jahr 2006 immerhin rund 58 % der gesamten Gesundheitsausgaben. Der Gesundheitsdienst wiederum finanziert sich zu mehr als 90 % aus Steuern, zu einem kleineren Teil auch aus Zuzahlungen und Eigenleistungen von Patienten, die sich in den Krankenhäusern des Gesundheitsdienstes behandeln lassen und dort Wahlleistungen in Anspruch nehmen.

Zuzahlungen und Selbstbeteiligungen finanzieren etwa ein Viertel aller Gesundheitskosten Portugals. So ist für die Inanspruchnahme ambulanter medizinischer Leistungen in aller Regel eine – vergleichsweise geringe – Zuzahlung zu entrichten. Seit April 2007 gib es zudem eine Selbstbeteiligung bei akutstationärer Behandlung (5 Euro/Tag bis zur Dauer von 10 Tagen); bei der Inanspruchnahme der Notfallversorgung sind 8,75 Euro, bei vom Krankenhaus durchgeführter ambulanter Behandlung sind 10 Euro fällig. Bei Arzneimitteln sind prozentuale Zuzahlungen zu entrichten. Der vom öffentlichen Gesundheitsdienst übernommene Anteil variiert dabei abhängig vom jeweiligen Medikament zwischen 20 und 95 %. Bei Rentnern und chronisch Kranken werden höhere Anteile übernommen. Jährliche Limits zur Begrenzung der finanziellen Belastung durch Zuzahlungen gibt es nicht. Die Zuzahlungen sind allerdings in erheblichem Umfang steuerlich abzugsfähig.

Krankengeld und Geldleistungen bei Mutterschaft werden über das Sozialversicherungssystem finanziert. Von dem auf den Bruttolohn bezogenen Gesamtbeitragssatz in Höhe von 34,75 % dienen 3,05 % zur Finanzierung des Krankengeldes und 0,73 % zur Finanzierung des Mutterschaftsgeldes. Die Beiträge werden von Arbeitgebern und Arbeitnehmern gemeinsam getragen. Die parallel zum nationalen Gesundheitsdienst existierenden Versorgungssysteme (s. o.) finanzieren sich über obligatorische Beiträge auf die Bruttolöhne der in den entsprechenden Wirtschaftssektoren Beschäftigten (Beitragssatz für den öffentlichen Dienst im Jahr 2007: 1,5 %, in der Privatwirtschaft variiert der Beitrag).

Leistungen

Der Leistungsumfang des nationalen Gesundheitsdienstes umfasst die Behandlung im Krankenhaus, die Versorgung durch Hausärzte sowie die Geburtshilfe. Die Kosten der Inanspruchnahme ambulant tätiger Fachärzte werden hingegen i. d. R. nicht übernommen, weil der nationale Gesundheitsdienst die ambulante fachärztliche Versorgung in den Krankenhäusern erbringt. Niedergelassene Spezialisten rechnen daher meist privat ab. 60 % aller Konsultationen von Fachärzten in Portugal wurden in den Jahren 2005/2006 auf diese Weise erbracht bzw. finanziert. Die Kosten der zahnmedizinischen Versorgung und Zahnersatz werden vom öffentlichen Gesundheitsdienst ebenfalls nicht getragen. Die Leistungen der Versorgungssysteme übertreffen jene des nationalen Gesundheitsdienstes und schließen zum Teil dessen Lücken (z. B. wird auch die ambulante fachärztliche Versorgung getragen). Krankengeld und Mutterschaftsleistungen sind Teil der Leistungen des Sozialversicherungssystems, das auch Alter und Invalidität absichert.

Organisation der Versorgung

Die ambulante hausärztliche Versorgung wird vor allem in den örtlichen Gesundheitszentren des öffentlichen Gesundheitsdienstes erbracht. Die dort arbeitenden Hausärzte sind angestellt, arbeiten also nicht in freier Praxis. Die Patienten müssen sich für einen Hausarzt entscheiden und sich bei ihm einschreiben. Der Wechsel des Hausarztes ist nur über eine schriftliche, an die regionale Gesundheitsbehörde gerichtete Erklärung möglich. Der Hausarzt fungiert zumindest theoretisch als Gatekeeper für die durch den öffentlichen Gesundheitsdienst erbrachte fachärztliche Versorgung. In der Praxis umgehen jedoch viele Portugiesen diese Vorgabe, indem sie sich direkt zu privat abrechnenden, niedergelassenen Spezialisten begeben und die Behandlungskosten über eines der Versorgungssysteme oder über eine private Krankenversicherung finanzieren oder indem sie sich über die Notfallambulanzen selbst ins Krankenhaus einweisen.

Die Krankenhäuser werden vom nationalen Gesundheitsdienst getragen und finanziert. Die im Rahmen des nationalen Gesundheitsdienstes erbrachte fachärztliche Versorgung findet nahezu ausschließlich in den Krankenhäusern statt, die deshalb auch für die ambulante Versorgung geöffnet sind.

Zuständige Behörde im Internet

Ministerium für Arbeit und soziale Sicherung: www.mtss.gov.pt

Einführende Literatur

Barros, Pedro Pita/Almeida Simoes, Jorge, 2007: Health Systems in Transition: Portugal, Kopenhagen: European Observatory on Health Systems and Policies (www.euro.who.int/document/e90670.pdf)

2.1.4   Griechenland

Grundstruktur

Griechenland verfügt seit 1983 über einen öffentlichen Gesundheitsdienst, der zentralstaatlich gesteuert wird. In den letzten Jahren wurde zwar versucht, verschiedene Zuständigkeiten in der Gesundheitsversorgung von der zentralstaatlichen Ebene auf die 17 regionalen Gesundheitsbehörden zu verlagern. Bislang kommt dem Zentralstaat aber weiterhin die zentrale Rolle in der Gesundheitspolitik zu.

Dennoch ist Griechenland in Gesundheitssystem-Typologien schwer einzuordnen, weil parallel zum öffentlichen Gesundheitsdienst ein Sozialversicherungssystem existiert, das auch das Krankheitsrisiko abdeckt. Alle abhängig Beschäftigten, Rentner und Arbeitslosen sind obligatorisch in ca. 35 Krankenkassen versichert; die meisten davon in der bereits 1934 gegründeten größten Krankenkasse IKA, die vor allem für Arbeiter und Angestellte gedacht ist. Personen, die aufgrund von Langzeitarbeitslosigkeit nicht mehr versichert sind, oder Geschiedene, die zuvor als Familienangehörige mitversichert waren, können sich freiwillig versichern. Unterhaltsberechtigte Familienmitglieder sind beitragsfrei mitversichert.

Finanzierung

Das griechische Gesundheitswesen finanziert sich zu einem beträchtlichen Teil über Sozialversicherungsbeiträge, die gemeinsam von Arbeitgeber und Arbeitnehmer aufgebracht werden. Der auf das Arbeitseinkommen bezogene Beitragssatz beläuft sich (im Jahr 2008) auf insgesamt 6,45 %, davon tragen die Beschäftigten 2,15 %, die Arbeitgeber 4,3 %. Für die Absicherung des Krankengeldes und von Mutterschaftsleistungen fällt ein zusätzlicher Beitragssatz in Höhe von 1,2 % an (davon trägt 0,4 % der Versicherte und 0,8 % der Arbeitgeber). Die Beiträge werden bis zu einer Beitragsbemessungsgrenze von 2.384,50 Euro (für vor dem 1.1.1993 Versicherte) bzw. 5.438 Euro (für ab dem 1.1.1993 Versicherte) im Monat erhoben. Seit dem Jahr 2003 erhält das Sozialversicherungssystem für seit dem 1. Januar 1993 neu Versicherte als zusätzliche Finanzierung zudem einen globalen jährlichen Staatszuschuss in Höhe von 1 % des BIP. Der öffentliche Gesundheitsdienst wird ebenfalls aus Steuermitteln finanziert.

Bei der Inanspruchnahme ambulanter ärztlicher oder zahnärztlicher Behandlung sowie bei Krankenhausaufenthalt fallen in Griechenland keine Zuzahlungen an. Für ärztliche verordnete Arzneimittel, Zahnprothesen und Heil- und Hilfsmittel greift eine Selbstbeteiligung in Höhe von 25 % der Kosten. Zuzahlungsermäßigungen bzw. vollständige Erlasse gibt es bei Arzneimitteln im Falle einiger chronischer Krankheiten; Rentner mit Mindestrente müssen generell nur 10 % Zuzahlung leisten. Unabhängig davon sind im Behandlungsfall oft „inoffizielle" Zahlungen von den Patienten direkt an die niedergelassenen Ärzte üblich.

Leistungen

Die Leistungen des griechischen Gesundheitswesens werden sowohl im öffentlichen Gesundheitsdienst wie auch durch die Sozialversicherung nach dem Sachleistungsprinzip gewährt. Daneben wird Mutterschaftsgeld gewährt. Arbeitnehmer erhalten zudem Krankengeld. Die Leistungsdauer ist dabei abhängig von der Dauer der Beitragszahlung.

Organisation der Versorgung

Die ambulante Versorgung durch Hausärzte wird meist nicht von Einzelpraxen, sondern von Einrichtungen des öffentlichen Gesundheitsdienstes bzw. Eigeneinrichtungen der Krankenkassen erbracht. In städtischen Gebieten wählen die Versicherten ihren Hausarzt selbst. In ländlichen Gebieten gibt es keine freie Arztwahl. Dort müssen die Versicherten vielmehr den örtlich zuständigen Arzt des jeweiligen Versicherungsträgers konsultieren. Auch die ambulante fachärztliche Versorgung findet meist nicht in Einzelpraxen, sondern in Einrichtungen der Krankenkassen bzw. des öffentlichen Gesundheitsdienstes statt, die oft an Krankenhäuser angegliedert sind. Nur in Notfällen oder bei zu langen Wartezeiten ist auch die Inanspruchnahme privater Fachärzte möglich.

Die Krankenhausversorgung wird durch Krankenhäuser des öffentlichen Gesundheitsdienstes, Krankenhäuser der Sozialversicherung sowie durch private Kliniken sichergestellte, die Verträge mit den Krankenkassen abgeschlossen haben.

Zuständige Behörden im Internet

Ministerium für Arbeit und soziale Sicherung: www.ggka.gr

Sozialversicherung/Krankenkasse IKA: www.ika.gr

Einführende Literatur

WHO Regional Office for Europe, 2006: Highlights on health in Greece 2004, Kopenhagen: WHO (www.euro.who.int/document/chh/gre_HIGHLIGHTS.PDF)

European Observatory on Health Systems and Policies, 1996: Health Care Systems in Transition: Greece, Kopenhagen: European Observatory (www.euro.who.int/document/e72454.pdf)

2.2 Länder mit regionalem Gesundheitsdienst

Länder mit regionalem Gesundheitsdienst sind entweder historisch – wie Italien und Spanien – mit einem nationalen System gestartet und haben erkannt, dass eine dezentrale, regionalisierte Versorgung bedarfsgerechter ist. Oder es sind föderal strukturierte Länder wie Kanada, Australien und Neuseeland, die ihre Gliedstaaten schon aus verfassungsrechtlichen Gründen beteiligen müssen.

2.2.1 Italien

Grundstruktur

Bis in die 70er Jahre des letzten Jahrhunderts basierte Italiens Gesundheitswesen auf einem Sozialversicherungssystem. Der Versicherungsschutz wurde durch ca. 100 verschiedene Krankenkassen sichergestellt, die allerdings Leistungen in unterschiedlichem Umfang gewährten. Mit einer großen Gesundheitsreform im Jahr 1978 wurde dies geändert: Um das große Nord-Süd-Gefälle im Versorgungsniveau zu beseitigen und ein landesweit einheitliches Leistungsangebot zu erreichen, erfolgte damals eine Umstellung auf einen zentralen staatlichen Gesundheitsdienst, der seitdem alle Einwohner Italiens erfasst. Mit mehreren Reformen Ende der 90er Jahre und im Jahr 2001 wurde die Verantwortung für die Gesundheitsversorgung allerdings dezentralisiert. Seither sind die Regionen für die Organisation der Gesundheitsversorgung vor Ort verantwortlich und übernehmen einen Großteil der Finanzierung. Die Regionen erstellen alle drei Jahre regionale Gesundheitspläne, die u. a. vorgeben, wie die finanziellen Mittel an die lokalen Gesundheitsbehörden und Krankenhäuser verteilt werden. Die Gesundheitsversorgung vor Ort wird dann von den lokalen Gesundheitsbehörden organisiert, von denen es rd. 200 gibt und die für jeweils zwischen 50.000 und 200.000 Einwohner zuständig sind. Leistungen bei Mutterschaft und Krankengeld sind weiterhin in Form einer (einheitlichen) Sozialversicherung organisiert.

Finanzierung

Der öffentliche Gesundheitsdienst Italiens finanziert sich zum größten Teil über nationale und regionale Steuern, zu einem kleineren Teil aber auch über Zuzahlungen der Patienten. Die Steuerfinanzierung erfolgt über eine regionale, von den Arbeitgebern zu entrichtende, bei privaten Unternehmen auf den Umsatz und bei öffentlichen Arbeitgebern auf die Lohnsumme bezogene Produktionssteuer sowie über einen regionalen Aufschlag auf die Einkommensteuer, Zuweisungen an die Regionen aus Bundessteuern und durch weitere Landes- bzw. Kommunalsteuern. Die Verteilung der Bundesmittel an die Regionen wird im nationalen Gesundheitsplan festgelegt und orientiert sich insbesondere an den Einwohnerzahlen und der Gesundheitsinfrastruktur. Zur Finanzierung des Krankengeldes der Arbeiter ist von den Arbeitgebern zusätzlich ein Beitrag von 2,68 % zu entrichten; für Mutterschaftsleistungen fällt für in der Industrie Beschäftigte ein Beitrag von 0,46 %, für im Handel Beschäftigte von 0,24 % an (hier jeweils auch für Angestellte). Beitragsbemessungsgrenzen gibt es nicht (Stand: 2008).

Zuzahlungen sind in einer Höhe von bis zu 36 Euro pro Verordnung von besonderen Untersuchungen bzw. bei der Konsultation eines Facharztes zu leisten. Gleiches gilt für die Inanspruchnahme von Physiotherapeuten oder Heilbädern. Die Kosten von Arzneimitteln werden nur in voller Höhe übernommen, wenn diese auf der nationalen Positivliste verzeichnet sind und der Behandlung sehr ernster Krankheiten dienen. Bei allen anderen verschreibungspflichtigen Arzneimitteln trägt der öffentliche Gesundheitsdienst nur 50 % der Kosten. Nicht verschreibungspflichtige Medikamente müssen vollständig selbst finanziert werden. Bei Verschreibungen fallen zudem in jedem Fall Rezeptgebühren an. Für bestimmte Personengruppen entfallen die Zuzahlungen (Kinder im Alter von bis zu 6 Jahren, Behinderte, ältere Menschen mit geringem Einkommen) oder werden abgesenkt (insbesondere für chronisch Kranke). Krankenhausaufenthalte sind regelmäßig zuzahlungsfrei (in Mehrbettzimmern).

Leistungen

Alle Einwohner Italiens haben Anspruch auf Sachleistungen des öffentlichen Gesundheitsdienstes. Voraussetzung ist allerdings die Einschreibung bei der jeweils zuständigen lokalen Gesundheitsbehörde. Die Leistungen des öffentlichen Gesundheitsdienstes sind deutlich weniger umfangreich als der Leistungskatalog der deutschen GKV. So wird für Zahnersatz nicht geleistet, und mit Ausnahme der Lieferung von Prothesen für bestimmte Gruppen von Invaliden zählen auch Hilfsmittel sowie diverse Heilmittel nicht zum Leistungskatalog. Zudem müssen Transport- oder Fahrtkosten selbst getragen werden. Das maximal sechs Monate gezahlte Krankengeld erhalten nur Arbeiter. Angestellte haben im Krankheitsfall Anspruch auf eine gesetzliche Lohnfortzahlung von mindestens drei Monaten.

Organisation der Versorgung

Die ambulante medizinische Versorgung ist in Form eines Hausarztsystems organisiert, wobei jede Person zunächst einen Hausarzt in ihrer Region wählen muss. Die Hausärzte arbeiten entweder in den Ambulanzen der lokalen Gesundheitsbehörden oder freiberuflich; im letzteren Fall bestehen vertragliche Vereinbarungen mit den Behörden. Der Zugang zur weitergehenden medizinischen Versorgung erfolgt durch Überweisung, wobei der Patient eine freie Facharzt- und Krankenhauswahl nur innerhalb des Zuständigkeitsbereichs seiner lokalen Gesundheitsbehörde hat. Auch die fachärztliche Versorgung wird von den Gesundheitsbehörden oder vertraglich gebundenen Fachärzten geleistet.

Die Krankenhausversorgung liegt grundsätzlich in der Zuständigkeit der Regionen und lokalen Gesundheitsbehörden. Diese betreiben i. d. R. auch die Krankenhäuser. In jeder Region gibt es darüber hinaus Krankenhäuser der Maximalversorgung, die – wie die Privatkliniken – einen unabhängigen Status haben und über Verträge mit den lokalen Gesundheitsbehörden an den staatlichen Gesundheitsdienst angebunden sind.

Zuständige Behörde im Internet

Ministerium für Arbeit, Gesundheit und Soziales: www.lavoro.gov.it/lavoro

Einführende Literatur

Donatini, Andrea et al., 2001: Health Care Systems in Transition: Italy, Kopenhagen: European Observatory on Health Systems and Policies (www.euro.who.int/document/e73096.pdf)

2.2.2 Spanien

Grundstruktur

Spanien verfügt seit Mitte der 8oer Jahre des letzten Jahrhunderts über einen für die gesamte Bevölkerung zugänglichen öffentlichen Gesundheitsdienst. Zuvor basierte das spanische Gesundheitssystem auf einer beitragsfinanzierten Sozialversicherung, die allerdings nur etwa 80 % der Bevölkerung absicherte. Der öffentliche Gesundheitsdienst ist seit 2002 vollständig regionalisiert. Zuvor war der Zentralstaat in 10 spanischen Regionen selbst für den Gesundheitsdienst zuständig, während 7 Regionalregierungen diesen selbst verwalteten. Seit 2002 liegt die Verantwortung für die Gesundheitsplanung und die Bereitstellung der Versorgung nun überall bei den Regionalregierungen.

Die konkrete Umsetzung der Versorgung erfolgt i. d. R. über zwei weitere regionale Untergliederungen in Gesundheitsgebiete (200.000 bis 250.000 Einwohner) und Gesundheitszonen (5.000 bis 25.000 Einwohner). Der Zentralstaat ist hingegen nur noch für die Koordinierung zwischen den Regionen zuständig sowie für den Leistungskatalog des öffentlichen Gesundheitsdienstes und die Arzneimittelpolitik. Neben dem öffentlichen Gesundheitsdienst existieren für die Beschäftigten des öffentlichen Dienstes noch obligatorische, ergänzende Versorgungssysteme, die eine Reihe von Privilegien in der medizinischen Versorgung bieten. Ähnliches gilt für die private Krankenversicherung.

Finanzierung

Die Finanzierung des spanischen Gesundheitswesens erfolgte bis weit in die 80er Jahre dominant durch Sozialversicherungsbeiträge, wird aber mittlerweile hauptsächlich über allgemeine Steuern sowohl auf zentralstaatlicher als auch auf regionaler Ebene sichergestellt: Der Zentralstaat gewährt den Regionen zur Erfüllung ihrer gesundheitspolitischen Aufgaben steuerfinanzierte Zuweisungen. Die Regionen finanzieren diese Aufgaben überdies aus verschiedenen Steuern, für die sie eine eigene Erhebungshoheit erhalten haben bzw. aus ihnen zustehenden Anteilen aus dem Einkommen- und Umsatzsteueraufkommen. Eine direkte Zweckbindung der Steuereinnahmen für Gesundheitsdienste existiert nicht, aber es gibt indikatorengestützte, bedarfsorientierte Vorgaben zum Mindestumfang der Mittel, die dem Gesundheitssektor zur Verfügung gestellt werden müssen.

Krankengeld und Mutterschaftsleistungen werden über die Sozialversicherung finanziert, die darüber hinaus die Risiken Alter, Invalidität und Arbeitsunfälle absichert. Die Finanzierung erfolgt ausschließlich über den Beitragsteil der Sozialversicherung, den der Arbeitgeber trägt (2008: 23,6 % des Bruttolohns).

Die ergänzenden Versorgungssysteme des öffentlichen Dienstes werden zu 70 % staatlich und zu 30 % aus Beiträgen der Beschäftigten finanziert. Rund 8 % der spanischen Bevölkerung verfügen zudem über eine private Krankenversicherung, die insbesondere Leistungen versichert, die der öffentliche Gesundheitsdienst nicht oder aus Sicht der Betroffenen nur unzureichend bereitstellt. Das gilt insbesondere für die zahnmedizinische Versorgung, die nicht Teil des Leistungspaketes des öffentlichen Gesundheitsdienstes ist.

Ambulante und stationäre Versorgung sowie Heil- und Hilfsmittel werden ohne Zuzahlungen erbracht. Zum Teil spürbare Zuzahlungen existieren allerdings im Bereich der Arzneimittelversorgung. So ist bei der Verschreibung eines Arzneimittels durch einen niedergelassenen Arzt im Regelfall eine Zuzahlung von 40 % der Kosten des Medikaments erforderlich. Im Krankenhaus verabreichte Medikamente sind zuzahlungsfrei. Rentner, Behinderte und Erwerbsunfähige sind ebenfalls von Zuzahlungen befreit.

Leistungen

Die Leistungen des öffentlichen Gesundheitsdienstes in Spanien sind – insbesondere im Vergleich zu anderen Ländern mit ähnlich strukturierter Gesundheitsversorgung – recht umfassend. Geleistet wird neben der ambulanten und stationären Versorgung auch für Prävention, Gesundheitsförderung und Rehabilitation sowie Arzneimittel und Heil- und Hilfsmittel (in den beiden letztgenannten Leistungsbereichen sind allerdings spürbare Zuzahlungen erforderlich, s. o.). Kuren und Psychoanalyse sind ebenso wie zahnmedizinische Behandlung und Zahnersatz nicht im Leistungskatalog enthalten. Allerdings weichen mittlerweile 10 der 17 spanischen Regionen vom nationalen Leistungskatalog ab und übernehmen auch die Kosten der zahnmedizinischen Versorgung. Krankengeld und Mutterschaftsleistungen werden für abhängig Beschäftigte über die Sozialversicherung gewährt.

Organisation der Versorgung

Die ambulante hausärztliche Versorgung wird in Spanien im Regelfall nicht durch niedergelassene Ärzte, sondern in den lokalen, öffentlich getragenen Gesundheitszentren erbracht, in denen – neben anderen Gesundheitsberufen – die Hausärzte als abhängig Beschäftigte arbeiten. Die Wahl des jeweiligen Hausarztes ist innerhalb des jeweiligen Gesundheitsgebietes frei. Den Hausärzten kommt dabei grundsätzlich die Rolle des Gatekeepers zu: Sie überweisen zur fachärztlichen Versorgung. Anschließend wird vom Patienten erwartet, dass er sich erneut zum Hausarzt begibt, damit dieser die weitere Versorgung durchführt bzw. organisiert. In der Realität umgehen allerdings viele Spanier den Hausarzt und weisen sich selbst über die Notfallambulanzen in die Krankenhäuser ein, wo die fachärztliche Versorgung dann – sowohl ambulant wie stationär – auch tatsächlich überwiegend stattfindet.

Rund 40 % der Krankenhäuser befinden sich in Trägerschaft des öffentlichen Gesundheitsdienstes, alle anderen werden von Kommunen, Wohlfahrtsverbänden, Kirchen und privaten Unternehmen getragen. Im Regelfall sind die Krankenhäuser für die ambulante fachärztliche Versorgung geöffnet. Diese wird in Teilen des Landes aber auch in speziellen privaten Ambulanzkliniken erbracht, die keine Anbindung an ein Krankenhaus aufweisen.

Zuständige Behörde im Internet

Ministerium für Gesundheit und Verbraucherschutz: www.msc.es

Einführende Literatur

Duran, Antonio/L Lara, Juan/van Waveren, Michelle, 2006: Health Systems in Transition: Spain, Kopenhagen: European Observatory on Health Systems and Policies (www.euro.who.int/document/e89491.pdf)

2.2.3 Australien

Grundstruktur

In Australien wird die Gesundheitsversorgung durch einen öffentlichen Gesundheitsdienst (*Medicare*) sichergestellt, der der gesamten Bevölkerung zur Verfügung steht. Die Verantwortung teilen sich die Bundesregierung und die Bundesstaaten. Der Bund steuert über seine Rahmengesetzgebung sowie über Vereinbarungen mit den Bundesstaaten. Er finanziert zudem große Teile des Gesundheitswesens, insbesondere einen Großteil der ambulanten medizinischen Versorgung, der Arzneimittelausgaben sowie einen Teil der Beiträge zu privaten Krankenversicherungen. Die Bundesstaaten sind insbesondere für die Organisation und Finanzierung der Krankenhausversorgung zuständig und erhalten dafür Bundeszuschüsse.

Finanzierung

In den Jahren 2005/2006 wurden rd. 68 % der gesamten Gesundheitsausgaben öffentlich finanziert. Davon trug die Bundesregierung 43 %, die Bundesstaaten und Kommunen zusammen 25 %. Die restlichen 32 % wurden durch die privaten Haushalte bzw. durch private Krankenversicherungen finanziert. Der Zentralstaat finanziert seinen Teil der Gesundheitsausgaben zum einen über das allgemeine Steuersystem, zum anderen über eine zweckgebundene Gesundheitsabgabe (*Medicare Levy*), die in den Jahren 2005/2006 rd. 18 % der Bundesausgaben für Gesundheit abdeckte. Die Gesundheitsabgabe beträgt i. d. R. 1,5 % des steuerpflichtigen Einkommens. Personen mit geringem Einkommen sind von der Zahlung befreit, Besserverdienende mit einem Einkommen von mehr als 50.000 australischen Dollar müssen hingegen eine zusätzliche Abgabe von 1 % schultern, wenn sie keine private Krankenversicherung für die Behandlung im Krankenhaus abgeschlossen haben. Die Arbeitgeber beteiligen sich nicht an der Finanzierung der Gesundheitsabgabe. Zuzahlungen machen 17 % der gesamten Gesundheitsausgaben aus. Sie stammen insbesondere aus Selbstbeteiligungen bei der Behandlung durch niedergelassene Ärzte und aus Arzneimittelzuzahlungen (s. u.).

Der von den etwa 40 privaten Krankenversicherungen Australiens (meist Versicherungsvereine auf Gegenseitigkeit) stammende Finanzierungsanteil ist im Zeitraum von 1995/1996 bis 2005/2006 von 11 % auf 7 % gesunken, weil die Bundesregierung mittlerweile 30 % des Beitrags für eine private Krankenversicherung übernimmt, bei Älteren sogar bis zu 40 %. Private Krankenversicherungen werden abgeschlossen, um Lücken im Leistungskatalog oder Lücken zwischen den tatsächlichen Kosten und dem von *Medicare* getragenen Teil zu schließen oder um die Kosten der Behandlung in Privatkliniken zu finanzieren. Den privaten Krankenversicherungen ist es allerdings untersagt, mit ihren Versicherungsprodukten medizinische Leistungen niedergelassener Ärzte oder Zuzahlungen im ambulanten Bereich abzusichern. Im Jahr 2006 waren 43,5 % aller Australier zusätzlich privat krankenversichert. Die privaten Krankenversicherungen in Australien ähneln allerdings eher der deutschen GKV als der deutschen PKV: Die Beiträge werden nur nach dem Alter differenziert und sind ansonsten innerhalb einer Region identisch; auf dem Gesundheitszustand oder dem Geschlecht beruhende Beitragsdifferenzen gibt es nicht. Außerdem besteht für die Versicherungsunternehmen Kontrahierungszwang, und zwischen ihnen kommt ein Risikostrukturausgleich zum Tragen.

Leistungen

Das staatliche *Medicare-System* folgt im stationären Bereich dem Sachleistungsprinzip und gewährt kostenlose Krankenhausbehandlung bzw. ambulante fachärztliche Behandlung in öffentlichen Kliniken. Bei der Behandlung in Privatkliniken werden nur 75 % der Kosten übernommen. Die Kosten der Behandlung durch niedergelassene Haus- oder Fachärzte werden i. d. R. zu 85 % getragen; es gilt das Kostenerstattungsprinzip. Die Patienten müssen die Differenz bis zu einem Betrag von 65,20 australischen Dollar selbst übernehmen (Stand 2007; der Betrag wird jährlich fortgeschrieben). Eine Überforderungsregel stellt sicher, dass die in einem Jahr insgesamt für die ambulante Behandlung zu zahlende Selbstbeteiligung einen bestimmten Betrag nicht überschreitet (365,70 australische Dollar im Jahr 2008, ebenfalls jährlich fortgeschrieben).

Niedergelassene Ärzte können sich auch für das Sachleistungsprinzip in Form der Direktabrechnung mit *Medicare (bulk-billing)* entscheiden. Wenn sie dies tun, wird den Patienten der Zuzahlungsanteil erlassen. Fachärzte erhalten von *Medicare* dann 85 % ihrer Kosten erstattet. Nachdem die Teilnahmequote der Hausärzte zwischenzeitlich deutlich gesunken war und die australische Regierung dies als problematisch für die hausärztliche Versorgung betrachtete, bekommen Hausärzte hingegen seit 2003 ein ungekürztes Honorar. Im Jahr 2005 hatten sich daher wieder drei Viertel aller niedergelassenen Hausärzte für diese Möglichkeit entschieden.

Auch Arzneimittel gehören zum Leistungsumfang des öffentlichen Gesundheitsdienstes. Die Arzneimittelversorgung wird durch das sog. *Pharmaceutical Benefits Scheme* oder PBS organisiert. Unter anderem umfasst dieses eine regelmäßig überprüfte und aktualisierte Positivliste. Beim Kauf von Medikamenten fällt eine Zuzahlung an; diese betrug im Jahr 2008 im Regelfall 31,30 australische Dollar je Arzneimittel. Für Personen mit niedrigem Einkommen gibt es Nachlässe; sie zahlen nur 5 australische Dollar je Medikament. Um auch andere Patienten vor finanzieller Überforderung zu schützen, gibt es zudem eine Obergrenze für die in einem Jahr insgesamt zu entrichtenden Arzneimittelzuzahlungen (im Jahr 2007: 1.142 australische Dollar), nach deren Überschreiten weitere Selbstbeteiligungen deutlich niedriger ausfallen.

Im Falle krankheitsbedingter Abwesenheit vom Arbeitsplatz wird frühestens (abhängig von der Dauer des Anspruchs auf Lohnfortzahlung durch den Arbeitgeber) ab dem 8. Krankheitstag ein steuerfinanziertes staatliches Krankengeld gezahlt. Voraussetzung der Inanspruchnahme ist eine Bedürftigkeitsprüfung.

In den letzten Jahren ist der Leistungsumfang des öffentlichen Gesundheitsdienstes deutlich ausgeweitet worden. So werden mittlerweile z. B. auch die Kosten häuslicher Krankenpflege und psychotherapeutischer Behandlung übernommen. Dennoch bleibt der Leistungsumfang deutlich hinter dem der deutschen GKV zurück. So werden die Kosten einer zahnärztlichen Behandlung und für Zahnersatz i. d. R. nicht getragen (Ausnahmen greifen für chronisch Kranke und Kinder); gleiches gilt für die Kosten vieler Heilmittel, für Physiotherapie, Seh- und Hörhilfen sowie für Prothesen. In einigen Fällen sind Ausnahmeregelungen für chronisch Kranke vorgesehen.

Organisation der Versorgung

In der hausärztlichen Versorgung haben Australier die frei Wahl unter den registrierten Ärzten. Die noch mehrheitlich in eigener Praxis arbeitenden, jedoch zunehmend bei Unternehmen angestellten Hausärzte fungieren als Gatekeeper: Die Kosten der ambulanten fachärztlichen Behandlung werden von *Medicare* nur übernommen, wenn eine Überweisung durch den Hausarzt erfolgt ist. Die Bundesregierung fördert den Zusammenschluss von Hausärzten in Versorgungsnetzen und unterstützt die Hausärzte zudem finanziell, wenn sie z. B. Qualitätssicherung betreiben oder Präventionsleistungen anbieten.

In der stationären Versorgung werden rd. zwei Drittel aller Krankenhausbetten von öffentlichen bundesstaatlichen Trägern und ein Drittel von privaten Trägern bereitgestellt. Patienten können zwischen den öffentlichen und den privaten Krankenhäusern frei wählen. Letztere konzentrieren sich häufig auf chirurgische und hochtechnisierte Leistungen. Alle Krankenhäuser sind für die ambulante fachärztliche Versorgung geöffnet.

Zuständige Behörden im Internet

Department of Health and Ageing: www.health.gov.au

Medicare Australia: www.medicareaustralia.gov.au

Einführende Literatur

Healy, Judith/Sharman, Evelyn/Lokuge, Buddhima, 2006: Health Systems in Transition: Australia, Kopenhagen: European Observatory on Health Systems and Policies (www.euro.who.int/Document/E89731.pdf)

*Australian Institute of Health and Welfare, 2008: Australia's health 2008,
Canberra: AIHW (www.aihw.gov.au/publications/aus/ah08/ah08.pdf)*

2.2.4 Neuseeland

Grundstruktur

Neuseeland verfügt über einen öffentlichen Gesundheitsdienst, der seit dem
Jahr 2001 dezentralisiert ist und von 21 Distrikt-Gesundheitsbehörden (*District
Health Boards* bzw. DHBs) organisiert wird. Die DHBs sind für die Gesundheitsversorgung und -finanzierung in ihrem Einzugsbereich zuständig. Ihre Füh-
rungsgremien werden mehrheitlich demokratisch gewählt; außerdem sind
Repräsentanten der Zentralregierung vertreten. Die Zentralregierung ist weiterhin für die Rahmenbedingungen der Gesundheitspolitik und die Finanzierung des Systems verantwortlich. Die DHBs müssen der Zentralregierung Jah-
respläne vorlegen, die nachweisen, welche Gesundheitsleistungen in ihrer
Region zur Verfügung gestellt und finanziert werden müssen.

Finanzierung

Das Gesundheitswesen Neuseelands wird dominant aus Steuermitteln des
Zentralstaats finanziert. Von den gesamten Gesundheitsausgaben werden 73 %
vom Zentralstaat, 8 % von den Kommunen und 19 % über private Krankenversicherungen sowie Selbstbeteiligungen der Patienten getragen. Der aus Steuermitteln zur Verfügung stehende Gesamtbetrag für den öffentlichen Gesundheitsdienst wird jährlich vom Parlament festgesetzt. Die DHBs erhalten Zuweisungen von der Zentralregierung, die sich u. a. an der jeweiligen Einwoh-
nerzahl und an der Altersstruktur der Region orientieren. Auf die Budgets der
DHBs entfielen im Jahr 2008 rd. 46 % der gesamten Gesundheitsausgaben.

Leistungen

Krankenhausbehandlung wird vom öffentlichen Gesundheitsdienst Neuseelands kostenlos gewährt; gleiches gilt für die dort verabreichten Arzneimittel.
Die Kosten der Behandlung durch niedergelassene Ärzte werden hingegen
i. d. R. nicht vollständig vom öffentlichen Gesundheitsdienst übernommen,
sondern müssen zu einem – mittlerweile deutlich geringeren – Teil privat getragen werden. Eine Ausnahme gilt für Kinder im Alter von bis zu sechs Jahren. Für diese werden die Behandlungskosten vollständig vom öffentlichen
Gesundheitsdienst übernommen. Personen mit niedrigem Einkommen haben
zudem Anspruch auf eine sog. *Community Services Card* (CSC), mit der sie im
Krankheitsfall erhebliche Preisnachlässe erhalten. Der behandelnde Arzt erhält den nicht vom Patienten getragenen Teil seines Honorars von der zustän-

digen DHB. Die Kosten von durch niedergelassene Ärzte verordneten Arzneimitteln müssen i. d. R. ebenfalls zum Teil selbst getragen werden. Chronisch
Kranke, die sich öfter als 20-mal im Jahr einer medizinischen Behandlung
unterziehen müssen, erhalten für die ambulante ärztliche Versorgung sowie
für Medikamente eine ergänzende finanzielle Unterstützung, zum Teil entfällt die Selbstbeteiligung völlig. Seit dem Jahr 2002 hat die Neuseeländische
Regierung für alle in sog. *Primary Health Organisations* (PHOs) eingeschriebene
Versicherte die Zuzahlungen spürbar reduziert, um so u. a. auch die Inanspruchnahme der hausärztlichen Versorgung auszuweiten.

Zahnärztliche Behandlung und Zahnersatz sind nicht im Leistungskatalog des
öffentlichen Gesundheitsdienstes enthalten und müssen daher privat finanziert werden. Ausnahmen gelten für Inhaber der CSC. Krankengeld und Mutterschaftsgeld werden vom Zentralstaat aus Steuermitteln finanziert.

Organisation der Versorgung

Neuseeländer können den Hausarzt frei wählen. Die Hausärzte arbeiten
meist in Gemeinschaftspraxen und sind oft in Ärztenetzen organisiert. Sie
fungieren als Gatekeeper: Fachärzte können nur nach einer Überweisung
durch den Allgemein- bzw. Hausarzt konsultiert werden. Die Fachärzte arbeiten im ambulanten Bereich meist in kommunalen bzw. privatgewerblichen
Polikliniken oder in den Krankenhausambulanzen. Nicht wenige führen daneben aber auch noch eigene Praxen. Die Krankenhäuser befinden sich meist
in öffentlicher Trägerschaft der DHBs; sie sind für die ambulante Versorgung
geöffnet.

Die Regierung strebt seit mehreren Jahren erfolgreich an, die ambulante
medizinische Versorgung über sog. *Primary Health Organisations* (PHOs) zu organisieren. Diese sollen – vergleichbar der Integrierten Versorgung in
Deutschland – unterschiedliche Leistungserbringer im ambulanten Bereich
zusammenschließen. Dabei sollen vor allem die Leistungen von Hausärzten
und andere Gesundheitsdienstleistungen besser vernetzt und den in PHOs
eingeschriebenen Versicherten koordiniert zur Verfügung gestellt werden.
Die PHOs schließen dazu mit den DHBs Verträge über das von ihnen ange-
botene Leistungsspektrum und erhalten dafür Komplexpauschalen. Die Mitgliedschaft der Leistungserbringer in den PHOs ist freiwillig, wird aber staatlich unterstützt. Auch die Versicherten haben einen hohen Anreiz, sich in
PHOs einzuschreiben, denn die Selbstbeteiligung für ambulante medizinische Leistungen bzw. bei verordneten Arzneimitteln fällt dort deutlich geringer als sonst üblich aus. Im Jahr 2005 waren bereits 3,85 Mio. bzw. rund
93 % aller Neuseeländer in PHOs eingeschrieben (vgl. Ministry of Health New
Zealand 2008).

》》》 *Zuständige Behörde im Internet*

Ministry of Health: www.moh.govt.nz/moh.nsf

Einführende Literatur

French, Sian/Old, Andrew/Healy, Judith, 2001: Health Systems in Transition: New Zealand, Kopenhagen: European Observatory on Health Systems and Policies (www.euro.who.int/Document/E74467.pdf)

Ministry of Health New Zealand, 2008: The New Zealand Health and Disability System: Organisations and Responsibilities, Wellington: MoH (www.moh.govt.nz/moh.nsf/pagesmh/8704/$File/nz-health-disability-system-briefing2008.pdf

2.2.5 Kanada

Grundstruktur

Das föderal aufgebaute Kanada verfügt über einen der gesamten Bevölkerung zur Verfügung stehenden öffentlichen Gesundheitsdienst (*Medicare*), der lange Zeit auf der Ebene der mit den deutschen Bundesländern vergleichbaren Provinzen organisiert wurde. Die Zuständigkeit von Kanadas Bundesregierung in der Gesundheitspolitik ist im Wesentlichen auf die Rahmengesetzgebung, die (Mit-)Finanzierung sowie die Verantwortung für die Gesundheitsversorgung bestimmter Personengruppen (Indianer, Inuit, Soldaten und Kriegsveteranen) beschränkt.

Nach einem von 1989 bis 2005 dauernden Prozess der Dezentralisierung und Regionalisierung wird die Gesundheitsversorgung mittlerweile zum Teil durch regionale Gesundheitsbehörden sichergestellt, die allerdings nicht in allen Versorgungsbereichen über vollständige Autonomie verfügen. Bundesgesetze, insbesondere der sog. *Canada Health Act* aus dem Jahr 1984, stellen zudem sicher, dass bestimmte Rahmenbedingungen der Gesundheitsversorgung in allen Provinzen gelten. So müssen die Provinzen alle gesetzlich vorgegebenen medizinischen Leistungen anbieten und diese auch der gesamten Bevölkerung ohne Zugangsbarrieren zur Verfügung stellen, wenn sie Gelder des Zentralstaats in Anspruch nehmen wollen (s. u.).

Finanzierung

Die Finanzierung des öffentlichen Gesundheitsdienstes erfolgt insbesondere – zu rund 70 % – über nicht zweckgebundene Steuern auf Bundes- bzw. Provinzebene. Bis 1976 beteiligte sich der Zentralstaat zur Hälfte an den Kosten der

Gesundheitsversorgung der Provinzen. Im Jahr 1977 wurde die Finanzierungs-beteiligung des Zentralstaats dann auf an die Provinzen fließende Globalzu-schüsse (*block grants*) umgestellt. Wirtschaftlich rückständige Provinzen er-halten vom Zentralstaat zudem zweckgebundene Sonderzuweisungen. In den Haushaltsjahren 2005/2006 stammten rd. 36 % der Ausgaben der Provinzen für die Gesundheitsversorgung aus Zuweisungen der Bundesregierung.

Drei Provinzen (British Columbia, Alberta und Ontario) verlangen zudem von ihren Einwohnern zusätzlich Beiträge in Form von Kopfpauschalen bzw. zweckgebundenen Steuern. Die Arbeitgeber zahlen zudem einen auf das Ein-kommen der Beschäftigten bezogenen proportionalen Beitrag, der allerdings zwischen den Provinzen variiert (zwischen 1 % und 4,5 %). In der ambulanten und stationären Versorgung gib es keine Selbstbeteiligung, bei Arzneimitteln sind jedoch vergleichsweise hohe Zuzahlungen fällig (s. u.).

Leistungen

Die medizinische Versorgung wird nach dem Sachleistungsprinzip erbracht. Der Leistungsumfang von *Medicare* ist im Vergleich zur deutschen GKV weniger umfangreich. Zahnersatz und Prothesen bei Erwachsenen im Erwerbstätigen-alter sind im Regelfall ausgeschlossen und müssen daher selbst bzw. über eine private Versicherung getragen werden. Arzneimittel werden nur im Rahmen einer Krankenhausbehandlung zuzahlungsfrei abgegeben. Bei allen im Rah-men einer ambulanten Versorgung verordneten Medikamenten fallen hin-gegen Zuzahlungen an, deren Höhe allerdings zwischen den Provinzen vari-iert. Die meisten Kanadier verfügen daher entweder über private, oft von den Arbeitgebern bereitgestellte und finanzierte Zusatzversicherungen für Arznei-mittel und Zahnersatz oder müssen sich auf spezielle Programme der Provin-zen stützen. Diese haben in den letzten Jahren sog. *Pharmacare*-Programme aufgelegt, die die Versorgung von Patienten mit niedrigem Einkommen si-cherstellen oder hohe Arzneimittelkosten abdecken sollen. Auch hier sind allerdings i. d. R. Zuzahlungen fällig.

Private Krankenversicherungen, die einen zügigeren oder qualitativ hochwer-tigeren Zugang zur ambulanten oder stationären Gesundheitsversorgung ver-sprechen, sind in Kanadas Provinzen entweder gesetzlich verboten oder wer-den durch gesetzliche Vorgaben wirtschaftlich unattraktiv gemacht.

Krankengeld und Geldleistungen bei Mutterschaft werden in Kanada für ab-hängig Beschäftigte und selbständige Fischer über die Arbeitslosenversiche-rung gewährt, die sich über proportionale Beiträge auf das Erwerbseinkom-men finanziert. Nur in der Provinz Quebec gibt es ein separates Versicherungs-system, das beide Risiken absichert.

Organisation der Versorgung

Im ambulanten Bereich erfolgt die Gesundheitsversorgung Kanadas überwiegend durch in privater Praxis tätige Ärzte und Zahnärzte, obwohl die Provinzen in den letzten Jahren insbesondere die fachärztliche Versorgung verstärkt über Polikliniken oder Gemeinschaftspraxen organisieren wollen. In der hausärztlichen Versorgung haben die Versicherten freie Arztwahl. Die Hausärzte fungieren als Gatekeeper; ein Facharzt kann daher nur durch hausärztliche Überweisung konsultiert werden.

In der stationären Versorgung können Patienten frei zwischen den Krankenhäusern in ihrer Provinz wählen. Die Krankenhäuser befinden sich meist in öffentlicher Trägerschaft der auch für die Finanzierung zuständigen Provinzen, zum Teil aber auch in kommunaler oder freigemeinnütziger Trägerschaft. Alle Kliniken arbeiten nicht gewinnorientiert.

Zuständige Behörden im Internet

Bundesministerium für Gesundheit („Health Canada"): www.hc-sc.gc.ca

Einführende Literatur

Marchildon, Gregory P., 2005: Health Systems in Transition: Canada, Kopenhagen: European Observatory on Health Systems and Policies (www. euro.who.int/Document/E87954.pdf)

2.3   Länder mit kommunalem Gesundheitsdienst

Die vier Länder Skandinaviens haben ihren Gesundheitsdienst traditionell auf Ebene der Landkreise und/oder Städte und Gemeinden organisiert. Die Rolle des Zentralstaats beschränkt sich hier auf die Rahmengesetzgebung und die Beratung und Empfehlung gesundheitspolitischer Ziele. Die Kommunen hingegen finanzieren die Gesundheitsversorgung nicht nur, sondern können diese auch nach eigenen Zielsetzungen organisieren.

2.3.1   Dänemark

Grundstruktur

Dänemark organisiert seine Gesundheitsversorgung über einen öffentlichen Gesundheitsdienst, der der gesamten Bevölkerung zur Verfügung steht und auf regionaler bzw. kommunaler Ebene durchgeführt wird. Medizinische Sachleistungen werden den Patienten kostenlos bereitgestellt. Die Rolle des

Zentralstaats in der Gesundheitsversorgung ist vergleichsweise limitiert. Seine Funktionen beschränken sich im Wesentlichen auf die Rahmengesetzgebung, die Formulierung von Empfehlungen und Zielvorgaben sowie die (Mit-) Finanzierung. Für die Planung und Sicherstellung der Gesundheitsversorgung sowie die Organisation und Finanzierung des öffentlichen Gesundheitsdienstes sowie die Trägerschaft diverser Leistungsangebote sind hingegen die Kommunen, insbesondere die Landkreise, zuständig.

Der privaten Krankenversicherung kommt in Dänemark wachsende Bedeutung zu. So verfügen mittlerweile rund 30 % der Bevölkerung über private Versicherungen, die die durch den öffentlichen Gesundheitsdienst verlangten Zuzahlungen kompensieren. Darüber hinaus hat in den letzten Jahren aufgrund der Wartelisten im stationären Bereich die Nachfrage nach privatem, ergänzendem Versicherungsschutz zugenommen, der im Bedarfsfall eine Behandlung in den – wenigen – Privatkliniken Dänemarks gewährleistet.

Finanzierung

Das dänische Gesundheitswesen wird überwiegend aus Steuern des Zentralstaats und der Kommunen finanziert. Rund 80 % der Ausgaben des öffentlichen Gesundheitsdienstes stammen dabei aus steuerfinanzierten, zum Teil mit spezifischen gesundheitspolitischen Zielvorgaben versehenen Zuweisungen des Zentralstaats an die Kommunen. Bis zum Jahr 2007 wurden diese Zuweisungen aus allgemeinen Steuereinnahmen finanziert, seit 2008 erhebt der dänische Staat jedoch eine zweckgebundene Gesundheitssteuer, die sich derzeit auf 8 % des steuerpflichtigen Einkommens beläuft. Die übrigen 20 % der öffentlichen Gesundheitsausgaben tragen die Kommunen selbst. Um dies leisten zu können, verfügen sie – wie in Skandinavien üblich – über eine ausgeprägte eigene Steuerhoheit.

Zuzahlungen spielen in Dänemark eine vergleichsweise geringe Rolle. So gibt es insbesondere bei der Inanspruchnahme von niedergelassenen Ärzten bzw. Krankenhausbehandlung keine Selbstbeteiligung der Patienten. In der zahnmedizinischen Versorgung müssen Patienten eine Zuzahlung in Höhe von 35 bis 60 % der Leistungen tragen. Für im Krankenhaus verordnete Medikamente ist keine Zuzahlung erforderlich, wohl aber für Arzneimittel, die von ambulant tätigen Ärzten verschrieben werden. Hier fällt eine Selbstbeteiligung an, deren Höhe sich an den Arzneimittelkosten orientiert. Kosten in Höhe von bis zu umgerechnet rd. 70 Euro im Jahr müssen selbst getragen werden. Die darüber hinausgehenden Kosten werden zu Anteilen übernommen, die mit den Kosten steigen (so trägt der öffentliche Gesundheitsdienst 85 % des Teils der Kosten, der umgerechnet 400 Euro/Jahr überschreitet). Für chronisch Kranke, Rentner und Bezieher niedriger Einkommen sind Nachlässe bzw. Zuschüsse zu den Zuzahlungen möglich.

Leistungen

Dänemarks Gesundheitswesen basiert auf dem Sachleistungsprinzip. Es gibt zwar keinen gesetzlich umrissenen Leistungskatalog, aber der Leistungsumfang des Gesundheitssystems ist vergleichsweise umfassend. Neben nahezu sämtlichen medizinischen Sachleistungen und Arzneimitteln werden auch Krankengeld und Mutterschaftsgeld von den Kommunen getragen. Zahnersatz gehört im Regelfall nicht zum Leistungskatalog des öffentlichen Gesundheitsdienstes.

Die Versicherten können zudem zwischen zwei Varianten der Absicherung wählen: Entscheiden sie sich für die sog. Kategorie 1, nehmen sie an einem Hausarztsystem teil. Sie haben dann keine freie Arztwahl für die ambulante, fachärztliche oder stationäre Versorgung und müssen sich für einen bestimmten Hausarzt entscheiden, der frühestens nach einem halben Jahr gewechselt werden kann. Der Hausarzt fungiert in diesem – von 99 % der Dänen gewählten – Modell als Gatekeeper. Wer für die sog. Kategorie 2 optiert, kann zwischen verschiedenen Haus- bzw. Fachärzten frei wählen. Die Ärzte sind bei Versicherten dieser Kategorie nicht an die sonst geltenden Vorgaben zur Höhe der Gebühren gebunden; die Differenz zwischen den in Rechnung gestellten Behandlungskosten und den amtlichen Gebühren müssen die Patienten selbst tragen.

Organisation der Versorgung

Die ambulante hausärztliche Versorgung erfolgt im Regelfall durch niedergelassene, selbständig tätige Hausärzte, die zu rund zwei Dritteln in Gemeinschaftspraxen arbeiten. Fast alle Dänen haben sich für die Absicherung in der sog. Kategorie 1 und damit für die Teilnahme an einem Hausarztsystem entschieden (s. o.); sie haben dann keine freie Arztwahl. Die Hausärzte üben die Funktion des Gatekeepers aus und überweisen zu Fachärzten und in die Krankenhäuser. Sie stellen zudem über Kooperationen auch eine Rund-um-die-Uhr-Versorgung sicher. Die ambulante fachärztliche Versorgung erfolgt durch niedergelassene Spezialisten oder durch die Ambulanzen der Krankenhäuser.

Die stationäre Versorgung wird überwiegend von öffentlichen Krankenhäusern gewährleistet, die sich in Trägerschaft der Landkreise bzw. der Region Kopenhagen befinden. Viele Kliniken sind für die ambulante fachärztliche Versorgung geöffnet. Bis 1992 wurden Patienten mit entsprechendem Behandlungsbedarf im Regelfall in das Krankenhaus ihres Landkreises eingewiesen, eine Wahlmöglichkeit gab es nicht. Seit 1993 haben alle Dänen die Möglichkeit, sich landesweit in einem Krankenhaus ihrer Wahl behandeln zu lassen, sofern dieses der gleichen Versorgungsstufe zugehört. Ziel dieser Öffnung war es, die auch in Dänemark existierenden, teilweise sehr langen Wartelisten abzubauen.

》》 *Zuständige Behörde im Internet*

Ministerium für Gesundheit und Prävention: www.sum.dk

Einführende Literatur

Ministry of Health and Prevention, 2008: Health Care in Denmark, Kopenhagen (www.sum.dk/publikationer/healthcare_in_dk_2008/978-87-7601-237-3.pdf)

Strandberg-Larsen, Martin et al., 2007: Health Systems in Transition: Denmark, Kopenhagen: European Observatory on Health Systems and Policies (www.euro.who.int/Document/E91190.pdf)

2.3.2 Finnland

Grundstruktur

Finnland verfügt über einen öffentlichen Gesundheitsdienst, der der gesamten Bevölkerung zur Verfügung steht. Er wird von den Kommunen organisiert, die sowohl Gesundheitsleistungen über lokale Gesundheitszentren anbieten als auch diese finanzieren. Parallel dazu gibt es eine nationale Krankenversicherung, die für alle Einwohner Finnlands obligatorisch ist und ebenfalls Gesundheitsleistungen finanziert.

Finanzierung

Das finnische Gesundheitswesen wird überwiegend öffentlich finanziert: Knapp vier Fünftel der Ausgaben werden aus öffentlichen Mitteln getragen. Davon entfielen im Jahr 2005 auf die Kommunen 40 %, auf den Zentralstaat 21 % und auf die nationale Krankenversicherung 17 %. In den letzten Jahren war ein schleichender Rückzug des Zentralstaats zu beobachten, der zu Lasten der Kommunen ging. Die Finanzierung des kommunalen Gesundheitsdienstes erfolgt aus Steuermitteln. Der Zentralstaat gewährt den Kommunen Zuweisungen, die sich nach dem Bedarf der jeweiligen Versorgungsregion richten. Die Zuweisungen decken etwa 34 % der Ausgaben für den kommunalen Gesundheitsdienst. Der Rest wird aus Steuermitteln der Kommunen finanziert, die über eine eigene Steuerhoheit verfügen.

Die nationale Krankenversicherung wird über lohnabhängige Beiträge finanziert. Für die Absicherung von Gesundheitsleistungen entrichten versicherte Arbeitnehmer 1,24 % des zu versteuernden Einkommens bzw. Ruheständler 1,41 % der Rente. Die Hälfte der Ausgaben wird vom Zentralstaat getragen und ist damit steuerfinanziert. Die ebenfalls obligatorische Absicherung des Einkommensausfalls bei Krankheit schlägt für Arbeitnehmer nochmals mit 0,67 % des zu versteuernden Einkommens zu Buche. Für diese zahlt außerdem der Arbeitgeber einen auf die Lohnsumme bezogenen Beitrag in Höhe von 1,97 % (Zahlen jeweils für 2008). Die Beiträge der Versicherten werden zusammen mit der Einkommensteuer erhoben.

Zuzahlungen machen einen nicht unerheblichen Anteil an der Finanzierung der finnischen Gesundheitsausgaben aus. Die im Rahmen des kommunalen Gesundheitsdienstes geltenden Zuzahlungsregelungen sind dabei äußerst unterschiedlich ausgestaltet. So sind beim Besuch eines Arztes des kommunalen Gesundheitszentrums jeweils 11 Euro zu bezahlen, jedoch maximal drei Mal im Jahr. Alternativ können einmalig 22 Euro für das gesamte Jahr vorab entrichtet werden. Wird die Notfallambulanz eines Gesundheitszentrums aufgesucht, fallen wochentags zwischen 20 Uhr und 8 Uhr bzw. an Samstagen sowie Sonn- und Feiertagen 15 Euro Praxisgebühr an. Für zahnmedizinische Untersuchungen werden 7 Euro fällig; darüber hinaus können je nach Art der Behandlung weitere Zuzahlungen bis zu einer Höhe von 130 Euro anfallen. Kinder und Jugendliche bis 18 Jahre sind von Zuzahlungen bei der Konsultation eines Gesundheitszentrums befreit.

Für ambulante Behandlungen im Krankenhaus fallen Zuzahlungen an, die je nach Art und Umfang der Behandlung zwischen 22 und 72 Euro betragen. Bei stationärer Behandlung sind pro Tag 26 Euro zu entrichten, in psychiatrischen Einrichtungen jedoch nur 12 Euro/Tag. Insgesamt dürfen die Zuzahlungen für sämtliche Leistungen des kommunalen Gesundheitsdienstes (die Zuzahlungen für Arzneimittel bleiben dabei unberücksichtigt) einen Betrag in Höhe von 590 Euro im Jahr nicht überschreiten. Fallen in diesem Zeitraum höhere Kosten an, trägt diese die jeweilige Kommune.

Die Kosten von Arzneimitteln werden nicht vom öffentlichen Gesundheitsdienst der Kommunen, sondern von der nationalen Krankenversicherung teilfinanziert. Im Regelfall erstattet die Krankenversicherung 42 % der Kosten erstattungsfähiger, ärztlich verordneter Medikamente. Bei schweren oder chronischen Erkrankungen werden für bestimmte Medikamente 72 % bzw. 100 % der Kosten übernommen, die den Betrag von 3 Euro überschreiten. Die Höhe der Selbstbeteiligung ist limitiert: Übersteigt der Aufwand eines Patienten für Arzneimittel im Jahresverlauf die Grenze von 627,47 Euro (Stand 2007), werden die über 1,50 Euro pro verschriebenem Medikament hinausgehenden Kosten voll erstattet. Etwa die Hälfte der gesamten Arzneimittelkosten fällt für Medikamente an, bei denen höhere Anteile als im Regelfall getragen werden.

Leistungen

Die Grundversorgung durch den kommunalen Gesundheitsdienst umfasst alle allgemein- und fachärztlichen, ambulanten, stationären und teilstationären Behandlungen, sowie Leistungen der Rehabilitation und der allgemeinen Prävention. Die obligatorische Krankenversicherung finanziert hingegen das Kranken- und Mutterschaftsgeld sowie Leistungen der betrieblichen Gesundheitsförderung. Außerdem übernimmt sie zum Teil die Kosten von Medikamenten, Krankentransporten und der privatärztlichen Behandlung. Die nationale Krankenversicherung tritt insbesondere dort ein, wo der öffentliche Gesundheitsdienst Lücken oder Defizite aufweist. So trägt die Krankenversicherung im Durchschnitt rund 30 % aller privaten Gesundheitskosten. In der ambulanten oder stationären medizinischen Behandlung übernimmt sie jeweils bis zu 60 % der Kosten des sog. Basistarifs. Von beiden Systemen nicht finanziert werden Sehtests und Brillen, Alternativmedizin sowie die zahnärztliche Versorgung.

Organisation der Versorgung

Die hausärztliche Versorgung im Rahmen des öffentlichen Gesundheitsdienstes wird durch die kommunalen Gesundheitszentren erbracht, in denen die Ärzte als Angestellte beschäftigt sind. Eine freie Arztwahl gibt es nicht; die Patienten sind vielmehr auf die Ärzte in ihrem lokalen Zentrum verwiesen. Im Rahmen des öffentlichen Gesundheitsdienstes greift ein Hausarztsystem, die Versicherten haben zudem nur begrenzte Möglichkeiten zur Wahl des behandelnden Arztes. Die Hausärzte fungieren als Gatekeeper: Die fachärztliche Behandlung im öffentlichen Gesundheitsdienst setzt i. d. R. eine Überweisung durch den Hausarzt voraus. Sie erfolgt in den öffentlichen Krankenhäusern.

Die Krankenhäuser werden überwiegend von den Kommunen getragen; sie sind für die ambulante fachärztliche Versorgung geöffnet. Eine freie Krankenhauswahl ist innerhalb des öffentlichen Gesundheitsdienstes nicht möglich. Die Patienten werden üblicherweise in ein Krankenhaus der Wohngemeinde eingewiesen.

Wahloptionen – sowohl bzgl. der (haus-)ärztlichen Versorgung als auch der Krankenhausbehandlung – ermöglicht die nationale Krankenversicherung. Diese übernimmt auch bei der Konsultation von privat tätigen Ärzten bzw. beim direkten Gang zum Facharzt ohne vorherige Überweisung sowie bei Behandlungen in privaten Kliniken zumindest einen Teil der Kosten. Weitere Kosten können ggf. durch eine private Krankenversicherung aufgefangen werden.

Zuständige Behörde im Internet

Ministerium für soziale Angelegenheiten und Gesundheit: www.stm.fi

Einführende Literatur

Vuorenkoski, Lauri, 2008: Health Systems in Transition: Finland, Kopenhagen: European Observatory on Health Systems and Policies (www.euro.who.int/Document/E91937.pdf)

2.3.3 Norwegen

Grundstruktur

Norwegens Gesundheitssystem wird von einem öffentlichen Gesundheitsdienst dominiert, der auf regionaler und lokaler Ebene umgesetzt wird. Die Absicherung im Krankheitsfall umfasst dabei obligatorisch alle Einwohner. Der öffentliche Gesundheitsdienst ist sowohl zentralstaatlich als auch kommunal organisiert: Während seit dem Jahr 2002 der Zentralstaat für die Krankenhausversorgung verantwortlich ist, sind die Kommunen u. a. für die ambulante Versorgung zuständig. Die Absicherung über private Krankenversicherungen ist in Norwegen vergleichsweise unbedeutend.

Finanzierung

Die Finanzierung des öffentlichen Gesundheitsdienstes erfolgt dominant aus allgemeinen, nicht zweckgebundenen Steuermitteln des Zentralstaats und der Kommunen sowie aus dem Sozialversicherungsbeitrag. Dieser wird als Globalbeitrag für alle sozialen Sicherungssysteme erhoben, ist ebenfalls nicht zweckgebunden und hat damit steuerähnlichen Charakter. Im Ergebnis werden etwas mehr als zwei Drittel aller Gesundheitsausgaben (69 %) Norwegens aus Steuern und rund 15 % aus Mitteln der Sozialversicherung getragen. Die Kommunen verfügen über ein gewisses Ausmaß an eigener Steuerhoheit und können damit bei steigenden Gesundheitsausgaben entsprechend reagieren. Der Beitrag zur Sozialversicherung belief sich im Jahr 2007 für Arbeitnehmer auf 7,8 % des Bruttoeinkommens aus Erwerbstätigkeit; auf die Arbeitgeber entfielen 14,1 %. Eine Beitragsbemessungsgrenze existiert nicht. Krankengeld und Mutterschaftsleistungen werden durch Beiträge zur Sozialversicherung und vom Staat finanziert.

In Norwegen ist nur bei stationärer Versorgung keine Selbstbeteiligung fällig. Bei ambulanter medizinischer Behandlung sind hingegen die ersten umgerechnet 202 Euro pro Jahr vom Patienten selbst zu übernehmen, die darüber hinaus entstehenden Kosten werden vom öffentlichen Gesundheitsdienst getragen. Diese Grenze der Selbstbeteiligung wird jährlich vom Parlament neu festgesetzt. Außerdem fallen bei der Konsultation eines Hausarztes umgerechnet 15 Euro, bei der Konsultation eines Facharztes umgerechnet 32 Euro Praxisgebühr an. Für ärztlich verordnete Medikamente, die auf einer Positivliste geführt werden, ist zudem eine Zuzahlung von 36 % der Kosten bis zu einer Grenze von umgerechnet 62 Euro im Quartal erforderlich. Andere Arzneimittel sind üblicherweise vollständig selbst zu bezahlen. Bezieher von Mindestrenten sowie Kinder bis zum Alter von 12 Jahren sind von den meisten Zuzahlungen befreit; für Jugendliche bis 16 Jahre gibt es Nachlässe. Ausnahmen sind zudem für bestimmte Krankheiten und Patientengruppen vorgesehen.

Leistungen

Der Leistungsumfang des öffentlichen Gesundheitsdienstes umfasst nahezu alle wichtigen Leistungen. Auch Krankengeld und Geldleistungen bei Mutterschaft gehören dazu. Wichtige Ausnahme sind zahnmedizinische Leistungen: Zahnärztliche Behandlung ist nur bei Kindern und Jugendlichen bis zum Alter von 20 Jahren Teil des regulären Leistungskatalogs. Bei Erwachsenen hingegen wird sie nur in Ausnahmefällen finanziert. Auch Zahnersatz ist im Regelfall nicht im Leistungskatalog enthalten; begrenzte Leistungen gibt es in einigen medizinisch begründeten Ausnahmefällen. Die Kosten für zahnmedizinische Leistungen und Physiotherapie werden nur teilweise erstattet, für Sehhilfen und alternative Medizin wird nicht bezahlt.

Organisation der Versorgung

Für die Sicherstellung und Organisation der ambulanten medizinischen Versorgung sind grundsätzlich die Kommunen zuständig. Sie stellen sicher, dass jeder Einwohner hausärztlich versorgt wird. Jeder Norweger soll sich für einen Hausarzt entscheiden und sich bei diesem einschreiben; er hat dabei die freie Arztwahl (allerdings höchstens zwei Mal im Jahr). Einen Zwang zur Einschreibung in dieses Hausarztsystem gibt es zwar nicht, wohl aber finanzielle Anreize, weil Personen, die nicht daran teilnehmen, höhere Zuzahlungen beim Hausarztbesuch entrichten müssen. Den Hausärzten kommt die Gatekeeperfunktion zu, denn eine Übernahme der Kosten der fachärztlichen Behandlung durch den öffentlichen Gesundheitsdienst erfolgt grundsätzlich nur, wenn dem eine Überweisung durch den Hausarzt vorausgegangen ist (Ausnahme ist die Notfallambulanz). Die Hausärzte sind entweder bei den Kommunen angestellt oder arbeiten selbständig, dann jedoch meist in Gemeinschaftspraxen. Die ambulante fachärztliche Versorgung findet meist in den Krankenhäusern statt.

Die Krankenhäuser befinden sich seit einer Reform aus dem Jahr 2002 in Trägerschaft des Zentralstaats; die stationäre Versorgung wird dabei von fünf regionalen Behörden sichergestellt. Die öffentlichen Kliniken sind dennoch rechtlich weitgehend selbständig. Die Krankenhäuser sind für die ambulante fachärztliche Versorgung geöffnet. Patienten können frei zwischen den Krankenhäusern wählen.

Zuständige Behörden im Internet

Ministerium für Gesundheit und Pflege: www.regjeringen.no/en/dep/hod.html

Norwegische Gesundheitsbehörde: www.helsedirektoratet.no

Einführende Literatur

Johnsen, Jan Roth, 2006: Health Systems in Transition: Norway, Kopen-hagen: European Observatory on Health Systems and Policies (www.euro. who.int/Document/E88821.pdf)

2.3.4 Schweden

Grundstruktur

Schwedens Gesundheitswesen ist durch einen öffentlichen Gesundheitsdienst gekennzeichnet, der der gesamten Bevölkerung zur Verfügung steht und auf kommunaler Ebene organisiert und – überwiegend – auch finanziert wird (vgl. auch Ruiss/Eßer 2005). Während sich der Zentralstaat weitgehend auf die gesundheitspolitischen Rahmenbedingungen und Zielvorgaben beschränkt, liegt die Verantwortung für die Sicherstellung und Finanzierung der ambulanten und stationären medizinischen Versorgung bei den 21 Landkreisen und den Gemeinden. Darüber hinaus verfügt Schweden über ein als Volksversicherung konzipiertes, obligatorisches Sozialversicherungssystem, das Teile des Gesundheitswesens mitfinanziert.

Der Markt der privaten Krankenversicherung wächst in Schweden angesichts einer Wartelistenproblematik im Bereich elektiver Behandlungen. Der PKV kommt aber angesichts der vergleichsweise umfassenden staatlichen Absicherung nach wie vor eine eher unbedeutende Rolle zu.

Finanzierung

Das schwedische Gesundheitswesen wird dominant aus Steuermitteln sowie aus Beiträgen der Sozialversicherung finanziert. Haupteinnahmequelle sind allgemeine Steuern der Landkreise und Gemeinden, die jeweils eigene Steuerhoheit besitzen. Neben ihren eigenen Steuereinnahmen können die Kommunen zudem – ebenfalls steuerfinanzierte – Zuweisungen des Zentralstaats zur Finanzierung der Gesundheitsdienste heranziehen. Diese Zuweisungen dienen zum Teil dem Ausgleich der unterschiedlichen Finanzkraft der Kommunen, zum Teil sollen sie aber auch spezifische gesundheitspolitische Aufgaben unterstützen. Rund 90 % aller Ausgaben der Landkreise und rund 30 % aller Ausgaben der Gemeinden werden für die Finanzierung von Gesundheitsleistungen verwendet.

Die Zuschüsse für zahnmedizinische Behandlung sowie verschreibungspflichtige Arzneimittel werden hingegen von der beitragsfinanzierten Sozialversicherung getragen, die auch das Krankengeld und finanzielle Leistungen bei Mutterschaft bereitstellt. Der Beitrag hierfür wird allein vom Arbeitgeber entrichtet; der Beitragssatz belief sich im Jahr 2008 auf 8,64 % (Selbständige:

9,61 %). Für die Elternschaftsversicherung, die auch Leistungen bei Mutterschaft finanziert, fällt ein weiterer, ebenfalls allein vom Arbeitgeber zu tragender Beitragssatz von 2,2 % an.

Die Höhe der Zuzahlungen bei ambulanter oder stationärer Behandlung wird von den Kommunen festgelegt. Bei Krankenhausbehandlung zahlt der Patient maximal umgerechnet knapp 9 Euro pro Tag; diese Selbstbeteiligung kann bei finanzieller Bedürftigkeit reduziert werden. Für die Konsultation eines Hausarztes sind umgerechnet zwischen rund 11 und 17 Euro Praxisgebühr zu entrichten. Für eine fachärztliche Behandlung und für die ambulante Notfallbehandlung im Krankenhaus beläuft sich die Selbstbeteiligung auf zwischen 22 und 33 Euro. Im letzteren Fall sind Jugendliche und Kinder unter 20 Jahren von der Gebühr befreit. Die gesamte Selbstbeteiligung für ambulante oder stationäre Behandlung ist im Jahreszeitraum auf einen vom Zentralstaat festgelegten Höchstbetrag von umgerechnet 100 Euro beschränkt (die Zuzahlungen bei Arzneimitteln bleiben dabei unberücksichtigt).

Bei Arzneimitteln trägt der Patient zunächst sämtliche Kosten bis zur Höhe von umgerechnet 100 Euro im Jahr. Die darüber hinausgehenden Kosten werden – abhängig von weiteren Kostengrenzen – zu 50 oder mehr Prozent erstattet. Eine vollständige Kostenübernahme greift ab dem Betrag von 476 Euro/Jahr; die maximale Höhe der Selbstbeteiligung beträgt zudem ebenfalls 200 Euro/Jahr. Die zahnmedizinische Versorgung (Behandlung und Zahnersatz) ist nur bis zum Alter von 19 Jahren kostenlos. Für die zahnärztliche Grundversorgung zahlt die nationale Sozialversicherung den Leistungserbringern allerdings einen von der Regierung bestimmten Festbetrag; der Patient muss die verbleibenden Kosten bis zu einer Höhe von umgerechnet 850 Euro im Jahr selbst tragen. Für Rentner existieren Sonderregelungen.

Leistungen

Es gibt keine offizielle Auflistung der vom staatlichen Gesundheitswesen Schwedens zur Verfügung gestellten Leistungen. Der Leistungskatalog ist jedoch vergleichsweise umfänglich: Zu den von den Kommunen – von den angeführten Zuzahlungen abgesehen – kostenlos bereitgestellten Sachleistungen im ambulanten und stationären Sektor kommen die Leistungen der nationalen Sozialversicherung hinzu, die die Kosten verschreibungspflichtiger Arzneimittel und die Kosten von Zahnbehandlungen und Zahnersatz zu großen Teilen übernimmt sowie Krankengeld und Elternschaftsleistungen gewährt.

Organisation der Versorgung

Für die ambulante ärztliche Versorgung sind die Landkreise verantwortlich. Sie kommen dieser Verantwortung nach, indem sie Ärzte in Gesundheitszentren beschäftigen und mit niedergelassenen Ärzten Verträge zur Leistungserbringung abschließen. In der hausärztlichen Versorgung dominiert die Anstellung in den 1.100 überwiegend öffentlichen Gesundheitszentren. Nur rund 27 % aller Hausarztkontakte erfolgen in privaten Praxen, der Rest in den öffentlichen Zentren. Den Hausärzten kommt nur in manchen Landkreisen die Rolle des Gatekeepers zu, in anderen Landkreisen gibt es für die Patienten keine Verpflichtung, vor dem Besuch des Spezialisten zunächst den Hausarzt zu konsultieren. In der ambulanten fachärztlichen Versorgung ist ein direkter Zugang grundsätzlich möglich, eine Überweisung durch den Hausarzt wird jedoch gern gesehen. Die ambulante fachärztliche Versorgung findet durch niedergelassene Spezialisten oder – in rund 70 % aller Fälle und damit deutlich häufiger – in den Polikliniken der Krankenhäuser statt.

Den Patienten steht grundsätzlich die freie Wahl der Leistungserbringer zu. Diese Wahlfreiheit ist allerdings zunächst auf die Anbieter im entsprechenden Landkreis beschränkt. Kann der Landkreis eine Behandlung nicht innerhalb eines Zeitraums von 90 Tagen organisieren, hat der Patient jedoch Anspruch darauf, dass der Landkreis für eine Behandlung in einer anderen Region sorgt. Der Patient hat allerdings gegenüber diesem zweiten Landkreis keinen Anspruch auf Behandlung, so dass ihm, wenn auch dort Wartelisten existieren, durch diese Regelung kaum geholfen wird.

Die Krankenhäuser befinden sich überwiegend in öffentlicher Trägerschaft der Landkreise und in geringerem Umfang in privatwirtschaftlicher Trägerschaft. Patienten haben die freie Wahl unter den regionalen öffentlichen Kliniken und zugelassenen privaten Einrichtungen. Die Krankenhäuser sind für die ambulante fachärztliche Versorgung geöffnet.

Zuständige Behörden im Internet

Ministerium für Gesundheit und soziale Angelegenheiten:
www.sweden.gov.se/sb/d/2061

Nationale Behörde für Gesundheit und Sozialwesen:
www.socialstyrelsen.se

Einführende Literatur

Ministry of Health and Social Affairs, 2007: Health and Medical Care in Sweden, Stockholm: Government Offices of Sweden (www.sweden.gov.se/content/1/c6/08/60/40/982480dd.pdf)

Glenngard, Anna H. et al., 2005: Health Systems in Transition: Sweden, Kopenhagen: European Observatory on Health Systems and Policies (www.euro.who.int/Document/E88669.pdf)

2.4 Länder mit Sozialversicherungssystemen

In Ländern mit einem Sozialversicherungssystem besteht ein Anspruch auf Leistungen im Krankheitsfall üblicherweise erst durch Mitgliedschaft und Versicherung in einer gesetzlichen Krankenkasse. Finanziert werden die gesetzlichen Krankenversicherungen durch einkommensbezogene Sozialversicherungsbeiträge, die oft teilweise von den Arbeitgebern übernommen werden. Dies schließt eine Mitfinanzierung durch staatliche Zuschüsse nicht aus. Dem Staat kommt häufig nur die Rolle des Rahmengesetzgebers zu. Viele Einzelheiten z. B. bezüglich des Leistungsumfangs und der Vergütung der Leistungserbringer werden auf der Ebene der Selbstverwaltung von den Krankenkassen und Leistungserbringern selbst geregelt. Die Leistungserbringung erfolgt meist durch unabhängige, oft nicht-staatliche Anbieter. Sozialversicherungssysteme sind durch das Umlageverfahren gekennzeichnet: Die eingezahlten Beiträge werden unmittelbar für die Finanzierung der erbrachten Leistungen genutzt; Rücklagen werden üblicherweise nicht gebildet. Der Beitragszahler erwirbt im Gegenzug einen Leistungsanspruch, den er im Bedarfsfall geltend machen kann.

2.4.1 Deutschland

Grundstruktur

Deutschland ist das Mutterland der Sozialversicherung: Unter Reichskanzler Bismarck wurde 1883 die erste gesetzliche Absicherung im Krankheitsfall in Form einer – damals zunächst für Industriearbeiter – obligatorischen Sozialversicherung eingeführt. Die gesetzliche Krankenversicherung hat bis heute Bestand; im Laufe der Zeit wurde der in ihren Schutz einbezogene Personenkreis Zug um Zug ausgeweitet.

Zentrales Charakteristikum des deutschen Gesundheitswesens ist das Prinzip der Vielfachsteuerung: Während der Bund für die Rahmengesetzgebung zuständig ist, fällt die Planung und Finanzierung der Krankenhausversorgung in die Zuständigkeit der Bundesländer. Den Selbstverwaltungspartnern wiederum – die Krankenkassen als Finanzierer einerseits und die Leistungserbringer, insbesondere die niedergelassenen Ärzte und Krankenhäuser andererseits – kommt die Aufgabe zu, die gesetzlichen Vorgaben durch Verträge z. B. zur Vergütung, zu Leistungsmengen und zur Qualität umzusetzen.

Organisiert wird die GKV durch 186 gesetzliche Krankenkassen (Stand: September 2009), zwischen denen die Versicherten mittlerweile fast frei wählen können. Einige Kassen – insbesondere die Allgemeinen Ortskrankenkassen (AOK) und die Innungskrankenkassen – sind allerdings auf das jeweilige Bundesland beschränkt. Gleiches gilt für manche Betriebskrankenkassen (BKK), von denen einige wiederum auch nur für die Beschäftigen eines bestimmten Unternehmens offen sind (sog. geschlossene BKK).

In der GKV pflichtversichert sind alle abhängig Beschäftigten mit einem monatlichen Einkommen, das unter der sog. Versicherungspflichtgrenze liegt. Diese beläuft sich im Jahr 2009 auf monatlich 4.050 Euro. Pflichtversichert sind ferner Rentner, Arbeitslose und weitere Sozialleistungsbezieher. Abhängig Beschäftigte, deren Einkommen die Versicherungspflichtgrenze für einen Zeitraum von mehr als drei Jahren (vor dem 2. Februar 2007: ein Jahr) überschreitet, sind versicherungsfrei und können wählen, ob sie sich als freiwillige Mitglieder weiter in der GKV versichern oder in die private Krankenversicherung (PKV) wechseln wollen. Nicht erwerbstätige Ehepartner und Kinder sind in der GKV beitragsfrei mitversichert.

Im Gegensatz zu allen anderen Ländern Westeuropas ist es damit in Deutschland bis zum heutigen Tage nicht gelungen, die gesamte Bevölkerung in die gesetzliche Krankenversicherung zu integrieren. Vielmehr existieren in Deutschland zwei unterschiedliche Säulen der Absicherung im Krankheitsfall nebeneinander: Während rd. 88 % der Bevölkerung in der gesetzlichen Krankenversicherung abgesichert sind, verfügen etwa 10 % über eine sog. substitutive private Krankenversicherung (in Abgrenzung zur privaten Zusatzversicherung mit ergänzendem Schutz). Etwa die Hälfte der privat Versicherten sind Beamte, die für einen Teil ihrer Krankheitskosten eine staatliche Unterstützung erhalten und sich daher nur für den nicht durch die sog. Beihilfe getragenen Teil privat versichern (bei aktiven Beamten trägt die Beihilfe im Regelfall 50 %, bei Pensionären 70 % der Kosten). Eine beitragsfreie Mitversicherung von Familienangehörigen ist in der PKV nicht vorgesehen.

Bis ins Jahr 2008 bestand für die nicht in der GKV Pflichtversicherten kein gesetzlicher Zwang zur Versicherung. Seit 2009 gilt in Deutschland hingegen eine umfassende Versicherungspflicht, die auch den Bereich der PKV umfasst: Personen, die privat krankenversichert oder der PKV zuzuordnen sind, müssen mindestens über einen Versicherungsschutz verfügen, der ambulante und stationäre Heilbehandlung umfasst; vertraglich vereinbarte Selbstbehalte dürfen einen Betrag von 5.000 Euro im Jahr nicht überschreiten (vgl. ausführlich Schölkopf 2009).

Die Möglichkeit zur Absicherung in der PKV haben neben Beamten nur Selbständige sowie abhängig Beschäftigte, deren Einkommen drei Jahre hintereinander über der o. g. Versicherungspflichtgrenze liegt[1]. Die Versicherungsunternehmen unterlagen bis Ende 2008 keinem Kontrahierungszwang, so dass Personen mit einem schlechten Gesundheitszustand in der PKV regelmäßig keinen Versicherungsschutz erhielten oder zumindest erhebliche Risikozuschläge und Leistungsausschlüsse in Kauf nehmen mussten. Es ist nicht

---

1   Die neue, von CDU/CSU und FDP getragene Regierungskoalition plant, diese „Wartezeit" wieder auf ein Jahr zu verkürzen.

überraschend, dass diese Regelungen eine Risikoselektion zu Lasten der GKV begünstigt haben: Die Morbiditätsstruktur der PKV-Versicherten, die gleichzeitig über im Durchschnitt um zwei Drittel höhere Einkünfte verfügen, ist deutlich besser als jene der GKV-Versicherten. Seit dem Jahr 2009 müssen die privaten Krankenversicherer zwar allen Personen, die in der PKV versichert sind oder sich dort versichern können, einen leistungsmäßig der GKV vergleichbaren Basistarif anbieten, bei dem ein Kontrahierungszwang gilt und Leistungsausschlüsse und Risikozuschläge unzulässig sind. Einen Finanz- oder Risikostrukturausgleich zwischen den beiden Systemen, so wie er in den Niederlanden bereits vor der umfassenden Gesundheitsreform des Jahres 2006 existierte, gibt es in Deutschland aber bis heute nicht.

Finanzierung

Die gesetzliche Krankenversicherung beruht auf dem Umlagesystem und finanziert sich im Wesentlichen über Beiträge der Versicherten auf den Bruttolohn bzw. die Rente bis zur sog. Beitragsbemessungsgrenze von 3.675 Euro im Monat (Stand 2009). Während früher jede Krankenkasse innerhalb gewisser gesetzlicher Vorgaben über ihren Beitragssatz selbst entscheiden konnte, wird dieser seit 1. Januar 2009 zentral von der Bundesregierung festgelegt. Er belief sich in der ersten Jahreshälfte 2009 auf 15,5 %, wurde aber zum 1. Juli 2009 um 0,6 %punkte abgesenkt. Seit dem Jahr 2004 fließt zudem aus dem Bundeshaushalt ein steuerfinanzierter Zuschuss an die gesetzliche Krankenversicherung, der in den nächsten Jahren ansteigen soll, der teilweisen Mitfinanzierung gesamtgesellschaftlicher Aufgaben der GKV dient und zur Senkung der Lohnnebenkosten beitragen soll. Bis zum Jahr 2005 wurden die Beiträge zur GKV paritätisch von Arbeitgebern und Arbeitnehmern finanziert, seither tragen die Versicherten 54 % des Beitrags und die Arbeitgeber nur noch 46 %.

Nach der Gesundheitsreform 2007 erhalten die Krankenkassen seit Januar 2009 entsprechend der Zahl und Krankheitsstruktur ihrer Versicherten Zuweisungen aus einem zentralen Gesundheitsfonds, der als Sammelstelle für alle Beitragseinnahmen und die Zuschüsse aus Steuermitteln dient. Kommen die Kassen mit diesen Zuweisungen nicht aus, müssen sie von ihren Versicherten Zusatzbeiträge erheben. Diese sind allerdings bislang auf 1 % des Bruttoeinkommens beschränkt.

Zuzahlungen haben in der GKV eine vergleichsweise geringe Bedeutung. Bei einer Krankenhausbehandlung fallen in den ersten vier Wochen des Kalenderjahres 10 Euro pro Tag an. Bei ambulanter ärztlicher Behandlung wird seit dem Jahr 2004 eine Praxisgebühr in Höhe von 10 Euro erhoben, die beim ersten Besuch einer Arzt- oder Zahnarztpraxis pro Quartal fällig wird. Im selben Quartal fällt die Praxisgebühr nur dann nochmals an, wenn weitere Ärzte ohne Überweisung des erstkontaktierten Arztes aufgesucht werden. Bei Arzneimitteln sowie Heil- und Hilfsmitteln gilt der Grundsatz, dass die Zuzahlung sich auf 10 % beläuft, dabei aber 5 Euro nicht unter- und 10 Euro nicht überschreiten darf (liegt der Preis des Medikaments mindestens 30 % unterhalb eines vorgeschriebenen Festbetrags, entfällt die Zuzahlung allerdings). Kinder, Jugendliche und Schwangere sind von Zuzahlungen ausgenommen. Die Zuzahlungen dürfen zudem 2 % des Bruttohaushaltseinkommens nicht überschreiten; darüber liegende Beträge werden von der GKV übernommen. Für schwerwiegend chronisch Kranke liegt die Grenze bei 1 % des Haushaltseinkommens.

Die private Krankenversicherung finanziert sich über Beiträge, die keinen Bezug zum Einkommen des Versicherten aufweisen, sondern sich – neben dem versicherten Leistungsumfang – am Alter, Geschlecht und Gesundheitsrisiko des einzelnen Versicherten beim Vertragsabschluss orientieren. Insofern kann es keine allgemeine Aussage über die Beitragshöhe in der PKV geben. Nur ein Teil des Beitrags dient zur Finanzierung der aktuellen Leistungsausgaben, ein anderer Teil – die sog. Alterungsrückstellung – wird erst im Alter zur Glättung des Beitragsanstiegs verwendet und vorher auf dem Kapitalmarkt angelegt. Da sich die PKV an der Finanzierung der weitestgehend der GKV überlassenen Solidarlasten nicht beteiligt, ist der Beitrag eines jüngeren, gesunden Menschen mit höherem Einkommen für seine private Krankenversicherung im Regelfall trotz eines oft umfassenderen Leistungsanspruchs niedriger als in der GKV. Die Beitragsdynamik in der PKV ist allerdings ungleich brisanter als in der GKV. In der PKV sind die Beiträge in den letzten Jahren jeweils etwa doppelt so stark gestiegen wie in der GKV. Da der Beitrag sich nicht auf das Einkommen bezieht, wird seine Höhe insbesondere im Ruhestand – wenn das Einkommen meist zurückgeht – trotz der Glättungsfunktion der Alterungsrückstellungen nicht selten zum Problem.

Leistungen

Der im Regelfall auf dem Sachleistungsprinzip beruhende Leistungskatalog der gesetzlichen Krankenversicherung ist vergleichsweise umfangreich. Er umfasst Prävention und Gesundheitsförderung, Früherkennungsleistungen, ambulante ärztliche und zahnärztliche Behandlung, Medikamente, Heil- und Hilfsmittel, stationäre Behandlung, häusliche Krankenpflege, medizinische Rehabilitation und Soziotherapie. Sehhilfen und Krankentransporte werden nur unter bestimmten Voraussetzungen übernommen. Krankengeld und Mutterschaftsleistungen sind hingegen regelmäßig Teil des Leistungsumfangs der GKV. Der Leistungsumfang in der PKV hängt vom jeweils vereinbarten Versicherungstarif ab; einige Leistungen der GKV sind i. d. R. nicht erfasst (so z. B. Rehabilitation oder Psychoanalyse). Andererseits decken viele private Krankenversicherungsverträge typische Zusatzleistungen wie Wahlleistungen im Krankenhaus (Chefarztbehandlung oder Ein- bzw. Zweibettzimmer) ab, die die GKV im Regelleistungskatalog nicht vorsieht. Die im Vergleich zur GKV höhere Vergütung bei ambulanter ärztlicher Behandlung sichert privat Versicherten zudem weitere Vorteile. In der PKV gilt das Kostenerstattungsprinzip: Der Versicherte tritt in Vorleistung und reicht die Rechnung später bei seiner Versicherung ein.

Organisation der Versorgung

Die ambulante ärztliche Versorgung wird in Deutschland durch selbständige, niedergelassene Ärzte sichergestellt, die überwiegend in Einzelpraxen, zunehmend aber auch in Gemeinschaftspraxen tätig sind. Seit einigen Jahren wird zudem die koordinierte Leistungserbringung von Haus- und verschiedenen Fachärzten im Rahmen von Medizinischen Versorgungszentren (MVZ) staatlich gefördert. Die MVZs werden nicht selten von Krankenhausträgern gegründet und gemanagt. Die Politik ist bestrebt, den Hausärzten die Rolle des Gatekeepers zukommen zu lassen. Die Krankenkassen müssen ihren Versicherten deshalb Hausarzttarife anbieten; die Versicherten können sich in solche Tarife einschreiben und werden dann, wenn sie die steuernde Rolle des Hausarztes anerkennen, mit Boni belohnt. Gleichwohl gilt in Deutschland sowohl im haus- wie im fachärztlichen Bereich der Grundsatz der freien Arztwahl, und es ist regelmäßig auch der direkte Zugang zum ambulant tätigen Facharzt möglich. Wenn die Überweisung durch den Hausarzt fehlt, fällt allerdings u. U. eine erneute Praxisgebühr an. Die ambulante fachärztliche Versorgung findet im ersten Schritt durch niedergelassene Ärzte statt, erst im Eskalationsfall folgt die Einweisung ins Krankenhaus.

Die Sicherstellung der stationären Versorgung fällt in Deutschland in die Zuständigkeit der 16 Bundesländer. Die Kliniken befinden sich in kommunaler, freigemeinnütziger oder privatgewerblicher Trägerschaft, wobei letztere in jüngerer Zeit an Bedeutung gewonnen hat. Die Krankenhäuser sind trotz zahlreicher gesetzgeberischer Öffnungsversuche von wenigen Ausnahmen abgesehen nicht für die ambulante Versorgung geöffnet. Die Patienten können zwischen den Krankenhäusern frei wählen.

Zuständige Behörde im Internet

Bundesministerium für Gesundheit: www.bmg.bund.de

Spitzenverband Bund der Krankenkassen (GKV-Spitzenverband): https://www.gkv-spitzenverband.de

Einführende Literatur

Busse, Reinhard/Riesberg, Annette, 2005: Gesundheitssysteme im Wandel: Deutschland, Kopenhagen: European Observatory on Health Systems and Policies (www.euro.who.int/document/e85472g.pdf)

Niehoff, Jens-Uwe, 2008: Gesundheitssicherung – Gesundheitsversorgung – Gesundheitsmanagement. Grundlagen, Ziele, Aufgaben, Perspektiven, Berlin: MWV

Simon, Michael, 2008: Das Gesundheitssystem in Deutschland. Eine Einführung in Struktur und Funktionsweise, 2., vollst. überarb. Auflage, Bern: Verlag Hans Huber

2.4.2 Österreich

Grundstruktur

Österreichs Gesundheitswesen beruht auf einem 1888/1889 eingeführten Sozialversicherungssystem, dessen Deckungsgrad ähnlich wie in Deutschland Zug um Zug ausgeweitet wurde und das mittlerweile – anders als in Deutschland – fast die gesamte Bevölkerung umfasst. Mit wenigen Ausnahmen sind heute alle Einwohner Österreichs durch Zugehörigkeit zu einem der 21 Krankenversicherungsträger krankenversichert. Die Zugehörigkeit basiert dabei primär auf dem beruflichen Status, denn die Krankenkassen sind nach Berufsgruppen (Arbeiter, Angestellte, Selbständige, Landwirte, Eisenbahner und Bergleute, Beamte) regional gegliedert. Größte Träger sind die neun Gebietskrankenkassen in den einzelnen österreichischen Bundesländern für Arbeiter bzw. Angestellte. Die Möglichkeit zur freien Kassenwahl besteht nicht. Die Versicherten werden vielmehr ihrem Status und Wohnort entsprechend zugeordnet. Abhängig Beschäftigte, Rentner, Arbeitslose und Studierende sind obligatorisch versichert. Geringfügig Beschäftigte können sich freiwillig versichern, während Freiberufler sich seit dem Jahr 2000 gegen Nachweis einer anderweitigen Absicherung von der Versicherungspflicht des gesetzlichen Systems befreien lassen können. Kinder, nicht erwerbstätige Ehepartner mit Kinderbetreuungsaufgaben sowie schwer pflegebedürftige Haushaltsmitglieder sind beitragsfrei mitversichert.

Finanzierung

Die Finanzierung des Gesundheitswesens erfolgt dominant im Umlageverfahren über paritätisch aufgebrachte, einkommensabhängige und auf Bundesebene zentral festgelegte Versicherungsbeiträge (im Jahr 2008: 7,65 %), die durch Beitragsbemessungsgrenzen nach oben limitiert sind (im Jahr 2008 monatlich: 3.930 Euro für Arbeiter und Angestellte, 4.585 Euro für Selbständige) und an die jeweilige Kasse fließen. Die Unterschiede in der Beitragshöhe sind auf Differenzen in der Versichertenstruktur und im Leistungsniveau der einzelnen Krankenversicherungsträger zurückzuführen. Der Beitragssatz für Arbeiter und Angestellte ist erst seit dem Jahr 2003 gleich hoch; zuvor galten für Arbeiter höhere Sätze. Bei den abhängig Beschäftigten werden die Beiträge etwa zur Hälfte vom Arbeitgeber übernommen.

Bei nahezu allen Leistungen der Krankenversicherung sind Zuzahlungen vorgesehen, die in den letzten Jahren zudem erhöht wurden. So ist pro verschriebenem Arzneimittel eine Rezeptgebühr in Höhe von 4,45 Euro fällt, und bei stationärer Unterbringung fällt eine (in den Bundesländern variierende) Kostenbeteiligung in Höhe von durchschnittlich 8 Euro pro Tag an. Eine im Jahr 2001 eingeführte Ambulanzgebühr (= Praxisgebühr) wurde im Jahr 2005 u. a. aufgrund des starken Widerstands der Bevölkerung wieder abgeschafft. Sozial Schutzbedürftige und chronisch Kranke sind zum Teil gesetzlich, zum Teil über Richtlinien der einzelnen Krankenversicherungsträger von Zuzahlungen befreit. Insgesamt tragen etwa 12 % der österreichischen Bevölkerung keine Selbstbeteiligungen bzw. Zuzahlungen.

Leistungen

Gesetzlich Krankenversicherte haben bei Bedarf Anspruch auf Sach- und Geldleistungen im Rahmen des gesetzlich definierten Leistungsumfangs. Dieser umfasst die ambulante ärztliche Behandlung, zahnärztliche Behandlung (allerdings ohne festsitzenden Zahnersatz), die psycho-, physio-, ergo- und logotherapeutische Behandlung, Arznei- und Hilfsmittel, medizinische Hauskrankenpflege und Rehabilitation sowie Krankenhausbehandlung und Kuren. Als Geldleistungen werden Krankengeld und Mutterschaftsgeld gewährt. Neben den gesetzlichen Pflichtleistungen erbringen die Krankenversicherungen gemäß ihrer Satzung in unterschiedlichem Maße freiwillige Leistungen, z. B. Präventionsleistungen oder Zuzahlungsbefreiungen.

Organisation der Versorgung

Die Krankenkassen schließen mit den Leistungserbringern – insbesondere mit den Ärzten – vertragliche Vereinbarungen über die Bereitstellung und Honorierung der Leistungen ab. Im ambulanten Sektor haben die Versicherten grundsätzlich die freie Wahl zwischen den niedergelassenen, meist in Einzelpraxis praktizierenden Ärzten und Zahnärzten sowie Krankenhausambulanzen und Ambulatorien. Allerdings stehen nur etwa drei Viertel aller niedergelassenen Ärzte in einem Vertragsverhältnis mit einer oder mehreren Krankenkassen, die übrigen sind als sog. Wahlärzte ohne Vertragsverhältnis tätig. Versicherte, die Wahlärzte konsultieren, erhalten von ihren Krankenkassen nur 80 % des Honorars zurückerstattet, das bei Inanspruchnahme eines Vertragsarztes aufzuwenden gewesen wäre. Wenn keine flächendeckende Versorgung mit Vertragsärzten möglich ist, können die Kassen bei der Konsultation eines Wahlarztes freiwillig 100 % des Vertragsarzthonorars erstatten.

Die stationäre Versorgung liegt in der Verantwortung der Bundesländer. Diese sind nicht nur für die Krankenhausplanung und die Finanzierung der Investitionskosten zuständig, sondern beteiligen sich auch an den Kosten des laufenden Betriebs der sog. Fonds-Krankenanstalten, die im jeweiligen Landeskrankenhausplan aufgeführt sind. Die Auflistung dort erlaubt auch die Versorgung von Krankenversicherten und die Abrechnung mit den Krankenkassen.

Zuständige Behörde im Internet

Bundesministerium für Gesundheit: www.bmg.gv.at

Einführende Literatur

Hofmarcher, Maria M./Rack, Herta, 2001: Gesundheitssysteme im Wandel: Österreich, Kopenhagen: European Observatory on Health Systems and Policies (www.euro.who.int/document/e72072g.pdf)

Tálos, Emmerich/Obinger, Herbert, 2006: Die Krankenversicherung in Österreich – Ein Erfolgsmodell?, in: WSI-Mitteilungen 4/2006, 220–225

2.4.3 Frankreich

Grundstruktur

Frankreich hat sein Gesundheitswesen als Sozialversicherungssystem organisiert. Nachdem im Jahr 2000 eine Versicherungspflicht eingeführt worden war, umfasst die gesetzliche Krankenversicherung dort mittlerweile obligatorisch die gesamte Bevölkerung. Die Mitgliedschaft beruht vorrangig auf dem Kriterium der Erwerbstätigkeit, subsidiär auf dem des Wohnsitzes. Nicht erwerbstätige Familienangehörige sind mitversichert. Eine Versicherungspflichtgrenze – wie in Deutschland – existiert in Frankreich nicht.

Obwohl Frankreich über eine umfassende Versicherungspflicht in der gesetzlichen Krankenversicherung verfügt, kommt den privaten Krankenversicherungen eine beträchtliche Bedeutung zu. Die Privaten versichern komplementär jenen Teil der Leistungen, der durch das öffentliche System nicht abgedeckt wird. Die substitutive Versicherung spielt hingegen praktisch keine Rolle.

Historisch bedingt ist die französische Krankenkassenlandschaft berufsständisch zergliedert. Alle Krankenkassen bieten jedoch einen nahezu identischen Leistungskatalog. Rund 80 % der Franzosen, insbesondere fast alle abhängig Beschäftigten und ihre Angehörigen, sind in der nationalen Krankenkasse für Arbeitnehmer (*Caisse Nationale d'Assurance Maladie des Travailleurs Salariés –* CNAMTS) versichert. Daneben gibt es noch separate Krankenkassen für die in der Landwirtschaft Beschäftigten und für Selbständige sowie Sondersysteme für diverse kleinere Berufsgruppen (Bergleute, Seeleute, Bahnangestellte etc.). Um das Ziel eines universellen Versicherungsschutzes umzusetzen, hat Frankreich zudem im Jahr 2000 für vormals Nichtversicherte und Einkommensschwache eine besondere, staatlich unterstützte Krankenversicherung (*Couverture Maladie Universelle* – CMU) eingeführt, in der rund 8 % der Bevölkerung abgesichert sind.

Finanzierung

Die gesetzliche Krankenversicherung CNAMTS finanziert sich aus sehr unterschiedlichen Quellen: Dominant tragen Sozialversicherungsbeiträge (zu rund 43 %) und eine zweckgebundene, steuerähnliche Abgabe, die sog. *contribution sociale généralisée/maladie* oder CSG (zu rund 33 %) zur Finanzierung bei. Der auf die Bruttolöhne ohne Bemessungsgrenze bezogene, von der Zentralregierung festgesetzte Beitrag zur gesetzlichen Krankenversicherung beläuft sich derzeit auf 13,55 %. Davon tragen die Arbeitgeber 12,80 %, die Arbeitnehmer hingegen nur 0,75 %. Die CSG beträgt zurzeit bei Erwerbseinkünften 5,99 %. Auf Renten fallen 4,35 %, auf Kapitalerträge 7,25 % und auf sonstige Einkünfte auf Vermögen 5,95 % an. Dazu kommt noch ein sog. „Beitrag zur Tilgung der Sozialschuld" in Höhe von 0,5 %, der ebenfalls auf alle Einkünfte erhoben wird und zum Abbau des Defizits der chronisch defizitären Sozialversicherung beitragen soll. Darüber hinaus beteiligt sich der Staat über diverse zweckgebundene Steuern an der Finanzierung. So wird auf Kfz-Versicherungsprämien ein Beitrag von 15 % erhoben, der zur Finanzierung des Gesundheitswesens dient. Gleiches gilt für die Einnahmen aus der Alkoholsteuer, Tabaksteuer, die Steuer auf Werbung für pharmazeutische und medizinische Produkte sowie für einen umsatzabhängigen Beitrag des pharmazeutischen Großhandels. Diese Finanzierungselemente machen rund 10 % der Einnahmen der gesetzlichen Krankenversicherung aus. Die Finanzierung der Sondersysteme weicht zum Teil von den für die CNAMTS berichteten Angaben ab.

Einen erheblichen Anteil an der Finanzierung des französischen Gesundheitswesens machen Zuzahlungen aus; sie überschreiten deutlich den für die deutsche GKV typischen Umfang. So sind bei der ambulanten ärztlichen Behandlung im Regelfall 30 % der Kosten selbst zu tragen; bei Krankenhausbehandlung sind es 20 %. Darüber hinaus sind pro Tag des stationären Aufenthalts pauschal 16 Euro zu entrichten. Bei zahnärztlicher Behandlung und Zahnersatz beläuft sich die Selbstbeteiligung auf 30 %. Die Zuzahlungen bei Arzneimitteln variieren zwischen 0 und 85 %, bei Heil- und Hilfsmitteln zwischen 65 und 100 %. Dazu kommen seit dem Jahr 2004 eine Praxisgebühr in Höhe von 1 Euro pro Konsultation eines niedergelassenen Arztes sowie seit dem Jahr 2008 eine pauschale Gebühr für verschreibungspflichtige Arzneimittel (0,50 Euro pro Medikament). Befreiungen von den prozentualen Zuzahlungen sind für Bezieher von Invaliden- und Arbeitsunfallrenten sowie für Personen mit Niedrigeinkommen vorgesehen. Ermäßigungen gibt es für chronisch Kranke und Kinder. Die meisten Franzosen, die nicht von den Befreiungsregelungen profitieren, kompensieren die Zuzahlungen über Zusatzversicherungen, über die im Jahr 2007 rund 92 % der Bevölkerung verfügten.

Leistungen

Der Leistungsumfang der gesetzlichen Krankenversicherung Frankreichs ist bezogen auf die medizinischen Sachleistungen mit jenem der deutschen GKV vergleichbar – allerdings sind in Frankreich bei den meisten Leistungen deutlich umfangreichere Selbstbeteiligungen erforderlich (s. o.). Im Krankheitsfall gewährt die Sozialversicherung zudem, wie auch die GKV, Krankengeld sowie Mutterschaftsleistungen. Ein weiterer wesentlicher Unterschied besteht darin, dass die Leistungen niedergelassener Ärzte und Zahnärzte sowie Arzneimittel nach dem Kostenerstattungsprinzip erbracht werden; nur im Falle stationärer Versorgung gilt das Sachleistungsprinzip.

Organisation der Versorgung

Die niedergelassenen Ärzte (sowohl Haus- als auch Fachärzte) arbeiten in Frankreich üblicherweise selbständig in privater Praxis, auch wenn die Gemeinschaftspraxis offenbar an Bedeutung gewinnt. In der hausärztlichen Versorgung haben die Versicherten die freie Arztwahl. Die Gatekeeper-Funktion der Hausärzte wird insofern durch gesetzliche Vorgaben gesteuert, als die Praxisgebühr des Facharztes geringer ausfällt, wenn die Konsultation Ergebnis einer Überweisung durch den Hausarzt war (1 Euro statt 5 Euro). Nimmt man die höhere Gebühr in Kauf, ist der direkte Weg zum niedergelassenen Facharzt problemlos möglich.

Im stationären Sektor verfügt Frankreich über eine plurale Trägerstruktur: Rund ein Viertel aller Krankenhäuser mit rund zwei Dritteln aller Betten ist dem öffentlichen Sektor zuzurechnen; diese befinden sich vor allem in Trägerschaft der Kommunen. Daneben gibt es mit jeweils ähnlich großen Anteilen freigemeinnützige und privatgewerbliche Krankenhäuser. Die Patienten können frei zwischen den Krankenhäusern wählen.

Zuständige Behörden im Internet

Ministerium für Gesundheit, Jugend und Sport: www.sante.gouv.fr

Nationale Krankenversicherungskasse: www.ameli.fr

Einführende Literatur

Sandier, Simone/Paris, Valerie/Polton, Dominique, 2004: Health Systems in Transition: France, Kopenhagen: European Observatory on Health Systems and Policies (www.euro.who.int/document/e83126.pdf)

2.4.4 Belgien

Grundstruktur

Belgiens Sozialstaat beruht auf dem Sozialversicherungsprinzip. Die Gesundheitsversorgung wird deshalb durch eine dem Umlageverfahren folgende, beitragsfinanzierte soziale Krankenversicherung dominiert. Dabei greift eine faktisch nahezu die gesamte Bevölkerung umfassende Versicherungspflicht; wirtschaftlich abhängige Angehörige sind beitragsfrei mitversichert. Die Belgier können frei zwischen 6 verschiedenen Krankenkassenarten wählen, die kirchliche oder weltanschauliche Wurzeln haben oder sich am beruflichen Status orientieren. Darüber hinaus gibt es eine öffentliche Kasse, die bedürftige Personen ohne sonstigen Krankenversicherungsschutz aufnimmt. Nicht nur der Leistungskatalog, sondern auch der Beitragssatz der verschiedenen Kassen ist identisch, er wird von der Zentralregierung festgelegt. Wettbewerb zwischen den Kassen findet nur im Bereich der Zusatzversicherungen statt (s. u.).

Die Kompetenz für die Sozialversicherung und damit auch die gesetzliche Krankenversicherung fällt dem Zentralstaat zu, obwohl Belgien grundsätzlich durch ein föderales politisches System gekennzeichnet ist. Auf der zentralen Ebene ist das Ausführungsorgan das dem Gesundheitsministerium nachgeordnete Nationale Versicherungsinstitut für Krankheit und Invalidität (*RIZIV-INAMI*), das für die Organisation und das Finanzmanagement der gesetzlichen Krankenversicherung verantwortlich ist.

Der privaten Krankenversicherung, die in Belgien im Wesentlichen auf die Rolle einer Zusatz- und Ergänzungsversicherung für nicht durch die gesetzliche Krankenversicherung getragene Leistungen beschränkt ist, kommt wenig Bedeutung zu, obwohl privater Versicherungsschutz auch von den gesetzlichen Kassen angeboten wird, die hier auch zum Teil in Konkurrenz mit privatgewerblichen Anbietern stehen.

Finanzierung

Zur Finanzierung der belgischen Krankenversicherung tragen die Versicherten, die Arbeitgeber und der Staat bei (vgl. zum Folgenden Föderaler Öffentlicher Dienst Soziale Sicherheit 2008). Der Beitrag von Arbeitnehmern und Arbeitgebern (zusammen im Jahr 2008 37,84 %, davon 13,07 % durch die Arbeitnehmer, 24,77 % durch die Arbeitgeber) ist dabei ein Globalbeitrag, der auch die Risiken Arbeitslosigkeit, Alter, Familienleistungen, Arbeitsunfälle sowie Berufskrankheiten abdeckt. Gleichwohl werden die Beiträge für die einzelnen Sicherungssysteme ausgewiesen: Die Versicherten (Arbeitnehmer, Selbständige und Rentner) entrichten derzeit einen Beitragssatz in Höhe von 3,55 % zur Finanzierung der Sachleistungen der Krankenversicherung; die Arbeitgeber tragen dazu mit 3,8 % bei. Für Krankengeld und Invaliditätsrenten fallen bei abhängig Beschäftigten und Selbständigen weitere 1,15 % an; die Arbeitgeber tragen 2,2 %. Das Mutterschaftsgeld wird ausschließlich von den Arbeitgebern finanziert. Sie entrichten hierfür zusätzlich einen Beitragssatz von 0,15 %. Bemessungsgrundlage bei abhängig Beschäftigten ist der gesamte Bruttolohn ohne Beitragsbemessungsgrenze.

Der Staat beteiligt sich an der Finanzierung mit Steuergeldern, die aus verschiedenen Quellen stammen und deckt mit seinen Zuschüssen dabei das meist vorhandene Defizit zwischen Beitragseinnahmen und Ausgaben der Krankenversicherung ab. Die Mittel des Staates stammen dabei aus der Besteuerung der Kfz-Versicherungsbeiträge und der Beiträge zu privaten Krankenversicherungen sowie aus einer Abgabe der pharmazeutischen Industrie, die durch einen Aufschlag auf bestimmte Arzneimittel und auf den in Belgien erzielten Arzneimittelumsatz finanziert wird.

Ein nicht unbeträchtlicher Teil der Gesundheitsausgaben Belgiens wird durch relativ hohe Selbstbeteiligungen finanziert. So tragen die Versicherten i. d. R. bei der Behandlung durch einen niedergelassenen Arzt 25 % der Kosten selbst. Für Arzneimittel fallen nur dann keine Eigenbeteiligungen an, wenn sie der Bekämpfung langer und schwerer Krankheiten dienen. Bei allen anderen Medikamenten müssen – abgestuft nach ihrer medizinischen Wirksamkeit – mindestens 25 %, zum Teil jedoch auch 50 oder mehr Prozent der Kosten selbst übernommen werden. Bei stationärer Behandlung ist die Zuzahlung abhängig von der Behandlungsdauer; sie fällt ohne zeitliche Befristung an und ist deutlich höher als in der deutschen GKV (im Regelfall kommen zu einem Pauschalbeitrag von 27,27 Euro für den ersten Behandlungstag 40,86 Euro, danach unbefristet für jeden weiteren Tag 13,59 Euro hinzu). Für Rentner, Behinderte und Bezieher niedriger Einkommen fällt die Selbstbeteiligung jeweils geringer aus. Um übermäßige finanzielle Belastungen zu verhindern, gibt es Obergrenzen für die in einem Jahr pro Haushalt fälligen Zuzahlungen, die sich am Haushaltseinkommen orientieren.

Leistungen

Der Leistungsumfang der belgischen gesetzlichen Krankenversicherung ist ähnlich umfassend wie jener der deutschen GKV; gewährt werden auch Kranken- und Mutterschaftsgeld. Grundsätzlich gilt auch in Belgien das Sachleistungsprinzip. Bei der Behandlung durch niedergelassene Ärzte müssen jedoch die Kosten vorgestreckt werden; sie können anschließend zum Teil von der gesetzlichen Krankenversicherung zurückerstattet werden. Bis zum Jahresende 2007 wurden Unterschiede zwischen Selbständigen und abhängig Beschäftigten gemacht: Die obligatorische Krankenversicherung der Selbständigen deckte nur sog. große Risiken ab (vor allem kostenintensive fachärztliche Behandlungen), während jene der abhängig Beschäftigten, Rentner, Arbeitslosen etc. darüber hinaus u. a. auch die Kosten der Behandlung durch einen niedergelassenen Allgemeinarzt bzw. Zahnarzt umfasste. Selbständige konnten dieser umfassenderen Absicherung freiwillig gegen Entrichtung eines Zusatzbeitrags beitreten. Mit dem Jahr 2008 wurden auch die Selbständigen in den obligatorischen Schutz der umfassenden Versicherung einbezogen.

Organisation der Versorgung

Die Versorgung durch niedergelassene Ärzte erfolgt in Belgien meist in freien Einzelpraxen; die Zahl der Gemeinschaftspraxen nimmt allerdings zu. Sowohl in der hausärztlichen wie in der fachärztlichen Versorgung haben die Versicherten freie Arztwahl. Der Hausarzt fungiert dabei nicht als Gatekeeper. Die Versicherten können vielmehr auch direkt zu einem niedergelassenen Facharzt oder zur ambulanten fachärztlichen Versorgung ins Krankenhaus gehen.

Die Mehrzahl der belgischen Krankenhäuser (rund 70 %) befindet sich in privater, nicht gewinn-orientierter Trägerschaft. Die meisten Krankenhäuser werden von kirchlichen Wohlfahrtsverbänden, der Rest von Universitäten oder Krankenkassen getragen. Die übrigen Krankenhäuser sind öffentliche Kliniken, meist in kommunaler Trägerschaft. Patienten können das Krankenhaus frei wählen; sie können sich auch direkt zur ambulanten fachärztlichen Behandlung ins Krankenhaus begeben.

Zuständige Behörden im Internet

Föderaler Öffentlicher Dienst Soziale Sicherheit (= Bundesministerium): www.socialsecurity.fgov.be

Nationales Versicherungsinstitut für Krankheit und Invalidität: www.inami.fgov.be

Einführende Literatur

Corens, Dirk, 2007: Health Systems in Transition: Belgium, Kopenhagen: European Observatory on Health Systems and Policies (www.euro.who.int/document/E90059.pdf)

Föderaler Öffentlicher Dienst Soziale Sicherheit, 2008: Alles was Sie schon immer über die Soziale Sicherheit wissen wollten, Brüssel: Eigenverlag (www.socialsecurity.fgov.be/docs/de/alwa2008_de.pdf)

2.4.5 Luxemburg

Grundstruktur

Luxemburgs Gesundheitswesen wird im Wesentlichen über eine gesetzliche Krankenversicherung organisiert, die den Prinzipien einer Sozialversicherung folgt. Die gesetzliche Krankenversicherung ist in neun Krankenkassen gegliedert, die nach Berufsgruppen differenzieren. Obligatorisch versichert sind alle abhängig Beschäftigten und Selbständigen sowie Rentner und andere Empfänger von Sozialleistungen. Nicht erwerbstätige Ehepartner und Kinder sind mitversichert. Für nicht der Versicherungspflicht unterliegende Personen ist eine freiwillige Versicherung möglich. Damit ist nahezu die gesamte Bevölkerung in die gesetzliche Krankenversicherung einbezogen.

Finanzierung

Die gesetzliche Krankenversicherung finanziert sich zu knapp zwei Dritteln über Sozialversicherungsbeiträge. Der Beitragssatz wird dabei zentral von der Vereinigung der Krankenkassen (*Union des caisses de maladie*) festgelegt und ist für alle Kassen gleich. Der Beitragssatz für medizinische Sachleistungen belief sich im Jahr 2008 auf 5,4 %. Er wird paritätisch von Arbeitgebern und Arbeitnehmern getragen und bis zur Beitragsbemessungsgrenze von 7.517 Euro im Monat erhoben. Für Geldleistungen im Krankheitsfall und bei Mutterschaft ist ein ebenfalls paritätisch finanzierter Beitrag fällig. Dieser Beitragssatz belief sich für Arbeiter auf 4,7 % bei einer Beitragsbemessungsgrenze von 7.851 Euro im Monat. Angestellte müssen einen deutlich geringeren Beitragssatz entrichten, weil sie gegenüber ihrem Arbeitgeber einen bis zu vier Monate langen Anspruch auf Entgeltfortzahlung haben. Der Staat trägt etwas mehr als ein Drittel (37 %) der auf die Sachleistungen entfallenden Ausgaben und übernimmt die Sachleistungen bei Mutterschaft im Regelfall in voller Höhe. Außerdem beteiligt er sich an den Geldleistungen bei Krankheit und Mutterschaft.

Patienten werden in Luxemburg mit durchaus spürbaren Zuzahlungen und Selbstbehalten belastet. So greift im Falle der Behandlung durch einen niedergelassenen Arzt eine Selbstbeteiligung von 20 % der Kosten für den ersten Arztkontakt innerhalb eines Zeitraums von 28 Tagen und von 10 % bei weiteren Konsultationen. Diese Selbstbeteiligung darf im Laufe eines Jahres allerdings 2,5 % des beitragspflichtigen Jahreseinkommens nicht überschreiten. Bei stationärer Behandlung fällt eine Selbstbeteiligung an den Verpflegungskosten in Höhe von rund 12 Euro pro Tag für die ersten 30 Behandlungstage an; Ausnahmen oder Ermäßigungen sind hier nicht vorgesehen. Zahnärztliche Leistungen werden bis zu einem Betrag in Höhe von 44,85 Euro voll, darüber hinaus zu 95 % übernommen. Die Kosten von Zahnersatz werden bei Teilnahme an regelmäßigen Vorsorgeuntersuchungen voll, ansonsten nur zu 20 % getragen. Bei Arzneimitteln fällt im Regelfall eine Selbstbeteiligung von 20 % der Kosten an. Es gibt aber auch Medikamente, die voll erstattet werden sowie Medikamente mit einem reduzierten Erstattungssatz von nur 40 %.

Leistungen

Die Leistungen der gesetzlichen Krankenversicherung Luxemburgs werden nach dem Kostenerstattungsprinzip gewährt. Das Leistungspaket ist bei allen neun Krankenkassen identisch; es ist vergleichsweise umfänglich und entspricht etwa jenem der deutschen GKV. Die gesetzliche Krankenversicherung gewährt zudem Kranken- und Mutterschaftsgeld; beide Geldleistungen werden in der Höhe des Einkommens bezahlt, das der Versicherte auch bei Fortsetzung der Arbeit erzielt hätte.

Organisation der Versorgung

Die hausärztliche Versorgung wird vor allem durch niedergelassene Hausärzte in eigener Einzelpraxis sichergestellt. Es besteht freie Arztwahl. Die Versicherten können zudem auch ohne Überweisung des Hausarztes ambulant tätige Fachärzte aufsuchen. Die Krankenhäuser werden von Kommunen oder Wohlfahrtsverbänden getragen; die Versicherten können zwischen diesen frei wählen.

Zuständige Behörde im Internet

Ministerium für Gesundheit, Gemeinwohl und Sport: www.mss.public.lu

Einführende Literatur

WHO Regional Office for Europe, 2006: Highlights on health: Luxembourg, Kopenhagen: WHO (www.euro.who.int/document/e88551.pdf)

2.4.6 Japan

Grundstruktur

Japans Gesundheitswesen beruht auf einem Sozialversicherungssystem, das die gesamte Bevölkerung umfasst (vgl. National Institute of Population and Social Security Research 2007, Fukawa 2007). Die obligatorische gesetzliche Krankenversicherung ist allerdings stark fragmentiert. Größtes System ist die *betriebliche Krankenversicherung*, in der alle Arbeitnehmer versichert sind, die in Betrieben mit fünf und mehr Beschäftigten arbeiten. Dieses System sichert rd. 52 % der Bevölkerung ab. Auch hier wird weiter differenziert: Unternehmen mit mehr als 700 Beschäftigten haben eigene Betriebskrankenkassen, in denen ihre Beschäftigten sowie deren Familienangehörige (letztere beitragsfrei) pflichtversichert sind. Im Jahr 2006 existierten knapp 1.600 entsprechende Krankenkassen. Beschäftigte in kleineren Unternehmen sowie ihre Familienangehörigen sind hingegen in der großen *staatlichen Pflichtversicherung für Arbeitnehmer* versichert.

Für fast alle anderen Personengruppen, insbesondere Arbeitnehmer in Unternehmen mit weniger als fünf Beschäftigten, Selbständige, Landwirte, Studenten, Arbeitslose und Rentner, ist grundsätzlich die *nationale Krankenversicherung* zuständig, die rd. 41 % der Bevölkerung erfasst (Stand: 2006). Sie ist in Krankenkassen auf lokaler Ebene (rund 2.500 sog. Gemeindekrankenkassen) und 166 regionale Krankenkassen gegliedert. Eine beitragsfreie Mitversicherung von Familienangehörigen ist bei dieser Versicherungsart nicht möglich.

Für Staatsbedienstete und einige weitere Personengruppen (Seefahrer, Lehrer an Privatschulen) gibt es zudem ebenfalls besondere Krankenkassen. Die Mitgliedschaft bei einer der genannten Kassen ergibt sich durch das Beschäftigungsverhältnis bzw. den Wohnort. Die Möglichkeit der freien Kassenwahl existiert in Japan daher nicht.

Finanzierung

Die gesetzlichen Krankenversicherungen finanzieren sich über Sozialversicherungsbeiträge und staatliche Zuschüsse. Die Beiträge der *betrieblichen Krankenversicherung* werden zu gleichen Teilen von Arbeitgeber und Arbeitnehmer getragen. Erfasst wird das gesamte Erwerbseinkommen, die Beitragsbemessungsgrenze liegt bei umgerechnet rd. 7.840 Euro/Monat. Der Beitragssatz der *staatlichen Pflichtversicherung für Arbeitnehmer* belief sich dabei im Jahr 2007 auf 8,2 %. Die *Betriebskrankenkassen* der größeren Unternehmen variieren zwischen 6,6 % und 9,1 %; im Durchschnitt sind sie geringfügig niedriger als in der staatlichen Pflichtversicherung für Arbeitnehmer. Zuschüsse aus dem Staatshaushalt tragen 13 % der Leistungsausgaben dieses Systems sowie sämtliche Verwaltungskosten der staatlichen Pflichtversicherung; zudem beteiligt sich der Staat an den Verwaltungskosten der Betriebskrankenkassen.

Die Beiträge der *nationalen Krankenversicherung* werden von den Kommunen als Träger der jeweiligen Krankenkasse festgelegt. Sie variieren erheblich und berücksichtigen neben dem Einkommen auch das Vermögen und die Zahl der Haushaltsmitglieder. Rund 50 % der Ausgaben dieses Systems werden durch staatliche Subventionen getragen. Dabei stammen 45 % vom Zentralstaat, den Rest tragen die Bezirksregierungen bei. In der nationalen Krankenversicherung gibt es keinen Arbeitgeberbeitrag. Für Personen mit niedrigen Einkommen gibt es spürbare Beitragsnachlässe.

In Japan kommt Zuzahlungen eine deutlich höhere Bedeutung zu als in Deutschland: Bei der Behandlung durch einen niedergelassenen Arzt oder bei einer Krankenhausbehandlung tragen die Versicherten einen Eigenanteil von 30 % der Behandlungskosten. Im Krankenhaus müssen zudem die Unterbringungskosten selbst getragen werden. Die Selbstbeteiligung darf monatlich 450 Euro nicht überschreiten (Stand: 2006; vereinfacht dargestellt, der konkrete Betrag hängt von der Einkommenssituation und der Haushaltsgröße ab). Für kleine Kinder unter 3 Jahren sowie ältere Menschen gelten niedrigere Zuzahlungssätze (20 bzw. 10 %). Auch für Geringverdiener und chronisch Kranke gibt es Sonderregelungen, die zu niedrigeren finanziellen Belastungen führen. Darüber hinaus sind bei der Verschreibung von Arzneimitteln Zuzahlungen zu entrichten, deren Höhe von der Zahl der verordneten Medikamente sowie davon abhängt, ob diese eingenommen oder äußerlich angewendet werden.

Leistungen

Die Leistungsgewährung folgt wie in der deutschen GKV dem Sachleistungsprinzip. Darüber hinaus werden Krankengeld und Mutterschaftsleistungen gewährt. Im Vergleich zum Leistungskatalog der GKV fallen die Sachleistungen der japanischen Krankenversicherungen weniger umfangreich aus: Es werden keine Präventionsleistungen übernommen, Hilfsmittel und psychotherapeutische Behandlung durch nicht-ärztliche Psychotherapeuten sind nicht im Leistungskatalog enthalten, und einige Leistungen der Geburtshilfe (z. B. Inanspruchnahme einer Hebamme) sind auf Frühgeburten beschränkt.

Organisation der Versorgung

Das japanische Gesundheitssystem sieht im Krankheitsfall eine freie Arztwahl sowohl in der ambulanten hausärztlichen wie auch in der fachärztlichen Versorgung vor. Voraussetzung ist, dass frei praktizierende niedergelassene Ärzte über eine Zulassung verfügen. Viele niedergelassene Ärzte arbeiten im Auftrag von bzw. in Anstellung bei den verschiedenen Krankenkassen. Einige niedergelassene Ärzte haben ihre Praxen faktisch zu Privatkliniken ausgeweitet, um so mit den Krankenhäusern konkurrieren zu können.

Auch die Wahl des Krankenhauses ist frei. Diese können in Anspruch genommen werden, wenn sie vom Gesundheitsministerium zugelassen wurden bzw. im Auftrag einer Krankenkasse arbeiten oder von dieser getragen werden. Die Krankenhäuser sind für die ambulante Versorgung geöffnet und stehen so in direkter Konkurrenz zu den niedergelassenen Ärzten.

Zuständige Behörden im Internet:

Ministerium für Gesundheit, Arbeit und Wohlfahrt: www.mhlw.go.jp

Sozialversicherungsbehörde: www.sia.go.jp

Einführende Literatur

National Institute of Population and Social Security Research, 2007:
Social Security in Japan, Tokio
(http://www.ipss.go.jp/s-info/e/Jasos2007/SS2007.pdf)

2.5 Versicherungssysteme mit Kopfpauschalen

Zwei Länder Westeuropas haben ihr Gesundheitswesen zwar in Form obligatorischer Versicherungssysteme organisiert, aber darauf verzichtet, diese als Sozialversicherung auszugestalten: Sowohl in der Schweiz als auch in der Niederlande ist der Krankheitsfall über eine allgemeine Versicherungspflicht abgesichert. Die Finanzierung erfolgt jedoch über Kopfpauschalen und damit einkommensunabhängig. Personen, die die Pauschale nicht vollständig oder gar nicht selbst tragen können, erhalten steuerfinanzierte Zuschüsse. Während sich also die Finanzierung in diesen Ländern von jener der Sozialversicherungssysteme unterscheidet, ist die Leistungserbringung ähnlich strukturiert: Sie erfolgt über einen Mix von Anbietern, in dem neben den öffentlichen Trägern auch freigemeinnützige und privatgewerbliche Leistungserbringer eine Rolle spielen.

2.5.1 Schweiz

Grundstruktur

Die Schweiz verfügt erst seit 1996 über eine die gesamte Bevölkerung umfassende Pflichtversicherung für den Krankheitsfall (die sog. obligatorische Krankenpflegeversicherung – OKP). Die Versicherten haben innerhalb ihres Kantons die freie Wahl zwischen den dort angebotenen, privatrechtlich organisierten Versicherungen. Für diese insgesamt (schweizweit) 94 Versicherungen besteht andererseits Kontrahierungszwang ohne Berücksichtigung des individuellen Gesundheitszustandes.

Finanzierung

Die Finanzierung erfolgt im Umlageverfahren über Kopfpauschalen der Versicherten, die zwischen Kindern, jungen Erwachsenen und Erwachsenen differenzieren und zwischen den Kantonen und Versicherungen zum Teil erheblich variieren. Diese Varianz ist insbesondere auf das zwar existierende, aber – jedenfalls aus deutscher Sicht – eher unzureichende Risikoausgleichssystem zwischen den Versicherungen zurückzuführen: Beim Ausgleich werden nur die Faktoren Alter und Geschlecht berücksichtigt, und der Ausgleich bleibt auf die Versicherungen bzw. Versicherten innerhalb eines Kantons beschränkt.

Die Prämien werden ausschließlich von den Versicherten entrichtet, eine Beteiligung der Arbeitgeber existiert nicht. Für sozial Schwache zahlen die Kantone Zuschüsse, die sog. Prämienverbilligung, bei der allerdings Selbstbeteiligungen und Zusatzversicherungen unberücksichtigt bleiben. Darüber hinaus sieht die Schweizer Krankenversicherung eine Selbstbeteiligung vor, die in den letzten Jahren erheblich ausgebaut worden ist, um die Ausgaben der OKP im Zaum zu halten. Obligatorisch haben erwachsene Versicherte nun zunächst sämtliche Krankheitskosten bis zur Höhe von 300 Franken selbst zu bezahlen, die OKP trägt nur die darüber hinausreichenden Kosten. Von diesen müssen die Versicherten aber wiederum jeweils 10 % selbst übernehmen, beschränkt auf ein Maximum von 700 Franken. Die Selbstbeteiligung kann also bis zu 1.000 Franken im Jahr betragen. Versicherte können zudem eine höhere Selbstbeteiligung wählen, um so eine niedrigere Prämie zu entrichten (hierfür haben sich zuletzt rd. 50 % aller Versicherten entschieden).

Das Schweizer Gesundheitssystem, ohnehin eines der teuersten der Welt (vgl. Kap. 3), ist durch eine starke Kostendynamik geprägt. So sind die von den Versicherten durchschnittlich zu tragenden Prämien zwischen 1996 und 2008 von monatlich 173 Franken auf 315 Franken gestiegen. Unter anderem aus diesem Grund sind etwa 30 % aller Versicherten bzw. knapp 40 % aller Haushalte auf die steuerfinanzierte staatliche Prämienverbilligung angewiesen. Diese hat allerdings mit den steigenden Prämien nicht Schritt gehalten, weil sich die Kantone aus Kostengründen zum Teil aus der Mitfinanzierung zurückgezogen haben. Weil die Belastung durch Prämienzahlungen daher vor allem für Familien in den letzten Jahren deutlich zugenommen hat, hat der Schweizer Zentralstaat zuletzt eine Prämienhalbierung für Familien mit geringem Einkommen eingeführt.

Leistungen

Der Leistungskatalog der OKP ist gesetzlich verbindlich vorgegeben, aber im Vergleich zum Leistungsumfang der deutschen GKV deutlich reduziert. Insbesondere werden Kosten einer zahnmedizinischen Behandlung nicht übernommen; auch Krankengeld ist nicht im Leistungskatalog vorgesehen. Beides muss daher, falls gewünscht, ergänzend privat abgesichert werden.

Organisation der Versorgung

Die ambulante medizinische Versorgung erfolgt in der Schweiz, ähnlich wie in Deutschland, überwiegend durch niedergelassene Allgemein- und Fachärzte, zumeist in Einzelpraxen. Es gilt grundsätzlich das Prinzip der freien Arztwahl. Deutlich früher als in Deutschland wurde in der Schweiz allerdings die Möglichkeit eingeführt, dass sich Versicherte in HMOs (hier: Leistungserbringung über Gruppenpraxen von Allgemein- und Fachärzten) oder in einem

Hausarztsystem einschreiben. Im Jahr 2005 waren ca. 10 % der erwachsenen Schweizer in solchen mit Prämienrabatten versehenen Versorgungsmodellen eingeschrieben, in denen sie auf die freie Arztwahl verzichten. Die stationäre Versorgung wird von den Kantonen organisiert, die für die Krankenhausplanung zuständig und auch selbst Träger vieler Kliniken sind. Die Kantone finanzieren zudem die Investitionskosten sowie 50 % der Betriebskosten.

Zuständige Behörde im Internet

Bundesamt für Gesundheit: www.bag.admin.ch

Einführende Literatur

European Observatory on Health Systems and Policies, 2000: Health Care Systems in Transition: Switzerland, Kopenhagen: European Observatory (www.euro.who.int/document/e68670.pdf)

2.5.2 Niederlande

Grundstruktur

Das niederländische Gesundheitssystem sah lange Zeit eine Zweiteilung der Versicherungspflicht vor, die verschiedene Personenkreise obligatorisch entweder einem als Sozialversicherung organisierten Krankenkassensystem oder aber einer privaten Krankenversicherung zuwies. Die Abgrenzung und Zuordnung orientierte sich dabei insbesondere am Einkommen: Bis zum Jahr 2005 – im letzten Jahr vor einer grundlegenden Reform des niederländischen Gesundheitswesens – wurden Arbeitnehmer mit Einkünften unter 33.000 Euro im Jahr und einige andere Personengruppen obligatorisch in den 40 gesetzlichen Krankenkassen versichert; Rentner konnten sich dort freiwillig versichern. Arbeitnehmer mit höheren Einkommen und Selbständige hingegen mussten sich in einer der 47 privaten Krankenversicherungen absichern. Vor der Gesundheitsreform des Jahres 2006 waren somit rund 63 % der Bevölkerung in der als Sozialversicherung organisierten gesetzlichen Krankenversicherung und rund 32 % obligatorisch privat versichert. Der Rest der Bevölkerung war über Sondersysteme abgesichert. In der gesetzlichen Krankenversicherung galt das Sachleistungs-, in der privaten Krankenversicherung das Kostenerstattungsprinzip.

Finanzierung

Die Sozialversicherung finanzierte sich über einkommensabhängige Beiträge und Zuweisungen aus Steuermitteln, in der privaten Krankenversicherung variierten die Prämien abhängig vom Alter, Geschlecht und Gesundheitsstatus bei Versicherungsbeginn. Allerdings mussten die Versicherungsunternehmen für Rentner seit dem Jahr 1998 eine Standardversicherung anbieten, deren Prämie 152 Euro im Monat nicht übersteigen durfte und durch alle anderen privat Versicherten subventioniert wurde.

Mit der zum 1. Januar 2006 umgesetzten Krankenversicherungsreform hat die Niederlande von dieser Trennung Abstand genommen und einen einheitlichen Krankenversicherungsmarkt mit Versicherungspflicht für die gesamte Bevölkerung eingeführt. Dieser Reform war ein mehr als zwei Jahrzehnte andauernder Konvergenzprozess zwischen gesetzlicher und privater Krankenversicherung vorausgegangen, in dem die gesetzliche Krankenversicherung zunehmend wettbewerbliche Elemente (z. B. landesweite Öffnung der ehemaligen Regionalkassen, Einführung einer kleinen, den einkommensproportionalen Beitrag ergänzenden Kopfpauschale) und die private Krankenversicherung zunehmend Sozialversicherungselemente aufgenommen hatte (Angebot des o. g. Standardtarifs; bereits seit 1986 floss zudem aufgrund der unterschiedlichen, die private Krankenversicherung begünstigenden Risikostruktur ein Solidarbeitrag an die gesetzliche Krankenversicherung). Parallel dazu entwickelte sich eine enge Zusammenarbeit zwischen beiden Versicherungsarten, die bis zu Zusammenschlüssen gesetzlicher und privater Kassen reichte. Letzteres wurde dadurch begünstigt, dass die gesetzlichen Kassen in den Niederlanden traditionell privatrechtlich, als Versicherungsvereine auf Gegenseitigkeit, organisiert waren.

Zum Stichtag 1. Januar 2006 hat die Niederlande die Finanzierung ihres Gesundheitswesens umgestellt (vgl. zur Gesundheitsreform 2006 und ihren ersten Folgen z. B. Agasi 2008, Maarse/Bartholomée 2008). Seither besteht nur noch eine Versicherungspflicht für die gesamte Bevölkerung. Alle Einwohner können jedoch frei zwischen allen Krankenversicherungen – also sowohl zwischen den vormals gesetzlichen als auch den vormals privaten Krankenkassen – wählen und diese auch jährlich wechseln (im ersten Jahr der Reform wechselten rund 18 % der Niederländer ihre Versicherung, in den beiden Folgejahre jedoch nur noch 4,4 bzw. 3,5 %). Sie müssen sich obligatorisch in der Basisversicherung absichern, deren Leistungsniveau bei allen Versicherungen identisch ist. Alle Krankenkassen sind privatrechtlich gleichartig organisiert, müssen sich jedoch der staatlichen Regulierung und Aufsicht unterziehen. Die Versicherungen unterliegen bzgl. der Basisversicherung zudem dem Kontrahierungszwang, müssen also jede Person, die dies will, aufnehmen. Kinder unter 18 Jahren sind beitragsfrei mitversichert. Alle Versicherten können zwischen Sachleistungs- und Kostenerstattungsprinzip oder Mischformen wählen. Rund 60 % aller Niederländer haben die Basisversicherung über einen Gruppenversicherungsvertrag abgeschlossen, zwei Drittel davon über ihren Arbeitgeber.

Die Finanzierung der Krankenversicherung erfolgt nun hälftig über eine im Vergleich zur früheren „kleinen Kopfpauschale" deutlich erhöhte Pauschalprämie und hälftig über einkommensabhängige, vom Arbeitgeber getragene Beiträge. Konkret: Unabhängig vom Einkommen zahlen alle Einwohner ab dem 18. Lebensjahr eine Pauschalprämie, die von Versicherung zu Versicherung variiert, aber innerhalb einer Versicherung für alle dort Versicherten identisch ist. Alter, Geschlecht oder Krankheitsrisiko spielen also bei der Prämienhöhe keine Rolle. Die durchschnittlich zu entrichtende Prämie belief sich im Jahr 2008 – bereinigt um Ent- und Belastungseffekte aus einer zunächst obligatorischen, zum 1. Januar 2008 jedoch wieder abgeschafften Beitragsrückerstattung – auf 1.057 Euro (2006: 939 Euro, 2007: 1.012 Euro). Die Prämie variiert spürbar zwischen den Versicherungen: Der Abstand zwischen höchster und niedrigster Prämie lag im Jahr 2008 bei 265 Euro/Jahr.

Zur Prämienfinanzierung kommen erhebliche Steuermittel hinzu: Die Gesundheitskosten der Kinder und Jugendlichen werden komplett vom Staat finanziert. Damit sich auch Personen mit niedrigem Einkommen einen bezahlbaren Versicherungsschutz leisten können, wird zudem unterhalb einer bestimmten Einkommensschwelle auf Antrag ein steuerfinanzierter Krankenkassenzuschuss vom Finanzamt gewährt, der allerdings nur einen Teil des Beitrags deckt. Er fällt umso höher aus, je niedriger das Einkommen ist. Im Jahr 2009 haben Einzelpersonen einen Anspruch auf einen Zuschuss von maximal 58 Euro monatlich, wenn ihr Einkommen unterhalb von 32.502 Euro im Jahr liegt (bei Verheirateten: maximal 122 Euro monatlich für Einkommen unterhalb von jährlich 47.880 Euro).

Der einkommensabhängige Beitragssatz, der bei abhängig Beschäftigten vom Arbeitgeber zu tragen ist, ist laut Gesetz so festzulegen, dass die daraus resultierenden Beitragseinnahmen den Beitragseinnahmen aus den nominalen Versicherungsprämien plus Eigenanteil der Versicherten entsprechen. In den Jahren 2006 und 2007 lag dieser Beitragssatz bei jeweils 6,5 %; im Jahr 2008 wurde er auf 7,2 % angehoben. Der Beitrag wird bis zu einer Bemessungsgrenze erhoben, die sich im Jahr 2008 auf 31.231 Euro belief. Für Selbständige fällt der Beitrag niedriger aus. Das Krankengeld wird durch Arbeitgeber- und Arbeitnehmerbeiträge über verschiedene Fonds im Rahmen der Sozialversicherung finanziert.

Obligatorische Zuzahlungen und Selbstbehalte fallen in den Niederlanden vergleichsweise gering aus. So greift für Versicherte ab 18 Jahren ein erstmals im Jahr 2008 eingeführter, obligatorischer Selbstbehalt von mittlerweile 155 Euro im Jahr; davon ausgenommen sind allerdings Hausarztbesuche, Geburtshilfe sowie die zahnärztliche Versorgung von Versicherten im Alter bis 22 Jahre (höhere Selbstbehalte sind freiwillig wählbar). Bei Zahnersatz müssen 25 % der Kosten selbst getragen werden. Daneben gibt es noch Selbstbehalte bei bestimmten Heilmitteln.

Leistungen

Der Leistungsumfang der Basisversicherung ist bei allen Versicherungsunternehmen gleich; er umfasst insbesondere die medizinische Versorgung durch Haus- und Fachärzte und im Krankenhaus, Arzneimittel sowie Zahnersatz. Die zahnärztliche Versorgung wird – von Spezialfällen abgesehen – nur für Versicherte bis zum Alter von 22 Jahren gewährt; ältere Versicherte müssen diese selbst bezahlen. Das ist auch der Grund dafür, warum 93 % der Versicherten freiwillige Zusatzversicherungen abgeschlossen haben: Diese übernehmen insbesondere die für Erwachsene nicht in der Basisversicherung enthaltenen zahnärztliche Behandlung. Mutterschaftsgeld wird ebenfalls von der Krankenversicherung gewährt. Arbeitnehmer haben im Krankheitsfall zudem im Regelfall einen Lohnfortzahlungsanspruch von zwei Jahren gegenüber ihrem Arbeitgeber. Fehlt dieser Anspruch, erhalten sie Krankengeld, das nach den Regelungen eines speziellen Krankengeldgesetzes gewährt wird. Die Kosten chronischer, lang andauernder schwerer Krankheiten werden in den Niederlanden nicht durch die Krankenversicherung, sondern wie Pflegeleistungen über eine separate, alle Einwohner erfassende, beitragsfinanzierte Sozialversicherung getragen (Allgemeines Gesetz über außergewöhnliche Krankheitskosten – AWBZ).

Organisation der Versorgung

Die Niederlande haben ein sehr gut entwickeltes Hausarztsystem, in dem die i. d. R. in privater Einzelpraxis niedergelassenen Hausärzte als Gatekeeper fungieren, die Versorgung für ihre Patienten steuern und den Großteil der ambulanten medizinischen Versorgung erledigen. Die Versicherten müssen sich für einen Hausarzt entscheiden. Die Konsultation eines Facharztes setzt die Überweisung durch den Hausarzt voraus. Die fachärztliche Versorgung, auch ambulant, findet im Normalfall in den Krankenhäusern statt. Unter den zugelassenen Krankenhäusern haben die Versicherten die freie Wahl. Die Krankenhäuser sind in den Niederlanden überwiegend (zu mehr als 90 %) in privater, aber nicht gewerblicher Trägerschaft (Träger sind oft Kirchen und Wohlfahrtsverbände). Sie sind für die ambulante fachärztliche Versorgung geöffnet.

>>> *Zuständige Behörden im Internet*

Ministerium für Gesundheit, Gemeinwohl und Sport: www.minvws.nl
Niederländische Aufsichtsbehörde für das Gesundheitswesen: www.nza.nl

Einführende Literatur

Agasi, Susanne, 2008: Die Krankenversicherung in den Niederlanden zwei Jahre nach der Reform. Finanzentwicklung und Markttrends, in: ZSR 54 (2008) 3, S. 279–303

Maarse, Hans/Bartholomée, Yvette, 2008: Course and Impact of Market Reform in Dutch Health Care Uncertain, in: Intereconomics 43 (2008) 4, 189–194

2.6 Freiwillige Privatversicherung und staatliche Fürsorge

Nur ein Land der westlichen Welt kennt noch keine umfassende und obligatorische Absicherung seiner gesamten Bevölkerung für den Krankheitsfall. Deshalb stehen dort nur freiwillige Formen der privaten Absicherung und staatliche Auffangnetze für Rentner und einkommensschwache Personen zur Verfügung.

2.6.1 USA

Grundstruktur

Die USA sind das einzige westliche Land, in dem es bislang keine umfassende staatliche bzw. obligatorische Absicherung für den Krankheitsfall gibt. Mit dem im Jahr 1965 eingeführten *Medicare* existiert nur eine obligatorische gesetzliche Krankenversicherung für ältere Menschen. Das im gleichen Jahr eingeführte Bundesprogramm *Medicaid* sichert hingegen Personen mit geringem Einkommen ab. Auch die große Mehrzahl der nicht von diesen beiden Programmen erfassten Bevölkerung ist allerdings krankenversichert: Im Jahr 2007 verfügten rund zwei Drittel der amerikanischen Bevölkerung (67,5 %) über eine private Krankenversicherung; 59,3 % waren dabei über ein vom Arbeitgeber angebotenes Programm abgesichert, weitere 8,9 % verfügten über eine selbst beschaffte private Versicherung. 27,8 % aller Amerikaner waren über Bundesprogramme gegen Krankheitskosten versichert (davon 13,8 % über *Medicare* und 13,2 % über *Medicaid*). Immerhin 15,3 % bzw. 45,7 Mio. Amerikaner wiesen im Jahr 2007 allerdings keinerlei Krankenversicherungsschutz auf, waren also weder privat noch über die beiden Bundesprogramme *Medicare* und *Medicaid* für den Krankheitsfall abgesichert (vgl. DeNavas-Walt et al. 2008). Ein zentrales Ziel der Obama-Administration ist es daher, mit der vor der Wahl versprochenen Gesundheitsreform hier für zentrale Verbesserungen zu sorgen (vgl. www.healthreform.gov sowie Carey et al. 2009). Die neue Administration stößt bei diesem Reformvorhaben allerdings nicht nur auf starke Lobbyinteressen, sondern muss sich auch damit auseinandersetzen, dass der Anteil der Menschen, die in Befragungen eine staatliche Verantwortung für die Gesundheitsversorgung sehen, in den USA im internationalen Vergleich mit am niedrigsten ist (vgl. Lippl 2008: 23).

Eine bundesstaatliche Absicherung des Einkommensverlustes im Fall von Krankheit oder Mutterschaft gibt es in den USA ebenfalls nicht. Krankengeld und Mutterschaftsgeld werden nur in einigen wenigen Bundesstaaten und hier zum Teil auch nur für bestimmte Personengruppen durch Sozialversicherungen gewährleistet (Rhode Island, Kalifornien, New Jersey, New York, Hawaii). Rund die Hälfte aller Arbeitnehmer – insbesondere Beschäftigte mit höheren Einkommen sowie Staatsbedienstete – erhält im Krankheitsfall allerdings Lohnfortzahlung in unterschiedlicher Höhe und Dauer durch den jeweiligen Arbeitgeber auf Basis freiwilliger Vereinbarungen.

Private Krankenversicherung

Die in den USA am häufigsten vorkommende Form des Krankenversicherungsschutzes ist die – steuerlich geförderte – private Krankenversicherung über den Arbeitgeber. Diese ist allerdings i. d. R. eine freiwillige Sozialleistung (es sei denn, sie ist Element eines Tarifvertrags). Im Jahr 2008 belief sich die durchschnittliche Versicherungsprämie für einen durch den Arbeitgeber organisierten Krankenversicherungsschutz auf rund 4.700 US-Dollar für eine Einzelperson (vgl. dazu und zum Folgenden Kaiser Family Foundation/Health Research and Educational Trust 2008). Der Kostenanstieg in diesem System ist erheblich: Seit 1999 haben sich die Durchschnittsprämien mehr als verdoppelt (die Prämie für eine Einzelperson belief sich im Jahr 1999 noch auf 2.196 US-Dollar).

Die Finanzierung teilen sich Arbeitgeber und Arbeitnehmer; die Arbeitnehmer zahlten dabei im Jahr 2008 durchschnittlich 15 % des Beitrags (bei Familienversicherungen 26 %), der Rest wird vom Arbeitgeber getragen. Es existieren unterschiedliche Formen der Absicherung; größere Firmen versichern oft über Direktzusagen und übernehmen damit faktisch selbst die Versicherungsfunktion. Der Umfang der Absicherung kann in diesem Fall z. B. bei einer sich verschlechternden Situation des Unternehmens reduziert werden. Beim Versorgungsmanagement und bei der Kostenkontrolle stützen sich die Unternehmen gern auf die Hilfe von Krankenversicherungen oder schließen Rückversicherungen ab, um kritische Kostenbelastungen abzufedern. Kleinere Unternehmen schließen hingegen oft Gruppenverträge mit privaten Krankenversicherern für ihre Beschäftigten ab.

63 % aller amerikanischen Unternehmen bieten ihren Beschäftigten private Krankenversicherungen in der einen oder anderen Form an; dabei nimmt der Anteil der Unternehmen mit der Zahl der Beschäftigten zu (so verfügen 95 % aller Unternehmen mit 50 oder mehr Beschäftigten über ein entsprechendes Angebot). Bei der Leistungsinanspruchnahme fallen i. d. R. Selbstbehalte und Zuzahlungen an, die abhängig vom jeweiligen Versicherungstarif stark variieren. Vertragspartner ist der Arbeitgeber; das Versicherungsverhältnis endet daher i. d. R. beim Wechsel zu einem anderen Arbeitgeber bzw. bei Arbeitslosigkeit. Im Falle der Absicherung über den Arbeitgeber gibt es keine Leistungsausschlüsse, wenn Vorerkrankungen vorliegen.

Anders stellt sich die Situation für jene Amerikaner dar, die sich selbst – also nicht über ihren Arbeitgeber – privat krankenversichern (vgl. zum Folgenden America's Health Insurance Plans 2007, Health Insurance Association of America 2003). Hier greifen die auch aus der deutschen PKV bekannten Prinzipien: Vorerkrankungen sind anzugeben; im Falle von kostenträchtigen Vorerkrankungen lehnen die Versicherungen den Antragsteller ab oder nehmen ihn nur mit Risikozuschlägen oder Leistungsausschlüssen auf. In den Jahren 2006/2007 wurden einer Studie der privaten Krankenversicherer zufolge 11 % aller Antragsteller wegen eines zu hohen Krankheitsrisikos abgelehnt. 11 % aller Versicherten bezahlen demnach zudem Risikozuschläge, und bei 8 % aller Versicherten enthalten die Versicherungspolicen Leistungsausschlüsse. Die durchschnittlich zu zahlenden Versicherungsprämien für Einzelpersonen beliefen sich bei individuellen Krankenversicherungsverträgen in den Jahren 2006/2007 auf jährlich 2.613 US-Dollar, sie variieren allerdings zwischen den einzelnen Bundesstaaten erheblich. Die Versicherungsverträge sehen i. d. R. umfangreiche Selbstbehalte und Zuzahlungen vor (so belief sich der durchschnittliche Selbstbehalt bei PPO-Verträgen in den Jahren 2006/2007 auf rund 1.700 US-Dollar/Jahr). Hinzu kommen Zuzahlungen bei der Konsultation niedergelassener Ärzte. Viele Versicherungsverträge beinhalten zudem ein Limit, das die Kostenübernahme während des Versichertenlebens auf einen bestimmten Absolutbetrag beschränkt. Dies trifft z. B. auf rd. 82 % aller PPO-Verträge zu; die Kostenübernahme endet hier im Durchschnitt bei einem Betrag in Höhe von 4,2 Mio. US-Dollar.

Medicare

Medicare versichert Rentner und einige jüngere Behinderte im Krankheitsfall (vgl. zum Folgenden Kaiser Family Foundation 2009). Zurzeit sind in diesem Bundesprogramm ca. 45 Mio. Amerikaner abgesichert. *Medicare* besteht aus vier Teilprogrammen, die unterschiedliche Leistungsbereiche bzw. Organisationsformen abdecken. Der obligatorische Teil A gewährt Leistungen im Falle einer Krankenhausbehandlung sowie bei Pflegedürftigkeit. Teil B umfasst Leistungen im Falle einer Behandlung durch niedergelassene Ärzte (sowie einige andere Leistungen); der Versicherungsschutz ist im Gegensatz zu Part A freiwillig. Teil C, auch als *Medicare Advantage Program* bekannt, ermöglicht es den Versicherten auf freiwilliger Basis, sich über eine HMO oder PPO abzusichern. Teil D schließlich sichert die Kosten für verschreibungspflichtige Medikamente ab. Auch diese Absicherung ist freiwillig, sie wird von privaten Versicherern im Auftrag von Medicare durchgeführt.

Medicare nimmt rund 22 % aller amerikanischen Gesundheitsausgaben und 13 % des Bundeshaushalts in Anspruch. Es finanziert sich insgesamt zu 41 % aus Sozialversicherungsbeiträgen der aktiv Beschäftigten, zu 39 % aus Steuermitteln und zu 12 % aus Beiträgen der Versicherten. Die Finanzierung der vier

Teilprogramme unterscheidet sich allerdings wie folgt: Part A wird als „echtes Sozialversicherungssystem" ausschließlich über Sozialversicherungsbeiträge finanziert; der Beitrag beläuft sich auf 2,9 % (in 2008) und wird von Arbeitgebern und Arbeitnehmern hälftig getragen. Part B wird aus den Beiträgen der Versicherten (derzeit i. d. R. monatlich 96,40 US-Dollar) und aus staatlichen Subventionen finanziert. Part C wird durch Zahlungen von *Medicare* an die durchführenden HMOs bzw. PPOs finanziert. Part D finanziert sich aus Versichertenbeiträgen und Zuschüssen der Bundesregierung und der Einzelstaaten.

Im Vergleich zur deutschen GKV ist das Leistungsniveau von *Medicare* eher kärglich. Zahnbehandlung und Zahnersatz „in Routinefällen" sind ebenso nicht Teil des Leistungskatalogs wie z. B. die Bereitstellung eines Hörgeräts. Zudem kennt *Medicare* sehr hohe Selbstbehalte und Zuzahlungen. So müssen Krankenhauspatienten derzeit zunächst einen Betrag in Höhe von 1.068 US-Dollar selbst bezahlen, bevor die Leistungspflicht von *Medicare* greift (bei einem mehr als 60 Tage dauernden Krankenhausaufenthalt wird zudem eine Zuzahlung in Höhe von täglich 267 US-Dollar fällig). In Part B greift zunächst ein Selbstbehalt von 135 US-Dollar im Jahr, von den diesen Betrag übersteigenden Kosten müssen die Patienten 20 % selbst tragen. Rentner, die sich auch in Part D eingeschrieben haben, müssen die ersten 295 US-Dollar für Arzneimittel selbst bezahlen und bei allen weiteren Kosten bis zur Höhe von 2.700 US-Dollar eine Selbstbeteiligung in Höhe von 25 % tragen. Fast absurd scheint die Regel, dass Kosten in einer Höhe zwischen 2.700 US-Dollar und 4.350 US-Dollar vollständig vom Versicherten getragen werden müssen, während der Teil der Kosten, der über 4.350 US-Dollar liegt, zu 95 % von *Medicare* finanziert wird.

Medicaid

Medicaid schließlich, der steuerfinanzierte Krankenversicherungsschutz für arme Menschen, unterstützt zurzeit rd. 59 Mio. Amerikaner im Krankheitsfall. Abgesichert sind Personen oder Familien, deren Einkommen unterhalb der Armutsgrenze liegt und die zum anspruchsberechtigten Personenkreis gehören (insbesondere Kinder, Eltern mit kleinen Kindern, Schwangere, Behinderte und Ältere). Die Finanzierung von *Medicaid* erfolgt durch Bundesregierung und Bundesstaaten gemeinsam. Die Bundesregierung trägt dabei mindestens 50 % der Kosten, in Bundesstaaten mit niedrigerer Wirtschaftskraft ist der Anteil höher; er reicht bis zu 76 %. Insgesamt übernimmt die Bundesregierung 57 % der Ausgaben von *Medicaid* (vgl. Kaiser Commission 2008). Die Leistungen umfassen u. a. die Behandlung im Krankenhaus (auch ambulant), Behandlung durch niedergelassene Ärzte, Leistungen im Falle von Schwangerschaft und Mutterschaft, Impfungen für Kinder und die häusliche Pflege. Ob auch verschreibungspflichtige Arzneimittel, Zahnersatz und bestimmte

Heil- und Hilfsmittel ganz oder teilweise übernommen werden, hängt vom jeweiligen Bundesstaat ab. Alle Bundesstaaten haben die Leistungspflicht bei Krankenhausbehandlung und die Zahl der kostenlosen Arztkontakte begrenzt. Es besteht keine freie Arzt- oder Krankenhauswahl. Auch *Medicaid* greift auf private Krankenversicherer zurück, die die Versorgungsnetzwerke organisieren, die Behandlungskosten an die Leistungserbringer überweisen und die Kosten für das *Medicaid*-Programm managen.

Organisation der Versorgung

Die ambulante Versorgung in den USA erfolgt bei niedergelassenen Allgemein- und Fachärzten, wobei der Anteil der Allgemeinärzte sehr niedrig und der Spezialisierungsgrad sehr hoch ist. Krankenhäuser werden von Kommunen, Wohlfahrtseinrichtungen und Stiftungen und privatgewerblichen Trägern getragen. Die Krankenhäuser können nahezu unbeschränkt ambulante Behandlungen durchführen. Gleichwohl ist die freie Arzt- und Krankenhauswahl sowohl für die privat Krankenversicherten wie für Versicherte von *Medicare* und *Medicaid* oft beschränkt, weil die Versicherungsunternehmen über das Prinzip „managed care" die Versorgungswege steuern und so Kosten sparen und Qualität fördern wollen. So sind die meisten privat Versicherten in sog. *Health Maintenance Organizations* (HMOs) oder in *Preferred Provider Organizations* (PPOs) eingeschrieben. HMOs erstatten den eingeschriebenen Versicherten dabei nur die Kosten, die bei Ärzten und Krankenhäusern entstanden sind, die zu einem Netzwerk von Vertragspartnern der HMOs oder sogar den HMOs selbst gehören. Nimmt ein Versicherter einen anderen Arzt in Anspruch, muss er diese Leistung hingegen vollständig selbst bezahlen. Da die Versorgungsnetze mancher HMOs zu grobmaschig sind und die Versicherten nicht immer einen Arzt oder ein Krankenhaus in der Nähe finden, das einen Vertrag mit der jeweiligen HMO hat, gewinnen in letzter Zeit die PPOs an Bedeutung. Bei dieser Versicherungsform werden auch die Kosten erstattet, die bei der Behandlung durch Ärzte oder Kliniken entstanden sind, die über keinen Vertrag mit der Versicherung verfügen. In diesem Fall muss der Versicherte allerdings i. d. R. eine höhere Zuzahlung entrichten.

»» Zuständige Behörden im Internet

U.S. Department of Health and Human Services: www.hhs.gov

Centers for Medicare and Medical Services: www.cms.hhs.gov

Einführende Literatur

„Primer" und „Fact Sheets" zu Medicare und Medicaid bei der Kaiser Family Foundation (www.kff.org/medicare/index.cfm bzw. www.kff.org/medicaid/index.cfm

Zusammenfassung

Im ersten Kapitel wurde beschrieben, welche Länder früher bzw. später als andere Länder gesetzliche Systeme im Krankheitsfall eingeführt haben und wie sich der Ausbau der obligatorischen Krankenversicherung nach ihrer meist auf bestimmte Bevölkerungsgruppen beschränkten Einführung in der Folgezeit weiter entwickelt hat. Im Ergebnis lassen sich heute einige Gruppen mit Ländern identifizieren, deren Grundstrukturen der Gesundheitsversorgung sich deutlich ähneln. Die etwas genauere Betrachtung der einzelnen Gesundheitssysteme in Kapitel 2 zeigt aber auch, dass sich neben einigen Gemeinsamkeiten auch viele Unterschiede in wichtigen Details identifizieren lassen. Der Frage, welche Unterschiede die Vergleichsländer beim Ausgabenniveau und der Finanzierung, in der Krankenhausversorgung, in der Versorgung mit niedergelassenen Ärzten und in der Arzneimittelversorgung aufweisen, soll im Folgenden aus vergleichender Perspektive nachgegangen werden.

3 Die Gesundheitsausgaben und ihre Finanzierung

3.1 Gesundheitsausgaben: Wie teuer ist die Gesundheit?

Wer vergleichen will, wie viel unterschiedliche Länder für Gesundheit bzw. ihr Gesundheitswesen ausgeben, kann hierfür nicht einfach die Absolutbeträge (womöglich zudem in unterschiedlicher Währung) heranziehen. Die entsprechenden Ausgaben müssen vielmehr ins Verhältnis zur Größe des jeweiligen Landes gesetzt werden – und damit entweder in Relation zur Wirtschaftsleistung, also zum Bruttoinlandsprodukt, oder aber zur Zahl der Bevölkerung.

3.1.1 Die Gesundheitsausgaben als Anteil am Bruttoinlandsprodukt

Zieht man den ersten Indikator heran und fragt danach, wie hoch der Anteil am Bruttoinlandsprodukt (BIP) ist, der für Gesundheit verwendet wird, ergibt sich folgendes Bild (vgl. Abb. 1): Die höchsten Gesundheitsausgaben weisen die Vereinigten Staaten auf. In den USA werden bereits 16 % des BIP für Gesundheit verausgabt. Es folgt mit deutlichem Abstand Frankreich mit 11 %, gefolgt von der Schweiz (10,8 %). Deutschland, früher regelmäßig auf Platz drei, weist einen Wert von 10,4 % aus und liegt damit mittlerweile auf Rang vier. Neben der exponierten Stellung der USA fällt bei Analyse der OECD-Daten auf, dass Länder mit Sozialversicherungssystemen – dazu zählen neben Deutschland insbesondere Frankreich, Belgien, Österreich, die Niederlande und die Schweiz – tendenziell etwas mehr für die Gesundheit aufwenden als Länder mit öffentlichem Gesundheitsdienst.

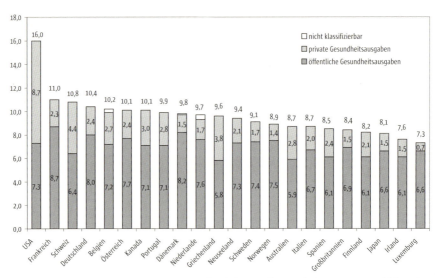

Abb. 1   Gesundheitsausgaben (insgesamt, öffentlich, privat) im Verhältnis zum BIP in % (2007). Quelle: OECD Health Data 2009. Für einige Länder frühere Jahre.

Eine andere Reihung der betrachteten Länder ergibt sich, wenn nur die Gesundheitsausgaben analysiert werden, die von der öffentlichen Hand stammen (vgl. ebenfalls Abb. 1). Darunter fallen in Deutschland insbesondere die Ausgaben der gesetzlichen Krankenversicherung, die Ausgaben für den öffentlichen Gesundheitsdienst, die Beihilfe für Beamte sowie die von den Ländern getragenen Krankenhausinvestitionen. Hier liegt Deutschland nach Frankreich und Dänemark im OECD-Vergleich auf Platz drei: In diesen drei Ländern belaufen sich die öffentlichen Gesundheitsausgaben auf 8 oder mehr Prozent des BIP; sie liegen damit deutlich vor den übrigen betrachteten Ländern.

Die privat finanzierten Gesundheitsausgaben – darunter fallen insbesondere Zuzahlungen zu ansonsten öffentlich finanzierten Gesundheitsleistungen, die Beiträge von Selbstzahlern sowie Beiträge zu privaten Krankenversicherungen – nehmen in den meisten Ländern weniger als 3 % des BIP in Anspruch. Nur in den USA, der Schweiz und Griechenland wird ein deutlich größerer Teil der Gesundheitsausgaben aus privater Hand finanziert (USA: 8,7 %, Schweiz: 4,4 %, Griechenland 3,8 % des BIP). Die USA ist das einzige Land, in dem der privat getragene Teil der Gesundheitsausgaben höher ist als der aus öffentlichen Mitteln finanzierte.

Im Zeitverlauf haben die Gesundheitsausgaben in allen Vergleichsländern einen immer größeren Anteil der nationalen Wirtschaftskraft in Anspruch genommen (vgl. Tab. 7, vgl. auch Huber/Orosz 2003). So hat sich der Anteil der Ausgaben für Gesundheit am BIP seit Anfang der 60er Jahre in allen Ländern, für die entsprechende Daten vorliegen, mindestens verdoppelt, zum Teil verdreifacht (Frankreich, Norwegen, USA) oder ist sogar noch stärker angestiegen (Spanien).

Tab. 7 Gesundheitsausgaben als Anteil am BIP (in %) im Zeitverlauf, 1960–2007. Quelle: OECD Health Data 2009.

Jahr	1960	1970	1980	1990	2000	2005	2007
Australien	3,8	5,0	6,3	6,9	8,3	8,8	8,7
Österreich	4,3	5,2	7,5	8,4	9,9	10,3	10,1
Belgien	k.A.	3,9	6,3	7,2	8,6	10,6	10,2
Kanada	5,4	6,9	7,0	8,9	8,8	9,9	10,1
Dänemark	k.A.	7,9	8,9	8,3	8,3	8,8	9,8
Finnland	3,8	5,5	6,3	7,7	7,0	8,3	8,2
Frankreich	3,8	5,4	7,0	8,4	10,1	11,1	11,0
Deutschland	k.A.	6,0	8,4	8,3	10,3	10,7	10,4
Griechenland	k.A.	5,4	5,9	6,6	7,8	9,0	9,6
Irland	3,7	5,1	8,3	6,1	6,3	8,2	7,6
Italien	k.A.	k.A.	k.A.	7,7	8,1	8,9	8,7
Japan	3,0	4,6	6,5	6,0	7,7	8,2	8,1
Luxemburg	k.A.	3,1	5,2	5,4	5,8	7,8	7,3
Niederlande	k.A.	6,9	7,4	8,0	8,0	9,5	9,7
Neuseeland	k.A.	5,2	5,9	6,9	7,7	8,0	9,4
Norwegen	2,9	4,4	7,0	7,6	8,4	9,1	8,9
Portugal	k.A.	2,5	5,3	5,9	8,8	10,2	9,9
Spanien	1,5	3,5	5,3	6,5	7,2	8,3	8,5
Schweden	k.A.	6,8	8,9	8,2	8,2	9,2	9,1
Schweiz	4,9	5,4	7,3	8,2	10,3	11,4	10,8
Großbritannien	3,9	4,5	5,6	6,0	7,2	8,2	8,4
USA	5,1	7,0	8,7	11,9	13,2	15,2	16,0

3.1.2 Die Gesundheitsausgaben pro Kopf

Wechselt man den Vergleichsmaßstab und betrachtet die Gesundheitsausgaben pro Kopf, stehen wiederum die USA an der Spitze aller westlichen Staaten – und hier sogar noch deutlicher (vgl. Abb. 2): Mit knapp 7.300 US-Dollar (in Kaufkraftparitäten - KKP) gaben die USA im Jahr 2007 für Gesundheit mehr als doppelt soviel pro Kopf der Bevölkerung aus als Deutschland und mehr als dreimal soviel wie Portugal. In dieser Betrachtung landet Deutschland nicht mehr in der ausgabenintensiven Spitzengruppe, sondern im Mittelfeld der Vergleichsländer.

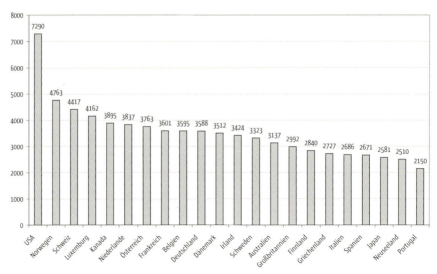

Abb. 2   Gesundheitsausgaben pro Kopf der Bevölkerung im Jahr 2007 (in US-Dollar KKP). Quelle: OECD Health Data 2009. Für einige Länder abweichende Jahre. KKP = Kaufkraftparitäten.

Die These einer „Kostenexplosion" im deutschen Gesundheitswesen ist also trotz der im internationalen Vergleich relativ hohen Gesundheitsausgabenquote falsch – zumal der Anteil der Gesundheitsausgaben am BIP zwischen 1975 und 1990 in Deutschland relativ stabil geblieben ist; noch 1990 lag er nur geringfügig über dem europäischen Durchschnitt. Erst nach der deutschen Wiedervereinigung ist ein deutlicher Anstieg erfolgt. Dieser Anstieg der Ausgabenquote ist insbesondere darauf zurückzuführen, dass bei etwa gleich hohen Pro-Kopf-Ausgaben für Gesundheit in West- und Ostdeutschland das ostdeutsche BIP deutlich geringer ausfiel (und nach wie vor ausfällt). Der Anstieg ist also nicht Resultat explodierender Kosten, sondern Ergebnis des relativen Zurückbleibens des gesamtdeutschen BIPs nach der Wiedervereinigung. Noch viel weniger berechtigt ist die These der Kostenexplosion übrigens, wenn man sich auf die Betrachtung der GKV-Ausgaben beschränkt. Diese haben sich seit Beginn der 90er Jahre ähnlich wie die deutsche Wirtschaftsleistung entwickelt: Im Jahr 1998 beanspruchten sie rd. 6,6 % des BIP, im Jahr 2008 waren es dann 6,5 %.

Der internationale Vergleich zeigt zudem, dass hierzulande Einsparmaßnahmen erfolgreicher waren als andernorts. So belegen die Zahlen der OECD, dass der Ausgabenanstieg im deutschen Gesundheitswesen in den letzten Jahren deutlich schwächer ausgefallen ist als in den meisten anderen Industrieländern. So sind die Pro-Kopf-Ausgaben für Gesundheit in Deutschland zwischen 1995 und 2007 real um durchschnittlich 1,7 % pro Jahr gestiegen (s. Abb. 3). Der durchschnittliche jährliche Anstieg aller hier betrachteten OECD-Länder belief sich hingegen auf 3,6 %. Die OECD führt dies auch auf die erfolgreiche Kostendämpfung durch die jüngsten Gesundheitsreformen in Deutschland zurück (vgl. z. B. Brandt 2009: 5).

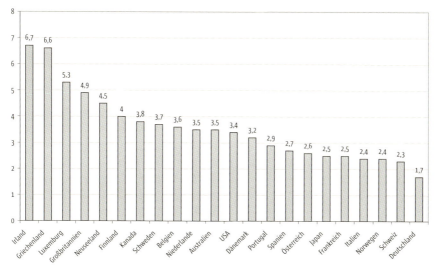

Abb. 3   Durchschnittliches jährliches Wachstum der realen Gesundheitsausgaben pro Kopf
1995–2007 (in %). Quelle: OECD Health Data 2009. Für manche Länder abweichende
Jahre.

In Deutschland liegen die Gesundheitsausgaben zudem nur geringfügig über
dem Wert, den man aufgrund der Wirtschaftskraft hierzulande erwarten würde – jedenfalls dann, wenn man als Referenzgröße den Zusammenhang zwischen Gesundheitsausgaben pro Kopf und BIP pro Kopf heranzieht, der sich
über alle Vergleichsländer ergibt (vgl. Abb. 4). Man wird also kaum sagen können, dass Deutschland bei den Gesundheitsausgaben „über seine Verhältnis-
se" lebt.

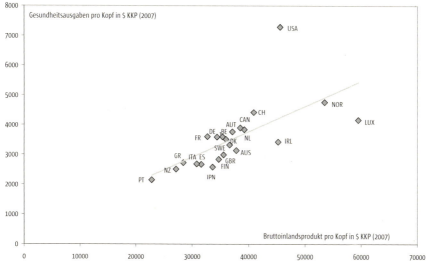

Abb. 4   Zusammenhang von Bruttoinlandsprodukt und Gesundheitsausgaben 2007.
Quelle: OECD Health Data 2009.

Ein davon abweichendes Bild ergibt sich insbesondere für die USA, wo deutlich mehr für Gesundheit ausgegeben wird, als es die über das BIP pro Kopf gemessene Wirtschaftskraft erwarten lassen würde. Die Ursachen für die herausgehobene Stellung der USA sind vielfältig. Ein Erklärungsfaktor ist zunächst, dass die Gesundheitsausgaben mit wachsendem Wohlstand steigen: Länder mit höherem Pro-Kopf-Einkommen bzw. mit höherem BIP pro Kopf geben auch mehr für Gesundheit aus als weniger reiche Länder. Da die USA eines der wirtschaftlich stärksten Länder der Welt sind, fließen dort auch sehr viel Mittel in die Gesundheitsversorgung. Doch auch bei Berücksichtigung der unterschiedlichen Wirtschaftskraft liegen die Pro-Kopf-Ausgaben für Gesundheit in den USA signifikant über jenen anderer Länder. Als Ursachen dafür werden in der Literatur insbesondere Preis- und Mengeneffekte identifiziert (vgl. Aaron/Ginsburg 2009, Bundorf 2009). So sind die Honorare der Leistungserbringer, insbesondere der niedergelassenen Ärzte, und die Arzneimittelpreise in den USA deutlich höher als in anderen Ländern. Zudem entwickelt sich vor allem die Inanspruchnahme niedergelassener Ärzte sehr dynamisch. Offenbar weist das Gesundheitswesen der USA weder bei den Preisen noch bei Leistungsmengen wirkungsvolle Mechanismen zur Kostenkontrolle auf (vgl. Pearson 2009).

3.1.3 Die Ausgabenentwicklung bei privaten Krankenversicherungen

Der Anstieg der Gesundheitsausgaben ruft immer wieder Reformer auf den Plan, die die Gesundheitsversorgung privatisieren wollen – z. B. durch Abschaffung oder Beschneidung der öffentlichen Systeme und Einführung von Modellen der privaten Krankenversicherung. Doch Detailanalysen zeigen, dass sich private Krankenversicherungen mit Blick auf die Kostenentwicklung keineswegs effizienter als öffentliche Systeme erweisen. Es ist vielmehr umgekehrt: Der außerordentliche Ausgabenanstieg privater Krankenversicherungen hat diese in der Vergangenheit dazu gezwungen, ihre Beiträge deutlich stärker anzuheben als es der Anstieg der gesamten Gesundheitsausgaben hätte erwarten lassen (vgl. Tab. 8). Gesundheitspolitiker sollten sich daher von einer Privatisierung des Gesundheitswesens keine spürbaren Einsparungen erhoffen.

3.1.4 Verwaltungskosten

In gesundheitspolitischen Reformdebatten wird hierzulande gern gefordert, die angeblich sehr hohen Verwaltungskosten zu reduzieren, um so den Beitragssatz zur gesetzlichen Krankenversicherung senken zu können. Zu einer spürbaren Kostenreduktion könnte es hier freilich nur kommen, wenn die Kosten für Organisation und Verwaltung des deutschen Gesundheitssystems einen größeren Anteil der Gesundheitsausgaben in Anspruch nehmen wür-

Tab. 8 Durchschnittlicher Anstieg der Beiträge zu einer privaten Krankenversicherung (PKV) pro Jahr. Quelle: Mossialos/Thomson (2004).

	Durchschnittlicher jährlicher Beitragsanstieg in der PKV in %	Durchschnittlicher jährlicher Anstieg der Gesundheitsausgaben in %
Österreich	2,3 (1996–2000)	0,4 (1996–1999)
Deutschland	7,6 (1994–1998)	2,7 (1994–1998)
Griechenland	6,8–10,4 (1997–2000)	−1,1 (1997–1998)
Italien	6,5 (1994–1998)	1,6 (1994–1998)
Spanien	10,5 (1993–1997)	2,3 (1993–1997)
Großbritannien	12,0 (Individualverträge) (1994–1999)	2,5 (1994–1998)
	3,0 (Gruppenverträge) (1994–1999)	

den. Effizienzreserven ließen sich hier zudem wohl nur dann heben, wenn die Verwaltungskosten deutlich über jenen anderer Gesundheitssysteme liegen würden. Auf Basis der Zahlen der OECD kommt man jedoch zu anderen Ergebnissen: Im deutschen Gesundheitswesen werden 5,3 % aller Ausgaben für die Verwaltung aufgewandt. Damit liegt Deutschland nicht an der Spitze, sondern im oberen Mittelfeld aller Länder, für die die OECD Daten zu den Verwaltungskosten vorlegen kann (s. Abb. 5). Gemeint sind damit die Verwaltungskosten der gesetzlichen Krankenkassen bzw. der Kostenträgerseite, wenn es sich um öffentliche Gesundheitsdienste handelt (also nicht die Verwaltungskosten der Leistungserbringer).

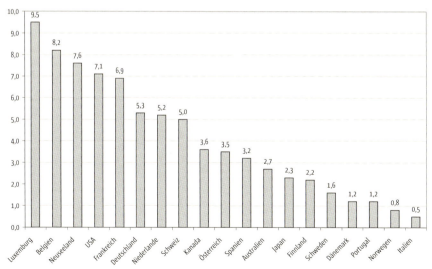

Abb. 5 Verwaltungskosten als Anteil der gesamten Gesundheitsausgaben in 2007 (in Prozent). Quelle: OECD Health Data 2009.

Dabei ist zu berücksichtigen, dass Länder mit Sozialversicherungssystemen und rechtlich eigenständigen Krankenkassen tendenziell höhere Verwaltungskosten aufweisen als Länder, in denen die Gesundheitsversorgung Teil der öffentlichen Verwaltung ist. Dort können nämlich z. B. durch Überstellung von Personal oder durch die gemeinsame Nutzung von Gebäuden Synergieeffekte zum Tragen kommen. Auch sind die oft mit hohem Aufwand verbundenen vertraglichen Vereinbarungen mit Leistungserbringern dort nicht im gleichen Ausmaß erforderlich wie in Ländern mit Sozialversicherungssystemen. Schließlich ist auch nicht auszuschließen, dass die Verwaltungskosten in Ländern mit öffentlichem Gesundheitsdienst gar nicht vollständig erfasst werden.

Der internationale Vergleich kann die angebliche Überlegenheit privater Systeme auch mit Blick auf die administrativen Kosten nicht bestätigen. Sieht man hohe Verwaltungskosten als Belege für Unwirtschaftlichkeit und Ineffizienzen an, fällt jedenfalls nicht die öffentliche Absicherung als ineffizient auf, sondern die privaten Krankenversicherung: Die Kosten für Management und Administration fielen regelmäßig – in allen Ländern, für die in der hier zitierten Studie von Mossialos/Thomson Daten vorlagen – bei privaten Krankenversicherungen deutlich höher aus als bei gesetzlichen Krankenversicherungen oder öffentlichen Gesundheitsdiensten (vgl. Tab. 9; aktuellere, aber für die deutsche PKV unplausible, weil zu hohe Werte finden sich bei Thomson/Mossialos 2009: 64).

Tab. 9   Vergleich der Verwaltungskosten von privaten Krankenversicherungen und öffentlichen Systemen. Quelle: Mossialos/Thomson (2004: 100). Daten für Mitte der 90er Jahre, wenn nicht anders angegeben. Aktuellere Daten bei Thomson/Mossialos (2009: 64); der dort für die PKV in Deutschland angegebene Anteil der Verwaltungskosten an den Beitragseinnahmen in Höhe von 33 % ist jedoch unplausibel, so dass auf die Darstellung hier verzichtet wurde.

	Private Krankenversicherung	Gesetzliche Krankenversicherung/ Öffentlicher Gesundheitsdienst
Österreich	22 % (90er Jahre)	3,6 % (2000)
Belgien	25,8 % (1999)	4,8 % (1999)
Frankreich	10–15 % (Versicherungsvereine auf Gegenseitigkeit) 15–25 % (kommerzielle Versicherungen)	4–8 %
Deutschland	10,2 % (1999)	5,09 % (2000)
Griechenland	15–18 % (kommerzielle Versicherungen)	5,1 %
Irland	11,8 % (2001)	2,8 %
Italien	27,8 % (2000)	0,4 %
Luxemburg	10–12 % (Versicherungsvereine auf Gegenseitigkeit)	5 %
Niederlande	12,7 % (1999)	4,4 % (1999)

	Private Krankenversicherung	Gesetzliche Krankenversicherung/ Öffentlicher Gesundheitsdienst
Portugal	ca. 25 %	k. A.
Spanien	ca. 13–15 %	5 %
Großbritannien	14,2–16,9 % (1998/1999)	3,5 %

3.1.5 Prognosen zur künftigen Ausgabenentwicklung

Seit Anfang der 90er Jahre versucht die Wissenschaft zunehmend, die zukünftig zu erwartende Ausgabenentwicklung der sozialen Sicherungssysteme – und damit auch der Gesundheitssysteme – zu prognostizieren. Hintergrund dieser Versuche ist der im Kontext der demografischen Entwicklung zu erwartende Anstieg des Bedarfs an medizinischen Versorgungsleistungen. Methodisch werden in den entsprechenden Studien die Kosten der Gesundheitsleistungen eines Systems unter der Berücksichtigung der demographischen Entwicklung in die Zukunft projiziert. Dabei werden altersabhängige Morbiditätsraten mit Hilfe von Bevölkerungsmodellen fortgeschrieben und mit Annahmen zur Entwicklung der Kosten dieser Erkrankungsraten verknüpft. Meist beziehen sich solche Modellrechnungen auf die Entwicklung der öffentlichen Ausgaben, da sich bei diesen die Frage der zukünftigen Finanzierbarkeit stellt.

Prognosen zur langfristigen Ausgabenentwicklung im Gesundheitswesen sind allerdings mit erheblicher Unsicherheit behaftet. Denn neben den für solche Prognosen erforderlichen Annahmen zur wirtschaftlichen Entwicklung und zur Entwicklung von Erwerbstätigkeit und Löhnen sind für Vorausschätzungen im Gesundheitswesen auch Annahmen zur Ausgabenentwicklung erforderlich. Diese sind aber besonders schwer zu prognostizieren, weil sie von den kaum treffsicher vorherzusagenden Einflussfaktoren Leistungsinanspruchnahme und Preisentwicklung abhängen. Schwer prognostizierbar sind insbesondere die Wirkungen der demographischen Entwicklung und des medizinisch-technischen Fortschritts: Bei beiden Faktoren ist sich die Wissenschaft nach wie vor uneins, in welchem Umfang sie zu einem künftigen Ausgabenanstieg beitragen.

Die Alterung der Bevölkerung wird zwar zu höheren Ausgaben führen, weil ältere Menschen die Leistungen des Gesundheitswesens in stärkerem Ausmaß in Anspruch nehmen als Jüngere. Strittig ist jedoch das Ausmaß der Ausgabensteigerung: Die Medikalisierungsthese unterstellt hier, dass mit der Alterung der Bevölkerung aufgrund wachsender Multimorbidität eine erhebliche zusätzliche Leistungsinanspruchnahme verbunden ist. Dem widerspricht die Kompressionsthese: Demnach ist die höhere Lebenserwartung nicht mit proportional wachsenden Leistungsausgaben verbunden, weil die Gesundheitsausgaben kurz vor dem Tod am höchsten sind und mit der gestiegenen Lebenserwartung auch die Lebensphasen in guter Gesundheit länger sind. Empirische Studien aus der jüngsten Zeit finden Belege sowohl für die Kompressions- als auch die Medikalisierungsthese.

- So kommt eine vom Wissenschaftlichen Institut der PKV im Jahr 2006 vorgelegte Studie (vgl. Niehaus 2006) nach Auswertung der altersspezifischen Entwicklung von PKV- und GKV-Ausgabenprofilen zu dem Ergebnis, dass diese im Zeitablauf fast in allen Altersklassen der Versicherten – und dabei insbesondere im hohen Alter – auch inflationsbereinigt angestiegen sind. Die Studie sieht damit die Medikalisierungsthese bestätigt.
- Eine unlängst vom Forschungszentrum Generationenverträge der Universität Freiburg vorgelegte Studie weist andererseits über den Zeitverlauf einen Trend zu leicht sinkenden Pflegewahrscheinlichkeiten in den Lebensjahren nach, die weiter vor dem Tod liegen – ein Ergebnis, das für die Kompressionsthese spricht (vgl. Hackmann/Moog 2008). In die gleiche Richtung weist eine aktuelle, unter deutscher Beteiligung erarbeitete internationale Studie, die die Entwicklung des Gesundheitszustands von Hochaltrigen untersucht hat (vgl. Christensen et al. 2008). Dieser Studie zufolge steigt der Anteil an stark pflegebedürftigen Hochaltrigen auch dann nicht bzw. nicht wesentlich an, wenn mehr Menschen ein immer höheres Lebensalter erreichen.

Insofern ist weiterhin unklar, ob und in welchem Umfang Medikalisierungs- bzw. Kompressionsthese in Zukunft im Gesundheitswesen zum Tragen kommen. Unwägbar sind zudem die langfristigen Wirkungen des medizinisch-technischen Fortschritts. Zwar gehen die meisten Studien davon aus, dass dieser Faktor in der Vergangenheit die Kosten des Gesundheitswesens ansteigen lassen hat, weil im Gesundheitssektor bislang kostensteigernde Produktinnovationen gegenüber kostensenkenden Prozessinnovationen dominieren. Ob dies auch in Zukunft weiter gilt, muss jedoch offen bleiben.

Angesichts dieser Ungewissheiten rechnen Modelle zur Prognose der Ausgabenentwicklung im Gesundheitswesen – so z. B. das ifo-Institut bzw. Prognos für Deutschland oder die OECD bzw. die EU-Kommission zusammen mit der Ageing Working Group des EU-Economic Policy Committee – in aller Regel verschiedene Szenarien, die Elemente beider Thesen aufgreifen (vgl. OECD 2006, EU-Commission/Economic Policy Comittee 2009). Die Endzeitpunkte dieser Modellrechnungen reichen mindestens bis zum Jahr 2030, teilweise jedoch sogar bis zum Jahr 2050 bzw. – neuerdings – bis 2060. Abhängig von den jeweils unterstellten Modellannahmen auf der Einnahmen- und Ausgabenseite unterscheiden sich die Ergebnisse der Simulationsrechnungen zum Teil erheblich.

In dem von EU-Kommission und Economic Policy Committee der EU als am wahrscheinlichsten erachteten Szenario – dem Referenzszenario – steigen die öffentlichen Ausgaben für Gesundheit in Deutschland von 7,4 % des BIP im Jahr 2007 auf 9,2 % des BIP im Jahr 2060. Das deutsche Gesundheitswesen würde damit bezogen auf die öffentlichen Ausgaben zu den teuersten Systemen in der EU zählen und nur von Frankreich und Großbritannien übertroffen (vgl. Abb. 6). Einige Länder der EU würden dabei deutlich unterhalb den für Deutschland prognostizierten Werten liegen. Ob die Annahmen dieses Szenarios tatsächlich eintreffen und ob die Gesundheitsausgaben in etwa 50 Jahren tatsächlich nahe bei den heute prognostizierten Werten liegen, ist allerdings aufgrund der zahlreichen Unsicherheiten, denen dieses Prognosemodell angesichts seines langfristigen Zeitraums ausgesetzt ist, doch eher eine offene Frage.

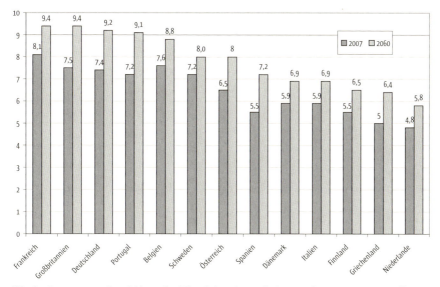

Abb. 6   Prognose zur Entwicklung der öffentlichen Gesundheitsausgaben 2007–2060. Quelle: EU-Commission/Economic Policy Committee 2009 (Referenzszenario der Ageing Working Group des EU-Economic Policy Committee).

3.2   Finanzierungsstrukturen

3.2.1   Varianten der Finanzierung

Der internationale Vergleich zeigt nicht nur, dass sich die Gesundheitssysteme in der Höhe ihrer Ausgaben stark unterscheiden. Der Vergleich macht vielmehr auch deutlich, in welchen Variationen diese Ausgaben finanziert werden können. Idealtypisch kann hier zunächst zwischen der Finanzierung durch die öffentliche Hand - Zentralstaat, Gliedstaaten, Kommunen oder andere öffentliche Akteure - oder durch private Haushalte differenziert werden (vgl. Abb. 7). Öffentliche Gelder lassen sich zum einen über Steuern und dann auf verschiedenen staatlichen Ebenen, direkt oder indirekt sowie allgemein oder mit einer auf das Gesundheitswesen bezogenen Zweckbindung aufbringen. Eine öffentliche Finanzierung kann aber auch durch Sozialversicherungs-beiträge erfolgen. Bei letzteren wiederum kommt es darauf an, wer die Bei-träge faktisch zu tragen hat: Arbeitgeber, Versicherte, oder beide zu bestimm-ten Anteilen[2].

Private Haushalte tragen zur Finanzierung entweder durch Prämien für eine private Krankenversicherung oder durch Zuzahlungen aus eigener Tasche bei. Der Versicherungsschutz durch eine private Assekuranz kann dabei substitu-tiv – also an die Stelle einer staatlichen Absicherung tretend – oder ergänzend erfolgen. Im letzteren Fall werden die Prämien für einen über die staatliche Absicherung hinausreichenden, privat erworbenen Versicherungsschutz ge-zahlt. Zuzahlungen schließlich können – sowohl im Falle staatlicher wie pri-vater Absicherung – in Form von Selbstbehalten, direkten Zuzahlungen oder in Form der Bezahlung für vollständig selbst beschaffte medizinische Leistun-gen erfolgen.

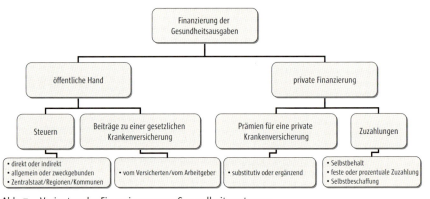

Abb. 7   Varianten der Finanzierung von Gesundheitssystemen

3.2.2   Die öffentliche Finanzierung: Bedeutung und Struktur

In der Realität dominiert in den meisten hier betrachteten Ländern die öffent-liche Finanzierung der Gesundheitsversorgung – allerdings in sichtbar unter-schiedlichem Ausmaß (vgl. Abb. 8). In diesen Unterschieden spiegelt sich die unterschiedliche Organisation der Gesundheitssysteme zunächst nur sehr be-schränkt wider. So beläuft sich der durch staatliche Mittel getragene Anteil der Gesundheitsausgaben zwar in vielen Ländern mit öffentlichem Gesund-heitsdienst auf über 80 % (Dänemark, Norwegen, Schweden, Großbritannien, Irland, Neuseeland). Aber auch einige Länder mit Sozialversicherungssyste-men – hier insbes. Luxemburg und Japan – können auf ähnlich hohe Anteile

---

2   Die in Deutschland vom jeweiligen Dienstherrn zur teilweisen Tragung der Krankheitskosten gezahlte Beihilfe für Beamte passt nicht so recht in die hier dargestellte Systematik. Man könnte sie aber als Substitut für den Beitrag des Arbeitgebers ansehen.

der öffentlichen Finanzierung verweisen. Eine auffällig schwache Rolle spielt der Staat allerdings in Griechenland, der Schweiz und den USA.

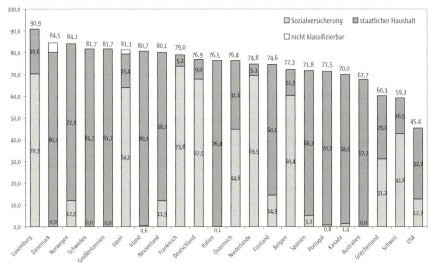

Abb. 8   Anteil der öffentlichen Ausgaben (des Staatshaushaltes bzw. der Sozialversicherung) in % der gesamten Gesundheitsausgaben (2007). Quelle: OECD Health Data 2009; eigene Berechnungen.

Die unterschiedliche Organisationsstruktur der Gesundheitssysteme tritt deutlicher hervor, wenn nach der Art der staatlichen Finanzierung gefragt wird. Dann bilden sich auch die Ländergruppen heraus, die man mit Blick auf die Typologie in Kapitel 2.1 erwarten würde (vgl. Abb. 9). Hier zeigt sich zudem, dass Länder mit öffentlichem Gesundheitsdienst diesen zumeist ausschließlich aus Steuermitteln finanzieren. Nur in Finnland, Neuseeland, Norwegen und Spanien werden ergänzend in gewissem Umfang Sozialversicherungsbeiträge verwendet. Länder mit einer gesetzlichen Krankenversicherung ziehen hingegen regelmäßig auch die öffentliche Hand zur (ergänzenden) Finanzierung heran. Dabei variiert das Ausmaß der staatlichen Unterstützung zum Teil erheblich, wie vor allem das Beispiel Österreich zeigt: Dort werden ca. 45 % der Gesundheitsausgaben über Sozialversicherungsbeiträge und weitere knapp 32 % aus Steuermitteln finanziert. In Deutschland stemmt die gesetzliche Krankenversicherung hingegen rd. zwei Drittel aller Gesundheitskosten, während nur 9 % aus staatlichen Haushalten stammen.

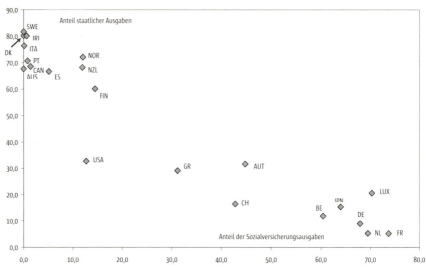

Abb. 9   Anteil der staatlichen Ausgaben und der Sozialversicherungsausgaben in % der gesamten Gesundheitsausgaben (2007). Quelle: OECD Health Data 2009.

3.2.3   Der Beitrag der privaten Haushalte zur Finanzierung

Im Umkehrschluss kommt natürlich auch den Ausgaben der privaten Haushalte für Gesundheit in den einzelnen Ländern unterschiedliche Bedeutung zu (vgl. Abb. 10). Besonders hoch ist der Beitrag der privaten Haushalte in den USA, der Schweiz und in Griechenland; Deutschland befindet sich hier im Mittelfeld. Interessant ist der Blick auf die Zusammensetzung der privaten Ausgaben: Während diese in manchen Ländern ausschließlich in Form von Zuzahlungen oder Selbstbeschaffung anfallen, stammt in anderen Ländern ein beträchtlicher Teil aus Prämien für private Krankenversicherungen. Besonders ausgeprägt ist dies in den USA, wo mehr als ein Drittel aller Gesundheitsausgaben über die Prämien für eine private Assekuranz finanziert werden. Dort ist die private Krankenversicherung – jenseits der öffentlichen Systeme *Medicare* und *Medicaid* – auch die dominante Form der Absicherung für breite Bevölkerungsschichten. In Deutschland, wo rd. 8,6 Mio. Menschen (2008) über eine substitutive, also die gesetzliche Krankenversicherung ersetzende private Krankenvollversicherung verfügen, werden rd. 9 % aller Gesundheitsausgaben dafür aufgewandt. Deutschland liegt damit im internationalen Vergleich nach den USA, Kanada und Frankreich – wo viele Menschen private Zusatzversicherungen für nicht durch die öffentliche Krankenversicherung getragene Leistungen bzw. zur Finanzierung von Zuzahlungen abgeschlossen haben – auf Rang 4. Deutschland gehört somit zu den Ländern, in denen die private Krankenversicherung eine überdurchschnittliche Bedeutung einnimmt.

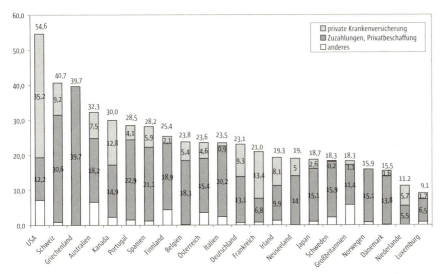

Abb. 10 Anteil der privaten Ausgaben (Zuzahlungen, private Krankenversicherung) in % der gesamten Gesundheitsausgaben, 2007. Quelle: OECD Health Data 2009.

3.2.4 Grundcharakteristika steuerfinanzierter Gesundheitssysteme

In den meisten Ländern mit steuerfinanziertem Gesundheitssystem teilen sich Zentralstaat und Regionen, Provinzen oder Kommunen die Finanzierung in unterschiedlichem Ausmaß (vgl. Tab. 10). Dabei dominiert insbesondere in Schweden und Finnland die Finanzierung durch die Kommunen, während der Zentralstaat dort einen deutlich geringeren Teil der Mittel aufbringt. In Dänemark und Neuseeland wiederum bleibt der Anteil der regionalen bzw. kommunalen Ebene an der Finanzierung vergleichsweise beschränkt. In Großbritannien, Irland und Portugal wird die Finanzierung des öffentlichen Gesundheitsdienstes hingegen ausschließlich vom Zentralstaat geschultert.

Die Steuerfinanzierung erfolgt in aller Regel nicht über zweckgebundene Steuern, sondern durch Überweisungen der Finanzministerien an das jeweilige Gesundheitsressort, finanziert über das allgemeine Steueraufkommen. Dies ist deshalb bedeutsam, weil beim Fehlen einer Zweckbindung die Gefahr groß ist, dass jedes Jahr neu über die Verteilung der Mittel entschieden werden muss. In der sozialwissenschaftlichen Forschung findet sich deshalb die Annahme, dass solche Gesundheitssysteme in Krisenzeiten kürzungsanfälliger sind. Ausnahme von der Regel ist Dänemark, das zur Finanzierung seines Gesundheitswesens mittlerweile eine zweckgebundene Gesundheitssteuer erhebt.

Deutlich wird schließlich, dass die meisten Länder ihre Gesundheitssysteme nicht nur aus Steuermitteln finanzieren, sondern auch noch andere Quellen heranziehen. In vielen Ländern fließen dabei Mittel aus Sozialversicherungssystemen, die entweder einen Globalbeitrag erheben und diesen dominant zur Absicherung der Lebensrisiken Alter und Invalidität verwenden oder über einen separaten Beitrag, der zweckgebundenen zur (Mit-)Finanzierung des Gesundheitswesens genutzt wird (so Australien, Irland, Schweden, Finnland). Das Kranken- und Mutterschaftsgeld wird in aller Regel aus Beiträgen der Sozialversicherungen finanziert.

Tab. 10 Grundcharakteristika steuerfinanzierter Gesundheitssysteme. Quelle: Eigene Zusammenstellung auf Basis der Länderberichte in Kapitel 2.1.–2.3.

| Land | Ebene der Besteuerung | | Zweckbindung des dominanten Finanzierungsinstruments | Ergänzende öffentliche Finanzierung |
	Zentral-staat	Region, Kommune		
Italien	X	X	Nein	Kranken- und Mutterschaftsgeld über Sozialversicherungsbeiträge der Arbeitgeber
Kanada	X	X	Nein	In einigen Provinzen Sozialversicherungsbeiträge
Neuseeland	X	x	Nein	Nein
Australien	X	X	Nein	Medicare Levy des Zentralstaats (1,5 % des steuerpflichtigen Einkommens)
Portugal	X	-	Nein	Kranken- und Mutterschaftsgeld über Sozialversicherungsbeiträge
Spanien	X	X	Nein	Kranken- und Mutterschaftsgeld über Sozialversicherungsbeiträge der Arbeitgeber
Irland	X	–	Nein	Zweckgebundener Beitrag von 2 % des Erwerbseinkommens Kranken- und Mutterschaftsgeld über Sozialversicherungsbeiträge
Großbritannien	X	–	Nein	Teil der Sozialversicherungsbeiträge
Norwegen	X	X	Nein	Teil der Sozialversicherungsbeiträge
Schweden	x	X	Nein	Sozialversicherungsbeiträge der Arbeitgeber (8,64 %) Kranken- und Mutterschaftsgeld über Sozialversicherungsbeiträge
Finnland	x	X	Nein	Beiträge der nationalen Krankenversicherung (1,24 % des zu versteuernden Einkommens) Kranken- und Mutterschaftsgeld über Sozialversicherungsbeiträge
Dänemark	X	x	Ja, zweckgebundene Gesundheitssteuer (8 % der steuerpflichtigen Einkünfte)	Allgemeine Steuermittel

3.2.5 Grundcharakteristika beitragsfinanzierter Gesundheitssysteme

Die Sozialversicherungsländer finanzieren ihre Gesundheitssysteme im Regelfall dominant über von den Versicherten erhobene, einkommensproportionale Beiträge (vgl. Tab. 11). Bis auf Frankreich und Belgien erheben alle Länder mit Sozialversicherungssystemen den Beitragssatz nicht auf das gesamte Einkommen, sondern verbeitragen dieses nur bis zu einer gewissen Höhe, nämlich bis zur sog. Beitragsbemessungsgrenze. Diese belief sich z. B. in Deutschland im Jahr 2008 auf 3.675 Euro im Monat. Insofern nimmt die prozentuale Belastung durch Beiträge in diesen Ländern faktisch mit steigendem Einkommen ab – dies unterscheidet die Sozialversicherungssysteme von den Ländern mit steuerfinanziertem Gesundheitsdienst (obwohl auch dort die progressive Wirkung der Steuerfinanzierung der Gesundheitssysteme oft dadurch begrenzt wird, dass ein Teil der Steuereinnahmen über die – regressiv wirkende – Umsatzsteuer aufgebracht wird).

Den Beitragssatz teilen sich im Normalfall Arbeitgeber und Arbeitnehmer, und zwar oft zu gleichen Teilen, also paritätisch. In manchen Ländern tragen die Arbeitgeber aber auch einen größeren Anteil, so insbesondere in Frankreich, aber auch in Belgien und Griechenland. In Deutschland wiederum schultern die Versicherten einen geringfügig größeren Teil als die Arbeitgeber. Die Niederlande und die Schweiz verlangen von ihren Versicherten keine einkommensproportionalen Beiträge, sondern Kopfpauschalen, deren Höhe vom individuellen Einkommen abgekoppelt ist. Während die Schweiz keine Beteiligung der Arbeitgeber vorsieht, müssen diese in den Niederlanden zusätzlich einen am Einkommen des Arbeitnehmers orientierten Beitrag entrichten.

Alle Länder mit (Sozial-)Versicherungen stützen die Finanzierung ihrer Gesundheitssysteme nicht nur auf Beiträge, sondern subventionieren sie mit Zuschüssen aus Steuermitteln. Diese werden zum Teil aus allgemeinen Steuern aufgebracht, zum Teil – insbesondere in Belgien und Frankreich – mit expliziter Zweckbestimmung und engem Bezug zum Gesundheitswesen. Auch die beiden Länder, die kein Sozialversicherungssystem aufweisen, sondern ihr Gesundheitswesen durch Kopfpauschalen der Versicherten finanzieren, sind in erheblichem Umfang auf Staatszuschüsse angewiesen. Dies deshalb, weil dort ein beträchtlicher Teil der Bevölkerung nicht in der Lage ist, die Pauschalen zu bezahlen. In diesem Fall übernimmt der Staat einen Teil des Beitrags oder trägt ihn sogar vollständig.

Tab. 11   Grundcharakteristika beitragsfinanzierter Gesundheitssysteme. Quelle: Eigene
Zusammenstellung auf Basis der Länderberichte in Kapitel 2.4.–2.5.

Land	Beitragssatz	Beitragstragung durch	Beitragsbemessungsgrenze	Weitere Quellen
Frankreich	13,55 % (Sozialversicherung) 5,99 % (CSG)	AG: 12,8 %, AN: 0,75 %	Keine	Beitrag zur Tilgung der Sozialschuld: 0,5 % Staatszuschuss aus zweckgebundenen Steuern (Arzneimittelwerbung, Alkohol, Tabak, Pharmaumsatz)
Luxemburg	5,4 % für Sachleistungen 4,7 % für Geldleistungen	jeweils paritätisch	7.517 Euro/Monat bei Sachleistungen 7.851 Euro/Monat bei Geldleistungen	Staatszuschuss
Belgien	7,35 % für Sachleistungen 3,6 % für Krankengeld und Mutterschaft	AG: 3,8 %, AN: 3,55 % AG: 2,35 %, AN: 1,25 %	Keine	Staatszuschuss aus zweckgebundenen Steuern (Kfz-Steuer, PKV-Steuer, Pharmaumsatz)
Japan	8,2 %	paritätisch	7.840 Euro/Monat	Staatszuschuss
Österreich	7,65 %	paritätisch	3.930 Euro bzw. 4.585 Euro/Monat	Indirekte Staatsbeteiligung durch Mitfinanzierung der Betriebskosten der Krankenhäuser
Griechenland	6,45 % für Sachleistungen 1,2 % für Geldleistungen	AG: 4,3 % AN: 2,15 % AG: 0,8 % AN: 0,4 %	2.384,50 Euro bzw. 5.438 Euro/Monat	Staatszuschuss (sowie steuerfinanzierter öffentlicher Gesundheitsdienst)
Deutschland	15,5 %	AG und AN tragen 14,6 % paritätisch; 0,9 % trägt AN allein	3.675 Euro/Monat	Staatszuschuss für versicherungsfremde Leistungen
Niederlande	Kopfpauschale (durchschnittlich 1.057 Euro/Jahr) + 7,2 %	Kopfpauschale: Versicherte Person Beitragssatz: Arbeitgeber	Bei Kopfpauschale: Keine 31.231 Euro/Jahr beim Arbeitgeberbeitrag	Staatszuschüsse (für Kinder und Geringverdiener)
Schweiz	Kopfpauschale (durchschnittlich 315 CHF/Monat)	Versicherte Person	Keine	Staatszuschüsse (v. a. für Geringverdiener)

3.2.6 Die Bedeutung von Zuzahlungen

Wie Tabelle 12 zeigt, stützen sich alle Vergleichsländer neben den öffentlichen Quellen auf Zuzahlungen als weiteres Finanzierungsinstrument. Sie tun dies allerdings in unterschiedlichem Ausmaß. Auffällig ist zunächst, dass alle Länder Zuzahlungen bei Arzneimitteln und in der zahnmedizinischen Versorgung kennen. Nur im ambulanten und stationären Sektor verlangen einige Länder keine Zuzahlungen. Dies sind in der Regel Länder mit öffentlichem Gesundheitsdienst, während Länder mit Sozialversicherungssystemen solche Ausnahmen nicht zulassen.

Zuzahlungen und Selbstbehalte sind meist verknüpft mit Ausnahme- und Härtefallregelungen für Bedürftige, Ältere und Kinder sowie für chronisch Kranke. Entweder werden diese Personengruppen vollständig von Zuzahlungen befreit, oder es gibt Nachlässe und Überforderungsklauseln. Letztere werden oft auch generell für alle Versicherten bzw. Patienten verwandt, um die finanzielle Belastung durch Zuzahlungen insgesamt in Grenzen zu halten. In einigen Ländern wird die Belastung zudem dadurch reduziert, dass die mit den Zuzahlungen verbundenen Mehrausgaben für die Gesundheitsversorgung steuerlich abzugsfähig sind.

Tab. 12 Existenz von Zuzahlungsregelungen nach Leistungssektoren. Quelle: Eigene Darstellung, basierend auf den Kapiteln 4–6.

Land	Hausarzt/Facharzt	Krankenhaus	Arzneimittel	Zahnmedizin
Österreich	ja	ja	ja	ja
Belgien	ja	ja	ja	ja
Dänemark	nein	nein	ja	ja
Finnland	ja	ja	ja	ja
Frankreich	ja	ja	ja	ja
Deutschland	ja	ja	ja	ja
Griechenland	nein	nein	ja	ja
Irland	ja	ja	ja	ja
Italien	nein	nein	ja	ja
Luxemburg	ja	ja	ja	ja
Niederlande	nein	nein	ja	ja
Portugal	ja	ja	ja	ja
Spanien	nein	nein	ja	ja
Schweden	ja	ja	ja	ja
Schweiz	ja	ja	ja	ja
Großbritannien	nein	nein	ja	ja

Land	Hausarzt/Facharzt	Krankenhaus	Arzneimittel	Zahnmedizin
USA	ja	ja	ja	ja
Kanada	nein	nein	ja	ja
Australien	ja	nein	ja	ja
Neuseeland	ja	nein	ja	ja
Japan	ja	ja	ja	ja

In welchem Ausmaß die Versicherten bzw. Patienten tatsächlich durch Zuzahlungen belastet werden, ist nicht einfach zu ermitteln und nur schwer zwischen unterschiedlichen Ländern zu vergleichen. Eine im Jahr 2004 erschienene Studie des BASYS-Instituts hat dennoch einen solchen Vergleich unternommen (siehe Kasten).

Studie: Die Belastung durch Zuzahlungen im internationalen Vergleich

Die OECD-Daten geben zwar einen Überblick über die Bedeutung von Selbstbeschaffung, Zuzahlungen und Eigenbeteiligungen in den verschiedenen Gesundheitssystemen und ihren jeweiligen Anteil an der Finanzierung. Sie sagen aber wenig darüber aus, ob die Belastung des einzelnen Versicherten bzw. Patienten durch Zuzahlungen im internationalen Vergleich eher hoch ist oder eher niedrig. Das Gesundheitsforschungsinstitut BASYS (www.basys.de) ist dieser Frage im Jahre 2003 im Rahmen eines Forschungsauftrags des damaligen Bundesministeriums für Gesundheit und Soziale Sicherung nachgegangen (aktuellere, ähnlich detaillierte Studien liegen leider nicht vor). Dabei wurden die Zuzahlungsregelungen der Gesundheitssysteme Deutschlands, Österreichs, der Schweiz, der Niederlande, Frankreichs und Dänemarks einer detaillierten Analyse unterzogen; Untersuchungszeitpunkt war das Jahr 2000. Die Studie kam für diesen Zeitpunkt zu folgenden zentralen Ergebnissen (vgl. Schneider u. a. 2004):

- In allen untersuchten Ländern waren Zuzahlungen bei Zahnersatz, Arznei- und Hilfsmitteln sowie bei der Physiotherapie anzutreffen. Auch bei haus- und fachärztlichen Leistungen sowie zahnärztlichen Leistungen und Fahrkosten waren zumeist Zuzahlungen fällig. Nur in Deutschland und den Niederlanden existierten damals keine Zuzahlungen bei haus- und fachärztlichen Leistungen sowie zahnärztlichen Leistungen.

- In allen Ländern existierten sozial und medizinisch induzierte Befreiungsregelungen. Sozial induzierte Befreiungstatbestände galten z. B. für Kinder oder Bezieher niedriger Einkommen, medizinisch induzierte Befreiungen knüpften an Krankheitsbilder, z. B. an deren Schwere oder Dauer, an (in Deutschland finden sich beide Befreiungstatbestände im § 62 SGB V).

- Differenziert nach der Art der Zuzahlung dominierten in Deutschland und Österreich Gebühren. In Belgien, Frankreich, Dänemark standen hingegen prozentuale Zuzahlungen im Vordergrund. In der Schweiz gab (und gibt) es einen Selbstbehalt (sog. *Franchise*), kombiniert mit prozentualen Zu-zahlungen. Im Falle einer prozentualen Zuzahlung findet faktisch eine auto-matische Dynamisierung der Zuzahlungshöhe parallel zu Veränderungen der Vergütungen statt, während Zuzahlungen in Absolutbeträgen bei Ver-gütungsmodifikationen zunächst unverändert bleiben und ggf. per Gesetz angepasst werden müssen.

■ Relativ hohe prozentuale Zuzahlungen bei ärztlichen Leistungen, wie z. B. in Frankreich, müssen nicht zwangsläufig zu hohen finanziellen Belastun-gen der Patienten führen – insbesondere dann nicht, wenn die Vergütun-gen der Leistungserbringer gering bzw. die Zuzahlungen durch Höchstbe-träge oder prozentuale, einkommensabhängige Belastungsgrenzen in ihrer Höhe beschränkt sind. In manchen Ländern können die Versicherten zudem die ansonsten selbst zu tragenden Zuzahlungen durch private Restkosten-versicherungen auffangen (so in Frankreich).

■ Im Ergebnis der direkten Belastungsanalyse zeigte sich, dass die Versicher-ten in Deutschland zum Untersuchungszeitpunkt (dem Jahr 2000, also noch ohne die mit dem GKV-Modernisierungsgesetz im Jahr 2004 eingeführte Praxisgebühr) nur vergleichsweise gering mit Zuzahlungen belastet wur-den. So war damals der Anteil der Zuzahlungen an den Pro-Kopf-Gesund-heitsausgaben insgesamt in der Schweiz (13,9 %) vor Frankreich (9,0 %) und Dänemark (8,4 %) am größten. In Österreich lag dieser Anteil bei 6,4 %, in Deutschland bei 5,2 % und in den Niederlanden bei 4,1 %. Die Reihen-folge verändert sich nur geringfügig, wenn nach der direkten finanziellen Belastung pro Kopf im Jahr 2000 gefragt wird: Auch hier „führte" die Schweiz mit 391 Euro, gefolgt von Frankreich mit 186 Euro und – von oben abweichend – Österreich mit 169 Euro. In Dänemark fielen 147 Euro an, in Deutschland 106 Euro und in den Niederlanden 61 Euro.

■ Die Zuzahlungen verteilten sich dabei unterschiedlich auf die verschiede-nen Leistungsbereiche: Während den Zuzahlungen für die ambulante und stationäre medizinische Behandlung i. d. R. nur vergleichsweise geringe Bedeutung zukam, waren Zuzahlungen in der Arzneimittelversorgung und der zahnmedizinischen Versorgung in allen Ländern deutlich ausgeprägter.

Exkurs: Die Diskussion um die Belastung der Arbeitgeber durch Lohnnebenkosten

In den letzten Jahren wurde die gesundheitspolitische Debatte in Deutsch-land von der – eigentlich wirtschafts- bzw. arbeitsmarktpolitischen – Frage dominiert, wie die Finanzierung des Gesundheitswesens auszugestalten sei, um die Belastung des Faktors Arbeit zu reduzieren. Dem lag die Annahme zugrunde, dass insbesondere die hierzulande dominante Finanzierung über Sozialversicherungsbeiträge die Arbeitskosten verteuere und damit Wirt-schaft und Beschäftigung über die Maßen belaste. Anhänger dieser These – z. B. der Sachverständigenrat zur Begutachtung der gesamtwirtschaftlichen

Entwicklung – befürworten deshalb i. d. R. die Umstellung der GKV-Finanzierung auf Kopfpauschalen bzw. „Gesundheitsprämien", die vom Arbeitslohn abgekoppelt sind. Doch lässt sich die Annahme, die eine solche Forderung begründet, überhaupt empirisch bestätigen? Eine Studie der beiden Forschungsinstitute IGES und BASYS ist dieser Frage vor einigen Jahren vertieft nachgegangen (vgl. Kasten).

Studie: Die Belastung der Arbeitgeber durch gesundheitssystembedingte Kosten im internationalen Vergleich

Werden Unternehmen mit Sitz in Deutschland im internationalen Vergleich besonders stark durch gesundheitssystembedingte Kosten belastet und damit in ihrer Wettbewerbsfähigkeit gefährdet? Forscher von IGES (www.iges.de) und BASYS (www.basys.de) haben sich dieser Frage vor einigen Jahren im Auftrag der Techniker Krankenkasse angenommen (vgl. Häussler u. a. 2006). Sie sind dabei der Frage nachgegangen, wie hoch die Belastung der Arbeitgeber mit den Kosten der Gesundheitsversorgung in Deutschland ist. Ihre Untersuchung erstreckt sich auf die gesamtwirtschaftliche Ebene und auf ausgewählte Branchen; neben Deutschland wurden exemplarisch die Länder Schweiz, Frankreich, Niederlande, Polen, Großbritannien und USA einbezogen. Die Studie der beiden wissenschaftlichen Institute zeigt, dass die Belastung der Unternehmen durch Gesundheitskosten hierzulande keineswegs exorbitant hoch ausfällt. Im Einzelnen kommen die Autoren u. a. zu folgenden Ergebnissen:

- Von den insgesamt 283,3 Mrd. Euro, die in Deutschland im Jahr 2000 für gesundheitliche Belange – neben den Gesundheitsausgaben in der engeren Definition des Statistischen Bundesamtes wurden hier insbesondere auch die Kosten der Lohnfortzahlung im Krankheitsfall berücksichtigt – ausgegeben wurden, wurden 116,8 Mrd. Euro bzw. 41,2 % von den Arbeitgebern aufgebracht (davon entfielen 45,2 Mrd. Euro auf Beitragszahlungen zur GKV und 30,6 Mrd. Euro auf die Lohnfortzahlung).

- Am Wert aller in Deutschland produzierten Güter und Dienstleistungen von 3.650,5 Mrd. Euro (Produktionswert) machte diese gesundheitssystembedingte Arbeitgeberbelastung 3,2 % aus. Auf die Beitragszahlungen der Unternehmen an die GKV entfielen dabei 1,2 %, auf die Lohnfortzahlung 0,8 %. Diese Anteile beschreiben das Potenzial, um das in Deutschland hergestellte Produkte theoretisch günstiger würden, wenn die Arbeitgeber vollständig von den Gesundheitskosten entlastet würden.

- An den Arbeitskosten in Höhe von – damals – rd. 1.100 Mrd. Euro machte die gesundheitssystembedingte Arbeitgeberbelastung 10,6 % aus (davon die GKV- Beiträge 4,1 %, die Lohnfortzahlung 2,8 %). Um diese Anteile würden sich die Arbeitskosten theoretisch reduzieren lassen, wenn die Unternehmen vollständig von ihren Mitfinanzierungspflichten befreit würden.

- Die gesundheitssystembedingte Arbeitgeberbelastung pro Beschäftigten lag in Deutschland mit 3.013 Euro unter jener Frankreichs (3.792 Euro), der Niederlanden (3.474 Euro) und der USA (4.256 Euro). Die Belastung der britischen Arbeitgeber war mit 1.836 Euro deutlich niedriger, was die Autoren auf die im westeuropäischen Vergleich niedrigen Gesundheitsausgaben des Vereinigten Königreichs und die Steuerfinanzierung des dortigen Gesundheitswesens zurückführen. Die Belastung der Arbeitgeber in der Schweiz fiel mit 2.214 Euro ebenfalls deutlich niedriger aus, obwohl die Gesundheitsausgabenquote dort sogar etwas höher liegt als in Deutschland. Dies ist darauf zurückzuführen, dass sich das Schweizer Gesundheitssystem zu einem beträchtlichen Teil aus Kopfpauschalen finanziert, die die Versicherten alleine, also ohne Arbeitgeberbeteiligung, tragen müssen. Die Belastung der polnischen Unternehmen schließlich belief sich aufgrund des deutlich niedrigeren Lohnniveaus nur auf etwa ein Zehntel des deutschen Wertes (312 Euro).

■ Der Vergleich des Anteils der gesundheitssystembedingten Arbeitgeberbelastung am Produktionswert führte zu folgendem Ergebnis. Drei Länder, nämlich Polen (2,1 %), Schweiz (1,9 %) und Großbritannien (1,8 %) wiesen geringere Anteile als Deutschland auf. Die Anteile der anderen Länder fielen höher aus (Frankreich mit 3,6 % bzw. die Niederlande mit 3,7 %) oder waren identisch (USA).

Fazit: Im internationalen Vergleich der Belastung von Unternehmen durch Gesundheitskosten liegt Deutschland im Mittelfeld. Vor diesem Hintergrund kommen die Autoren der IGES/BASYS-Studie zu dem Ergebnis, dass die gesundheitssystembedingte Arbeitgeberbelastung sowohl bezogen auf Deutschland als auch bei international vergleichender Betrachtung „im Verhältnis zum Produktionswert einen nur geringen Anteil hat und damit kein großes Potenzial zur Stärkung der Wettbewerbsfähigkeit beinhaltet" (Bertram u. a. 2006: 30). Es spricht vor diesem Hintergrund wenig dafür, dass von einer moderaten Erhöhung des Beitragssatzes in der GKV spürbare negative Beschäftigungswirkungen ausgehen.

Wahrscheinlicher ist dagegen, dass höhere Ausgaben für Gesundheit, selbst wenn sie durch Sozialversicherungsbeiträge finanziert werden, zu mehr Beschäftigung führen: Da medizinische Dienstleistungen meist in Wohnortnähe der betroffenen Patienten oder Pflegebedürftigen erbracht werden, wirkt die Nachfrage unmittelbar im Inland, weist einen hohen inländischen Wertschöpfungsanteil auf und schafft damit vor allem hierzulande Beschäftigung. Folgt man einer – sehr vorsichtigen – Berechnung des Sachverständigenrates für die Konzertierte Aktion im Gesundheitswesen (heute: Sachverständigenrat zur Begutachtung der Entwicklung im Gesundheitswesen) aus dem Jahr 1996, würde ein Anstieg der Gesundheitsausgaben um ca. 0,5 Mrd. Euro zu einem positiven Beschäftigungseffekt von rd. 9.000 zusätzlichen Arbeitsplätzen führen. Saldiert mit möglichen Verlusten in anderen Wirtschaftszweigen würde sich demnach insgesamt ein Nettobeschäftigungseffekt von zusätzlich rd. 5.500 Arbeitsplätzen ergeben.

4 Stationäre Versorgung

4.1 Ausgaben für die stationäre Versorgung

Die stationäre medizinische Versorgung ist aufgrund der in den Krankenhäusern vorgehaltenen medizinisch-technischen Ausstattung und der Personalintensität der Versorgung sehr kostenträchtig. Es kann daher nicht überraschen, dass die Ausgaben für Krankenhausbehandlung auch im internationalen Vergleich im Regelfall den höchsten Anteil der Gesundheitsausgaben in Anspruch nehmen. Wie Abbildung 11 zeigt, bewegt sich dieser Anteil in den Vergleichsländern zwischen knapp 30 % und knapp 50 %. Der Anteilswert hängt dabei nicht nur von der Wirtschaftlichkeit der Leistungserbringung oder der Höhe der Bezahlung und dem Betreuungsschlüssel, sondern auch von den im jeweiligen Land vorherrschenden Versorgungsstrukturen und Behandlungspfaden ab – also davon, welche Behandlungen typischerweise ambulant oder stationär erbracht werden. Um die Position eines einzelnen Landes in diesem Vergleich vollständig zu erklären, wären also Detailanalysen erforderlich, die hier nur in begrenztem Umfang durchgeführt werden können.

Deutlich wird aber, dass die hohe Gesundheitsausgabenquote Deutschlands jedenfalls nicht auf den Bereich der stationären Versorgung zurück zu führen ist: Mit knapp 30 % ist der Anteil der Gesundheitsausgaben, die hierzulande für die Krankenhausversorgung ausgegeben werden, relativ niedrig. Nur Kanada liegt hier noch vor Deutschland; in Westeuropa weist kein anderes Land einen vergleichbar niedrigen Anteil auf.

Gemessen an international vergleichenden Statistiken erscheint die Leistungserbringung der deutschen Krankenhäuser also als eher wirtschaftlich. Das belegt auch ein Vergleich der Ausgaben für die stationäre Versorgung mit der Wirtschaftskraft (vgl. Abb. 12): Während die USA mehr als 5 % ihres BIP nur für die stationäre Versorgung aufwenden und auch einige andere Länder rund

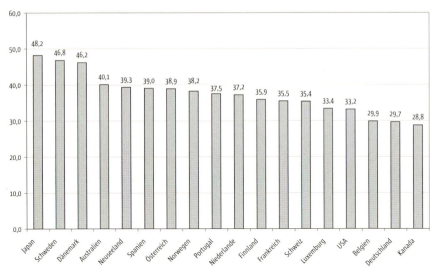

Abb. 11 Ausgaben für stationäre Versorgung in % der gesamten Gesundheitsausgaben (2007). Quelle: OECD Health Data 2009.

4 % des BIP dafür ausgeben, liegt Deutschland mit 3 % im unteren Mittelfeld. Zudem ist der stationäre Sektor in Deutschland auch nicht durch ein besonders starkes Ausgabenwachstum geprägt. In den 90er Jahren ist der Anteil der Krankenhausausgaben am BIP in Deutschland sogar rückläufig gewesen (vgl. Schölkopf/Stapf-Finé 2004).

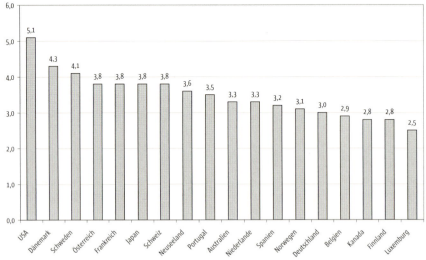

Abb. 12 Ausgaben für die stationäre Versorgung in % des BIP im Jahr 2007. Quelle: OECD Health Data 2009.

4.2 Versorgungskapazitäten, Leistungen und Verweildauer

4.2.1 Krankenhauskapazitäten und Versorgungsniveaus

Nachdem damit beschrieben ist, wie viel die OECD-Länder für ihre Krankenhäuser ausgeben, ist nun die Frage danach zu stellen, für welche Leistungen dieses Geld ausgegeben wird und in welchen Kapazitäten die Leistungen erbracht werden. Der internationale Vergleich von Versorgungsniveaus im stationären Sektor stützt sich insbesondere auf Daten zur Bettendichte – also auf das Verhältnis von Bettenzahl zur Zahl der Einwohner. Dabei muss allerdings berücksichtigt werden, dass die Vergleichbarkeit durch die unterschiedliche Rolle und Funktion der Krankenhausversorgung in den betrachteten Ländern zum Teil etwas eingeschränkt ist. So bietet die OECD z. B. auch Zahlen für die stationäre Versorgung insgesamt; darunter fallen dann aber z. B. auch psychiatrische Einrichtungen. Die im Folgenden präsentierten Zahlen beziehen sich demgegenüber ausschließlich auf die Akutversorgung. Psychiatrische Einrichtungen oder etwa Pflegeeinrichtungen bleiben also unberücksichtigt. Dies vorausgeschickt, führt der internationale Vergleich zu zwei zentralen Ergebnissen (vgl. auch Abb. 13):

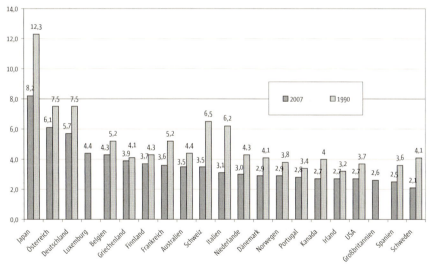

Abb. 13 Akutbetten in der stationären Versorgung je 1.000 Einwohner, 1990 und 2007.
Quelle: OECD Health Data 2009. Für einige Länder Angaben aus späteren Jahren.

Zum einen unterscheiden sich die betrachteten Länder zum Teil erheblich in ihren Versorgungsniveaus. Während insbesondere Japan, aber auch Deutschland und Österreich, sowie – etwas weniger ausgeprägt – Luxemburg und Belgien über vergleichsweise hohe Krankenhauskapazitäten verfügen und ihrer Bevölkerung mindestens 4 oder mehr Akutbetten je 1.000 Einwohner zur Verfügung stellen, gibt es zahlreiche Länder, die nur ein Versorgungsniveau von weniger als drei Betten pro 1.000 Einwohnern erreichen. Auffällig ist dabei ein Zusammenhang zwischen Versorgungsniveau und Grundstruktur des jeweiligen Gesundheitssystems: Während Länder, die ihre Gesundheitsversorgung über Sozialversicherungssysteme organisieren, tendenziell höhere Kapazitäten aufweisen, ist für Länder mit öffentlichen Gesundheitsdiensten eher eine niedrigere Versorgungsdichte charakteristisch.

Zum anderen haben in den letzten Jahren nahezu alle Länder unabhängig von der Struktur des Gesundheitssystems ihre Krankenhauskapazitäten reduziert – freilich in unterschiedlichem Ausmaß. Besonders deutlich fiel der Abbau in Japan, in der Schweiz und in Italien aus; dabei handelt es sich jeweils um Länder, die zu Beginn der 90er Jahre über sehr hohe Versorgungsniveaus verfügten.

Im internationalen Vergleich fällt auf, dass Deutschland im Jahr 2007 eines der höchsten Versorgungsniveaus in der stationären Akutversorgung aufwies. Allerdings hat auch hierzulande ein deutlicher Abbau von Kapazitäten stattgefunden: Zwischen 1990 und 2008 ist die Zahl verfügbarer Betten in deutschen Krankenhäusern (hier incl. psychiatrischer Einrichtungen) von rd. 686.000 auf rd. 500.000 und damit um 27 % gesunken (Quelle: Krankenhausstatistik des Statistischen Bundesamtes). Die häufig in der gesundheitsökonomischen Fachliteratur zu findende Annahme, das System der Planung und Finanzierung des stationären Sektors in Deutschland verhindere eine Anpassung der Kapazitäten an veränderte Bedarfslagen (insbesondere an sinkende Verweildauern, siehe dazu Abb. 15), lässt sich angesichts dieser Zahlen also kaum aufrechterhalten. Die deutschen Kliniken haben den internationalen Trend zur Reduzierung der Verweildauer und der Bettenkapazitäten offenbar trotz angeblich hinderlicher Planungs- und Finanzierungskompetenzen mit vollzogen.

Wie die schmerzlichen Erfahrungen anderer Länder zeigen, stößt der Abbau von Kapazitäten im stationären Sektor allerdings erkennbar an Grenzen: Auch wenn der medizinisch-technische Fortschritt die Verlagerung von Behandlungsfällen in den ambulanten Bereich ermöglicht, dürfte dem angesichts des demographischen Wandels jedenfalls mittelfristig ein Zuwachs an schweren, früher zum Teil kaum behandelbaren Fällen gegenüber stehen. Außerdem muss der Kapazitätsabbau dort Halt machen, wo sozialpolitisch gewollte Strukturen aufrechterhalten werden sollen. Das gilt insbesondere für die angemessene Versorgung des ländlichen Raumes.

Insofern sind der hier beschriebenen, fast in allen untersuchten Ländern gleichlaufenden Entwicklung der Reduzierung von Krankenhausbetten wohl Grenzen gesetzt – wo diese Grenzen genau verlaufen, ist allerdings kaum objektiv bestimmbar und hängt auch davon ab, wie es jeweils um das Versorgungsniveau in der ambulanten Versorgung, um das Versorgungsniveau in der Langzeitpflege sowie um die Koordination und Kooperation zwischen den verschiedenen Versorgungssektoren bestellt ist. Experten sind sich im Wesentlichen einig, dass Deutschland gerade beim letzten hier genannten Punkt noch einigen Nachholbedarf aufweist.

Zu knappe Kapazitäten in der stationären Versorgung können eine Rationierung von Krankenhausleistungen erforderlich machen. In diesem Fall können sich – „unter der Hand" oder offiziell akzeptiert bzw. sogar veröffentlicht – Wartelisten herausbilden. Die Wartezeiten auf bestimmte Operationen können zum Teil sehr lang sein. Dies belegen insbesondere die Daten aus einer zu Beginn des Jahrzehnts von der OECD durchgeführten Analyse der Wartelistenproblematik (vgl. Tab. 13; aktuellere vergleichbare Zahlen liegen leider nicht vor).

Tab. 13 Durchschnittliche Wartezeit für Operationen in Tagen (im Jahr 2000). Quelle: Siciliani/ Hurst (2003: 10).

Land	Hüft-OP	Knie-OP	Katarakt-OP	Gebärmutter-OP	Koronare Bypass-OP
Australien	163	201	179	54	44
Dänemark	112	112	71	k. A.	k. A.
Finnland	206	274	274	100	42
Großbritannien	244	281	206	159	213
Niederlande	96	85	111	61	k. A.
Norwegen	133	160	63	64	46
Schweden	k. A.	k. A.	199	k. A.	k. A.
Spanien	123	148	104	102	39

Verschiedene Untersuchungen belegen, dass oft gerade dort, wo die öffentliche Bereitstellung von Krankenhauskapazitäten mit der Steuerfinanzierung des Gesundheitssystems einhergeht, die Kapazitäten zu knapp ausfallen, um den tatsächlichen Bedarf decken zu können (vgl. Osterkamp 2002, Hurst/Siciliani 2003, Siciliani/Hurst 2003, Beske u. a. 2004, Schölkopf/Stapf-Finé 2004). So weisen vor allem Länder mit öffentlichen Gesundheitsdiensten zum Teil erhebliche Wartezeiten vor allem im Falle elektiver Krankenhausbehandlungen auf: Die OECD berichtet für die Jahre 2001/2002 Wartelistenprobleme in der medizinischen Versorgung – allerdings in unterschiedlichem Ausmaß – für folgende Länder: Australien, Dänemark, Finnland, Großbritannien, Irland, Italien, Kanada, Neuseeland, Niederlande, Norwegen, Schweden und Spanien, während Belgien, Deutschland, Japan, Frankreich, Luxemburg, Österreich, die Schweiz und die USA laut OECD keine Wartelistenprobleme kennen.

Die in den genannten Ländern angesichts unzureichender Krankenhauskapazitäten zum Teil erheblichen Versorgungsprobleme haben dort in den letzten Jahren allerdings zu Reformen geführt. So haben z. B. Australien, Kanada, die

Niederlande, Neuseeland und vor allem Großbritannien in den letzten Jahren beträchtliche Aufstockungen der Gesundheitsbudgets vorgenommen (vgl. Willcox et al. 2007, Schölkopf/Stapf-Finé 2004). Die britische Regierung hat sogar explizit das Ziel formuliert, bei den Gesundheitsausgaben zum europäischen Durchschnitt aufzuschließen. Die zusätzlichen Gelder werden insbesondere zur Einstellung zusätzlichen Personals und zur Sanierung der überalterten Krankenhäuser verwendet. Ziel ist u. a., die Zahl der Krankenhäuser im Zeitraum zwischen dem Jahr 2000 und dem Jahr 2010 um 100 aufzustocken (vgl. Ettelt et al. 2008: 24). Die in den „Mangelländern" umgesetzten Maßnahmen beinhalten daneben oft konkrete Zielsetzungen zum Ausmaß des Wartelistenabbaus. Dazu sollten neben dem Ausbau von Kapazitäten u. a. die Einführung neuer, die Produktivität der Leistungserbringung fördernder Vergütungsformen (i. d. R. DRG-basiert), eine Intensivierung ambulanter Operationsmöglichkeiten, Verbesserungen bei der Personalausstattung der Krankenhäuser und eine verstärkte Inanspruchnahme privater Anbieter beitragen.

Einigen Ländern fiel es gleichwohl schwer, mit solchen Maßnahmen Erfolge zu erzielen. So ist die durchschnittliche Wartezeit für eine Operation in Australien im Zeitraum von 2000 bis 2005 ungeachtet aller Maßnahmen zur Verbesserung der Krankenhausversorgung von 27 auf 29 Tage gestiegen. Großbritannien hingegen war mit seinen Maßnahmen einiger Erfolg beschieden: Die Zahl der Patienten, die mehr als ein halbes Jahr auf ihren Krankenhaustermin warteten, ist im englischen NHS von rd. 265.000 im März 2000 auf etwa 12.000 im November 2005 gesunken. Im Gegensatz zu Australien, das sich bei seinen Maßnahmen dominant auf Privatisierungsstrategien gestützt hat, hat Großbritannien vor allem auf den Einsatz von mehr Geld gesetzt. Im englischen NHS wurden die finanziellen Mittel für Krankenhäuser bspw. zwischen 2000 und 2005/2006 um rund 70 % angehoben (vgl. Übersichten bei Willcox et al. 2007). Diese Beispiele zeigen, dass zur Aufrechterhaltung einer bedarfsorientierten stationären Versorgung eben auch finanzielle Mittel und Behandlungskapazitäten in angemessenem Umfang zur Verfügung gestellt werden müssen.

4.2.2 Leistungen

Der im internationalen Vergleich in Deutschland unbestreitbar hohen Bettendichte wird immer wieder unterstellt, sie führe zu unwirtschaftlicher Leistungserbringung. Die Frage nach Effektivität und Effizienz des stationären Sektors kann aber keinesfalls ausschließlich anhand der Zahl aufgestellter Krankenhausbetten beantwortet werden. Eine sachgerechte Bewertung der Wirtschaftlichkeit von Krankenhäusern bzw. des stationären Sektors insgesamt hat vielmehr alle hierfür maßgeblichen Faktoren – dazu gehören insbesondere das Qualitätsniveau, die Personalausstattung und die Ausrüstung mit Medizintechnik – zu berücksichtigen.

Will man die Wirtschaftlichkeit des Krankenhaussektors unterschiedlicher Länder analysieren, kann man z. B. die hierfür verwendeten Ausgaben mit den tatsächlich erbrachten Leistungen vergleichen. Ein in internationalen Vergleichen üblicherweise herangezogener Indikator ist die Zahl der Fälle, die in Krankenhäusern aufgenommen und behandelt werden. Erneut zeigen die Daten der OECD hier große Unterschiede zwischen den betrachteten Ländern: Österreich und Frankreich weisen mit 27–28 Fällen je 100 Einwohnern mit Abstand die höchsten Krankenhausfallzahlen auf, gefolgt von Deutschland mit rd. 23 und Finnland mit 19 Fällen je 100 Einwohnern sowie einer weiteren Ländergruppe, die zwischen 17 und 18 Fälle aufweist (vgl. Abb. 14).

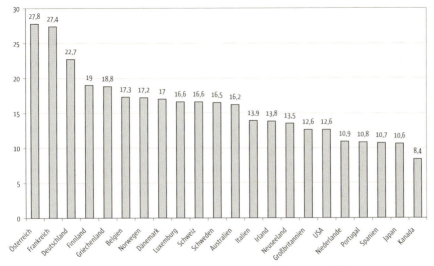

Abb. 14 Krankenhausfälle je 100 Einwohner im Jahr 2007. Quelle: OECD Health Data 2009. Für einige Länder abweichende Jahre. Die von der OECD für Frankreich berichteten Fallzahlen sind anzuzweifeln; sie dürften tatsächlich eher auf dem Niveau Deutschlands liegen (so Geissler u. a. 2009: 14).

Vergleicht man nun Fallzahlen und Kosten der Krankenhäuser und stellt damit die Frage nach der Effizienz der Versorgung, steht der stationäre Sektor in Deutschland gut da: Bei einer im Durchschnitt liegenden Ausgabenintensität (s. Kap. 4.1) wird hierzulande eine deutlich überdurchschnittliche Zahl von Behandlungsfällen versorgt (s. Abb. 14). Beim Verhältnis von Leistungen zu Kosten schneidet die deutsche Krankenhausversorgung also im internationalen Vergleich recht gut ab. Allerdings hängen die Krankenhausausgaben pro Fall von vielen Faktoren ab, insbesondere auch davon, welche Patientenklientel in den Krankenhäusern behandelt wird. Länder, die wie Kanada, Dänemark und die Niederlande sehr hohe Fallkosten aufweisen, fallen gleichzeitig auch durch einen sehr hohen Anteil an ambulanten Operationen auf. Das lässt vermuten, dass in diesen Ländern vorwiegend schwere Fälle – also Fälle mit hohem Aufwand – stationär behandelt werden, was die Fallkosten nach oben treibt (vgl. Geissler u. a. 2009: 8).

4.2.3 Krankenhausverweildauer

In der gesundheitsökonomischen Fachliteratur ist in der Vergangenheit immer wieder kritisiert worden, dass die Verweildauer in deutschen Krankenhäusern deutlich höher sei als in anderen Ländern. Das wird durch den internationalen Vergleich bestätigt: Nach Japan ist Deutschland das Land, in dem Patienten im Falle einer stationären Behandlung im Durchschnitt am längsten im Krankenhaus bleiben: 2007 betrug die durchschnittliche Verweildauer hierzulande noch 7,8 Tage; sie lag damit über allen anderen europäischen Ländern mit Ausnahme der Schweiz (vgl. Abb. 15).

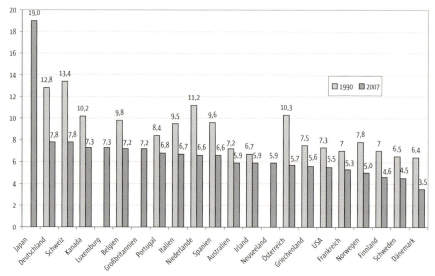

Abb. 15 Durchschnittliche Verweildauer im Akutkrankenhaus 1990 und 2007. Quelle: OECD Health Data 2009. Für manche Länder abweichende Jahre.

Deutschland hat aber immerhin eine Entwicklung vollzogen, die auch in den meisten anderen untersuchten Ländern beobachtbar ist: Die Krankenhausverweildauer konnte über die Jahre fast überall abgesenkt werden – zum Teil sogar sehr deutlich. Dieser Prozess hat sich meist bereits seit längerem vollzogen und damit nicht erst begonnen, nachdem neue Vergütungssysteme auf DRG-Basis eingeführt worden sind. Es kann daher auch keine Rede davon sein, dass Vergütungssysteme auf Basis tagesgleicher Pflegesätze per se die Reduzierung langer Verweildauern behindern. Dennoch dürfte die Einführung von Fallpauschalen als Vergütungsform maßgeblich zu dem hier beschriebenen Prozess immer kürzerer Verweildauern beigetragen haben.

Dass die deutschen Krankenhäuser nach wie vor durch eine vergleichsweise hohe Verweildauer gekennzeichnet sind, hat u. a. historische Gründe: Der deutliche Abbau setzte vor dem Hintergrund eines relativ hohen Ausgangsniveaus ein. Dieses wiederum hat seine Ursache auch in der in Deutschland lange Zeit über eher mangelhaften Versorgung im Bereich der ambulanten und stationären Altenpflege (vgl. Schölkopf 1999).

4.2.4 Wirtschaftlichkeit der Leistungserbringung

Die bisher aufgeführten Daten haben gezeigt: Trotz vergleichsweise hoher Bettenkapazitäten und langer Krankenhausaufenthalte gibt das deutsche Gesundheitswesen relativ wenig für die stationäre Versorgung aus. Das zeigt sich noch einmal deutlich, wenn man die Krankenhausausgaben je Fall betrachtet, die in Abb. 16 zur besseren Vergleichbarkeit in US-Dollar Kaufkraftparitäten dargestellt werden: Erneut fällt Deutschland durch vergleichsweise geringe Versorgungskosten auf. Nur in Finnland, Österreich und Frankreich waren die durchschnittlichen Fallkosten einer Krankenhausbehandlung im Jahr 2006 geringer als in Deutschland.

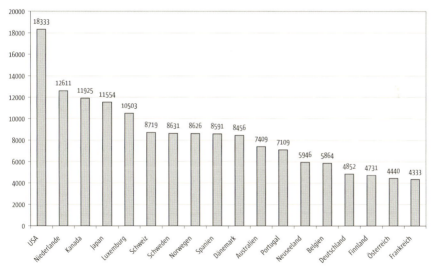

Abb. 16 Krankenhausausgaben je Fall in US-Dollar KKP (2006). Quelle: OECD Health Data 2008. KKP = Kaufkraftparitäten.

4.2.5 Personalausstattung

Ca. 70 % der Krankenhausausgaben sind Personalkosten. Eine wesentliche Ursache für die zum Teil sehr hohen Unterschiede in den Krankenhausfallkosten dürfte daher die unterschiedliche Personalausstattung sein; auch

Deutschlands Position dürfte damit zusammenhängen. Darauf weisen jedenfalls die in Abbildung 17 berichteten Daten hin. Demnach finden sich Länder
mit niedrigen Fallkosten bei der Personalausstattung eher am unteren Ende
des Vergleichs. Das gilt gerade auch für Deutschland, dessen Krankenhäuser
im internationalen Vergleich über eine sehr schlechte Personalausstattung
verfügen: Hierzulande kommen nur rund zwei Personalstellen auf ein Bett,
während in Ländern wie den USA oder Norwegen rund 5 Kräfte auf ein Bett
kommen. In Kanada, Irland, der Schweiz, Dänemark und Spanien beläuft sich
die entsprechende Quote auf 4 und liegt damit immer noch etwa doppelt so
hoch wie in Deutschland. Allerdings verliert der Indikator Personal pro Bett
in Zeiten sinkender Verweildauern immer mehr an Aussagekraft.

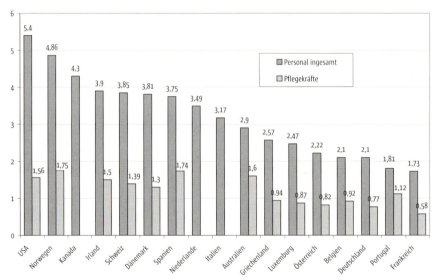

Abb. 17 Personal in der stationären Akutversorgung pro Bett. Quelle: OECD Health Data 2008.

4.3 Organisation, Planung und Finanzierung im stationären Sektor

Die Organisation der stationären Leistungserbringung variiert in den Vergleichsländern zum Teil erheblich (vgl. Tab. 14). So stehen Länder mit völlig
freier Krankenhauswahl Ländern gegenüber, in denen die Wahl des Behand-
lungsortes durch die Patienten nur eingeschränkt möglich ist. Letzteres gilt
im Regelfall für öffentliche Gesundheitssysteme, die die Behandlungspfade
der Patienten meist stärker lenken als Länder wie Deutschland. In staatlichen
Gesundheitssystemen kommen auch Wartezeiten und Wartelisten häufiger
vor als in Ländern mit gesetzlicher Krankenversicherung. Andererseits verlangen Länder, die ihr Gesundheitswesen am Sozialversicherungsprinzip
orientieren, häufiger Zuzahlungen bei stationärer Behandlung, während dies
in Ländern mit öffentlichem Gesundheitsdienst seltener der Fall ist. Schließ-

Tab. 14 Stationäre Versorgung nach freier Krankenhauswahl, Wartezeiten und Zuzahlungen.
Quelle: Eigene Zusammenstellung auf Basis der vorliegenden Länderinformationen.

Land	Freie Krankenhauswahl	Wartezeit	Zuzahlung
Australien	Ja	Ja	Keine in öffentlichen KH, 25 % in privaten KH
Belgien	Ja	Nein	27,27 Euro als Pauschale; 40,86 Euro für den ersten Tag, dann 13,59 Euro für jeden weiteren Tag
Dänemark	Bedingt (KH der gleichen Versorgungsstufe)	Ja	Keine
Deutschland	Ja	Nein	10 Euro/Tag für maximal 28 Tage im Jahr
Frankreich	Ja	Nein	20 %; zusätzlich 16 Euro/Tag
Großbritannien	Bedingt (Auswahl zwischen 4 oder 5 KH)	Ja	Keine
Italien	Bedingt (im Zuständigkeitsbereich der jeweiligen Gesundheitsbehörde)	Ja	Keine
Japan	Ja	Nein	30 % der Behandlungskosten, zusätzlich Beteiligung an Verpflegungskosten; maximal umgerechnet 450 Euro/Monat
Kanada	Bedingt (in der jeweiligen Provinz)	Ja	Keine
Niederlande	Ja	Ja	Keine
Österreich	Ja	Nein	Durchschnittlich 8 Euro/Tag
Schweden	Ja	Ja	Maximal 9 Euro/Tag, maximal 100 Euro im Jahr
Schweiz	Ja	Nein	300 CHF Selbstbehalt, bei weiteren Kosten 10 % bis maximal 700 Euro
USA	Nein (zumeist „managed care")	Nein	Medicare: Die ersten 1.068 $ selbst, ab dem 61. Tag 267 $/Tag
Norwegen	Ja	Ja	Keine
Finnland	Bedingt (nur über nationale Krankenversicherung)	Ja	26 Euro/Tag, maximal 590 Euro im Jahr
Neuseeland	k. A.	Ja	Keine
Griechenland	Ja	k. A.	Keine
Spanien	Bedingt	Ja	Keine
Portugal	Bedingt	Ja	5 Euro/Tag für maximal 10 Tage
Luxemburg	Ja	Nein	12 Euro für maximal 30 Tage
Irland	Nein	k. A.	Voll Anspruchsberechtigte: Keine Begrenzt Anspruchsberechtigte: 66 Euro/Tag, maximal 660 Euro im Jahr

lich haben Krankenhäuser in diesen Ländern meist deutlich mehr Möglichkeiten, selbst ambulante medizinische Leistungen anzubieten, weil dort die
fachärztliche Versorgung oft überwiegend oder ausschließlich durch die Kliniken organisiert wird (vgl. Busse/Wörz 2008: 53–54 sowie Kap. 5.3).

4.3.1 Krankenhausplanung

Das deutsche System der Krankenhausplanung ist in den letzten Jahren häufiger Gegenstand der Kritik gewesen (vgl. z. B. Rürup u. a. 2009). Ein zentrales
Problem wird dabei in der dualen Finanzierung des Krankenhaussektors bei
unzureichender Beteiligung der Finanzierer der Betriebskosten am Planungs-
prozess gesehen: Diese Aufgabenteilung entbinde die Planer von der Notwendigkeit, sich über die Folgekosten von Investitionen Gedanken zu machen,
was eine Überausstattung mit Kapazitäten und Großgeräten begünstige. Gefordert wird deshalb eine Regelung, die die Finanzierung der Investitionen –
und mithin auch die Planung – ganz oder teilweise in die Hand der Kostenträger legt. Darüber hinaus wird die Ansicht vertreten, die Einführung eines
DRG-basierten Vergütungssystems werde das derzeit geltende Planungssystem
mittelfristig obsolet machen: Die hierzulande dominierende Planung durch
die Bundesländer werde aufgrund der Wirkungen des neuen DRG-Vergütungs-
systems unter Anpassungsdruck gesetzt, weil Krankenhäuser nun versuchen
müssten, defizitär arbeitende Abteilungen zu schließen (was jedoch im Widerspruch zu den Zielen der Krankenhausplanung stehen kann) oder eben
andere Finanzierungsalternativen dafür zu finden.

Doch macht dies die staatliche Verantwortung für eine bedarfsgerechte Krankenhausversorgung überflüssig? Hat dies den Übergang der Planungskompetenzen auf die Krankenkassen zur Folge? Auch zur Beantwortung dieser Fragen
lohnt sich der Blick über die Grenzen. Dieser Blick kann nicht nur zeigen, wie
andernorts die stationäre Versorgung geplant wird und dabei beantworten, ob
sich andere Länder dafür entschieden haben, Planung und Finanzierung der
laufenden Kosten in eine Hand zu legen. Der Blick ermöglicht vielmehr auch
die Klärung der Frage, ob die Einführung von DRGs oder von ähnlich pauscha-
lierten Vergütungen andernorts zu einer solchen Verlagerung geführt hat.

Wie also planen andere Länder ihre stationäre Versorgung? Wer hat jeweils
die Verantwortung für die Vorhaltung angemessener Krankenhauskapazitäten, und welche Konsequenzen sind damit unter Umständen verbunden? Wer
entscheidet darüber, ob Krankenhäuser gebaut, eröffnet und für ihre Leistungen von den Kostenträgern bezahlt werden können? Verschiedene Lösungen
sind hier denkbar: Das Spektrum reicht vom rein staatlichen Planungsmodell,
in dem der Staat Standorte, vorzuhaltende Fachabteilungen und Bettkapazitäten vorgibt, bis hin zum reinen Wettbewerbsmodell, in dem Krankenhäuser
zwar keinen Marktbeschränkungen unterliegen, aber andererseits die Kostenträger über vertragliche Vereinbarungen mit den einzelnen Krankenhäusern

faktisch erheblichen Einfluss auf das vorhandene Angebot nehmen. Im Folgenden wird gezeigt, dass bislang das staatliche Planungsmodell noch dominiert, obwohl in den letzten Jahren einige Länder mehr Planungskompetenzen dezentralisiert oder in die Hände von Leistungserbringern und Krankenkassen bzw. regionalen Gesundheitsbehörden gegeben haben.

Wie in Deutschland, so ist auch in Belgien, Frankreich, Luxemburg, Österreich und der Schweiz – also Ländern mit vergleichsweise hohem quantitativen Versorgungsniveau, in denen oft unabhängigen Leistungserbringern Sozialversicherungen als Finanzierer gegenüberstehen – die Planung einer bedarfsgerechten Krankenhausinfrastruktur eine staatliche Aufgabe: Über Veränderungen der existierenden Krankenhausinfrastruktur durch Umstrukturierungen, Fusionen, Neu- oder Ersatzbauten entscheiden grundsätzlich staatliche Akteure (auch wenn insbesondere in Deutschland viele Krankenhäuser angesichts rückläufiger Investitionskostenförderung der Länder längst eigenständig vorgehen). Im Gegensatz zur deutschen Krankenhausplanung verläuft dies in den genannten Ländern allerdings meist in einem zweistufigen Prozess: Auf nationaler Ebene werden Rahmenvorgaben festgelegt, auf regionaler Ebene erfolgt die Konkretisierung.

Je nach Staatsstruktur und Regierungssystem variieren dabei die Kompetenzen von Zentralstaat und Regionen: Während z. B. in der Schweiz und in Österreich die Kantone bzw. Länder die Krankenhausplanung betreiben, dazu in ihren Plänen Standort, Fächerstruktur und Gesamtbettenzahl pro Krankenhaus festlegen und diese Pläne nur am zentralstaatlichen Rahmen orientieren, kommt den zentralstaatlichen Plänen – die ähnliche Vorgaben enthalten – in Belgien und Frankreich größere Bedeutung zu. So entscheiden in Frankreich die regionalen Krankenhausbehörden in Vertragsverhandlungen über die Zulassung der Krankenhäuser der entsprechenden Region zur Leistungserbringung und Abrechnung mit den Krankenkassen für einen bestimmten Zeitraum (drei bis fünf Jahre). Die von diesen Behörden entwickelten Pläne geben zudem die Kapazitäten – Standorte, Betten für jede Fachdisziplin – in den Regionen vor. Wenn die Investitionskosten sehr hoch sind, kommt aber der Zentralstaat ins Spiel: Krankenhausneubauten benötigen die Zustimmung des Gesundheitsministeriums in Paris.

In den skandinavischen Ländern, Kanada, Spanien und Italien erfolgen Planung und Bereitstellung stationärer Einrichtungen überwiegend öffentlich – in Skandinavien durch die Landkreise oder (wie in Finnland) durch landkreisübergreifende Zweckverbände, in Kanada durch die Bundesländer bzw. Provinzen, in Italien und Spanien durch die Regionen. Diese haben für die Bereitstellung der erforderlichen Krankenhauskapazitäten zu sorgen und entsprechende Pläne vorzulegen, die Standorte, Kapazitäten und vorzuhaltende Leistungen bestimmen. Über das Angebot von teuren, hochspezialisierten Leistungen entscheidet allerdings zum Teil der Zentralstaat mit – so z. B. in Dänemark. Ähnliches gilt für die meisten Länder mit nationalem Gesundheitsdienst, also für Australien, Irland und Portugal. Dass Planung und Finanzierung der Betriebskosten dort in einer Hand liegen, trägt allerdings nicht unbedingt zu einem bedarfsgerechten Angebot bei: Schließlich müssen die Kommunen, Regionen bzw. muss der Staat immer auch an die Folgekosten des vorgehaltenen Angebots denken – wohl eine der Ursachen für die Wartelistenprobleme Skandinaviens.

In einer dritten Ländergruppe gibt es keine direkte staatliche Einflussnahme auf das Angebot oder eine konkrete, planvolle Steuerung der Kapazitäten in der stationären Versorgung. Dies gilt für das Vereinigte Königreich, Neuseeland und die USA. In diesen Ländern orientiert sich das Angebot daher vor allem an der Nachfrage durch die Finanzierer und eben nicht am durch die öffentliche Hand mittels Planverfahren festgestellten Bedarf. So vereinbaren in Großbritannien die NHS-Krankenhäuser mit den *Primary Care Trusts* des NHS vorzuhaltende Leistungen und deren Mengen. Daraus ergibt sich quasi über einen Prozess des NHS-internen Marktes das Angebot vor Ort: Die Krankenhäuser planen ihr Angebot selbst auf Basis der genannten vertraglichen Vereinbarungen. Für Neubauten ist allerdings die Zustimmung des Londoner Gesundheitsministeriums erforderlich, das in den letzten Jahren freilich einen Ausbau der Krankenhauskapazitäten angestrebt hat. Ein vergleichbares Verfahren greift in Neuseeland.

Die Niederlande, bis vor einigen Jahren ein Land mit staatlicher Krankenhausplanung, hat sich diesen dezentralisierten, marktorientierten Weg offenbar zum Vorbild genommen. Dort waren bis zum Jahr 2006 die den deutschen Landesregierungen vergleichbaren Regionalregierungen für die Krankenhausplanung zuständig; die durch ein Sozialversicherungssystem gekennzeichnete Niederlande hätte damals also zur ersten Ländergruppe gezählt. Mit der Gesundheitsreform 2006 wurde die Zuständigkeit für die Planung allerdings auf regionale Anbieterorganisationen übertragen. Diese sollen nun in Zusammenarbeit mit den Krankenversicherungen die Planung für die stationäre Akutversorgung entwickeln. Die Pläne, insbesondere wenn sie Neubauten beinhalten, bedürfen allerdings noch der Zustimmung der jeweiligen Regionalregierung.

Wie dieser knappe Blick in andere Länder zeigt, setzen vor allem die mit Deutschland am ehesten vergleichbaren Länder Mitteleuropas bislang i. d. R. unverändert auf die Verantwortung des Staates für die Planung der Krankenhausversorgung: Dort, wo Krankenkassen für die Finanzierung der Gesundheitsleistungen zuständig sind, liegt die Verantwortung für die Vorhaltung einer bedarfsgerechten Infrastruktur im stationären Bereich meist nach wie vor beim Staat, und zwar unabhängig davon, wie die Krankenhäuser jeweils vergütet werden. Gleiches gilt – kaum überraschend – auch für die meisten Länder mit öffentlichem Gesundheitsdienst. Einige Länder (Großbritannien, Neuseeland und die Niederlande) setzen aber mittlerweile darauf, dass sich ein bedarfsgerechtes Angebot im stationären Bereich über Vertragsmodelle quasi „naturwüchsig" herausbilden wird. Bemerkenswert ist, dass diese, mit dem o. g. „reinen Marktmodell" verwandte Strategie sowohl in Ländern mit öffentlichem Gesundheitsdienst als auch in einem Land mit Sozialversicherungsdominanz vorkommt.

Deutschland wird wohl auch in den nächsten Jahren auf die gesundheitspolitische Verantwortung der Länder für eine flächendeckende und bedarfsgerechte Krankenhausversorgung nicht verzichten – Initiativen der Bundesregierung, die in Richtung einer stärkeren Beteiligung der Krankenkassen an der Krankenhausplanung zielten, haben die Bundesländer regelmäßig vereitelt. An dieser Ablehnung dürfte sich auch in absehbarer Zukunft nichts Wesentliches ändern, obwohl die herkömmliche Planung wohl immer mehr in Konflikt mit den durch die DRG-Vergütung ausgelösten Veränderungsprozessen auf dem Krankenhausmarkt kommen wird. Dass es auch anders gehen kann – nämlich über vertragliche Vereinbarungen zwischen Krankenhäusern und Finanzierern in Verbindung mit einer Letztverantwortung des Staates bei Marktversagen – zeigen Großbritannien und die Niederlande. Dass diese marktorientierten Verfahren eher mit leistungsorientierten Vergütungssystemen kompatibel sein dürften, liegt nahe. Ob sie allerdings auch eine bedarfsgerechte Krankenversorgung gewährleisten können oder ob sie am Ende vor allem die Sparvorstellungen der Kostenträger zu exekutieren helfen, ist eine Frage, die hier nicht beantwortet werden kann.

4.3.2 Investitionskostenfinanzierung

Das deutsche System der dualen Krankenhausfinanzierung steht seit seiner Einführung in der Kritik. Weil die Bundesländer sich keine Gedanken über die Folgekosten ihrer Investitionen machen müssten, wird es insbesondere für einen zu weitgehenden Ausbau bzw. einen ungenügenden Abbau von Krankenhauskapazitäten verantwortlich gemacht. Angesichts der Einführung des DRG-basierten Vergütungssystems hat sich die Diskussion über eine mögliche Reform der Investitionsfinanzierung in letzter Zeit zudem wieder intensiviert (vgl. z. B. Rürup u. a. 2009). Doch hat die Einführung eines Fallpauschalensystems zur Vergütung von Krankenhausleistungen automatisch ein monistisches Finanzierungssystem zur Folge? Der Blick über die Grenzen zeigt ein anderes Bild.

In Ländern mit nationalem Gesundheitsdienst wäre zu erwarten, dass die Investitionskosten gemeinsam mit den Betriebskosten abgerechnet oder zumindest im selben Budget kalkuliert werden, da der Finanzierer dort jeweils „der Staat" ist. Meist ist jedoch das Gegenteil der Fall. Einzig in Großbritannien greift überwiegend eine monistische Finanzierung: Dort müssen die Kliniken die meist über den Kapitalmarkt finanzierten, vorher jedoch – abhängig von der Höhe der Investitionssumme – vom Gesundheits- oder Finanzministerium gebilligten Investitionen wieder über ihre laufenden Einnahmen refinanzieren. Nur wirklich große Investitionen, z. B. der Bau völlig neuer Krankenhäuser, werden direkt durch die Regierung finanziert.

In Irland und Portugal werden die Investitionskosten und die laufenden Betriebskosten hingegen in separaten Haushaltstiteln des Staates geführt. In Australien wird dies in den einzelnen Bundesländern unterschiedlich gehandhabt: In einigen Ländern werden die Kapitalkosten in die laufenden Kosten eingerechnet, in anderen erfolgt eine separate Übernahme der Kapitalkosten. Eigenständige Budgets für Investitionskosten gibt es auch in den Ländern mit regionalisiertem oder kommunalem Gesundheitsdienst (Spanien, Italien, Dänemark, Schweden, Norwegen).

In den Ländern mit beitragsfinanzierter Krankenversicherung sind die duale Finanzierung bzw. vergleichbare Ansätze die Regel. Eindeutig erkennbar ist dies in Belgien, Luxemburg, in der Schweiz und in Österreich. Ansatzweise existiert die duale Finanzierung aber auch in Frankreich, wo Investitionskosten zum Teil über die laufende Vergütung und zum Teil über besondere öffentliche Beihilfen finanziert werden. Dort findet, wenn man so will, ein teilmonistisches System Anwendung. Die einzige klare Ausnahme bilden die Niederlande, denn dort greift ein monistisches Finanzierungssystem: Die Investitionsmittel sind in die Vergütung einkalkuliert. In den Vereinigten Staaten schließlich ist grundsätzlich die monistische Finanzierung die Regel. Die Unterfinanzierung durch die staatlichen Programme (Medicare und Medicaid) führt jedoch faktisch zu einer Quersubventionierung durch andere Kostenträger. Viele Krankenhäuser unterhalten zudem eigene Abteilungen zur Akquisition von Spenden, durch die ein beträchtlicher Teil der Investitionen finanziert wird.

Als Fazit bleibt festzuhalten: Auch die Investitionsfinanzierung weist in den untersuchten Gesundheitssystemen einige Unterschiede auf. Es ist allerdings keineswegs so, dass im internationalen Vergleich eine monistische Krankenhausfinanzierung dominieren würde. Das Gegenteil ist zutreffend: Zumeist gibt es separate Budgets für die Investitions- und die laufenden Kosten. Dies gilt insbesondere für die Länder, die ihr Gesundheitssystem über Sozialversicherungen organisieren: Mit Ausnahme der Niederlande ist dort jeweils der Staat für die Investitionskosten zuständig.

4.4 Die Vergütung der Krankenhäuser

Grundsätzlich lassen sich zwei Varianten der Vergütung der Krankenhausversorgung identifizieren: Auf der einen Seite finden sich retrospektive Vergütungssysteme, auf der anderen Seite stehen prospektive Vergütungssysteme. Die erste der beiden Varianten war in nicht wenigen Gesundheitssystemen Europas bis in die 8oer und beginnenden 90er Jahre hinein die dominante Vergütungsform für akutstationäre Einrichtungen. Dabei wurden die dem Krankenhaus entstandenen Kosten vollständig von den jeweiligen Finanzierungs-trägern erstattet. In Deutschland war diese Vergütungsform in Form des sog. Selbstkostendeckungsprinzips bis zum Jahr 1992 prägend: Bis zum Inkrafttre-ten des Gesundheitsstrukturgesetzes im Jahr 1993 hatten Krankenhäuser einen Anspruch darauf, dass die krankenhausindividuellen Selbstkosten praktisch vollständig aus öffentlichen Fördermitteln und Erlösen aus den Pflegesätzen gedeckt wurden. Die damit zwangsläufig verbundenen ökonomischen Fehl-anreize – Ineffizienzen bei der Leistungserbringung, Überinanspruchnahme usw. – führten im Kontext der Kostendämpfungspolitik der 80er Jahre zu einer zunehmenden Kritik dieser Vergütungsform vor allem seitens der Kostenträ-ger. Ab 1993 wurde das Prinzip der Selbstkostendeckung daher in Deutschland, ähnlich wie in anderen Ländern, Zug um Zug durch Budgetvereinbarungen und die Einführung fallpauschalierter Vergütungsformen abgelöst.

Diese Vergütungsinstrumente – Budgets und Fallpauschalen – sind hingegen prospektive Formen der Honorierung von Krankenhausleistungen. In der Ver-gangenheit dominierte dabei die Zuweisung oder Vereinbarung von Budgets: Für eine bestimmte Periode, in der Regel für ein Jahr, werden bei dieser Ver-gütungsform jeweils Honorarsummen (sog. Budgets) zwischen den Kosten-trägern und dem Krankenhaus vorab festgelegt. Basis der Berechnung sind dabei u. a. Annahmen zu den im Vereinbarungszeitraum erwarteten Patien-tenzahlen. Entstehen dem Krankenhaus während der Laufzeit der Vereinba-rung jedoch Kosten, die das vereinbarte Budget überschreiten, kann es nicht damit rechnen, hierfür *automatisch* einen Ausgleich zu erhalten. Möglich sind allenfalls Kompensationszahlungen in beschränkter Höhe für den Fall, dass die tatsächlichen Fallzahlen deutlich über den dem vereinbarten Budget zu-grunde gelegten Fallzahlen liegen. In Deutschland erhielten Krankenhäuser in solchen Fällen vor der Einführung der DRG-Vergütung sog. „Mehrerlösaus-gleiche". Die Vergütung des stationären Bereichs über Budgets war nicht auf bestimmte Typen von Gesundheitssystemen beschränkt; sie existierte neben Deutschland vielmehr in so unterschiedlichen Ländern wie Österreich, Bel-gien, Dänemark, Frankreich, Luxemburg und Spanien.

In den letzten 15 Jahren hat sich die Vergütung der Krankenhäuser in fast allen hier betrachteten Ländern nochmals deutlich verändert: Heute werden die meisten Krankenhäuser ganz oder zumindest teilweise „aktivitätsbezogen" vergütet. Dies geschieht i. d. R. über fallpauschalierte Vergütungssysteme auf Basis der sog. *Diagnoses Related Groups* (DRGs). DRGs sind ein ökonomisch-me-dizinisches Klassifikationssystem, mit dem Patienten auf Basis ihrer Diagno-sen und der durchgeführten Behandlungen in Fallgruppen eingeordnet wer-den. Die Fallgruppen werden nach dem für die Behandlung erforderlichen ökonomischen Aufwand differenziert und kostenmäßig bewertet.

Die konzeptionelle Entwicklung von DRGs begann 1967 an der Yale-Universi-tät; die Fallgruppen waren damals noch nicht als Vergütungssystem, sondern als reines Patientenklassifikationssystem konzipiert, das dem Krankenhausmanagement zur Messung, Evaluierung und Steuerung der Behandlungen dienen sollte (vgl. Lüngen/Rath 2009). Die DRGs wurden dann jedoch ab Ende der 70er Jahre im Bundesstaat New Jersey und ab 1983 in der gesamten USA im Rahmen von Medicare zur Vergütung stationärer Behandlungen verwendet.

Wie Tabelle 15 zeigt, fand dieses Instrument in der Folge international immer weitere Verbreitung. Mittlerweile haben sich die Krankenhaus-Fallpauschalen in den meisten Gesundheitssystemen der OECD-Mitgliedsstaaten fest etabliert. Die DRGs wurden dabei häufig zunächst zur Qualitätssicherung und Budgetierung eingesetzt, also zur Festlegung von Jahresbudgets auf Basis des *Case-Mix* (der Zusammensetzung der Behandlungsfälle) des Vorjahres oder des laufenden Jahres. Diese Budgets konnten auch auf ganze Regionen bezogen sein. Dies gilt insbesondere für Gesundheitssysteme föderal aufgebauter Staaten bzw. in staatlichen Gesundheitssystemen, die die DRGs zur Verteilung der Zuweisungen auf bestimmte Versorgungsregionen verwenden bzw. verwendeten. In Ländern wie Belgien, Frankreich und Großbritannien wurden Fallpauschalen bereits Anfang der 90er Jahre eingeführt, dienten aber zunächst

Tab. 15 Zeitpunkte der DRG-Einführung. Quelle: HOPE (2006: 32–34); für Australien, Kanada und USA Lüngen/Rath (2009); dort für einige europäische Länder abweichende Angaben. Zum Teil von den hier berichtenden Angaben abweichende Zeitpunkte bei Erlandsen (2007: 9). Für Schweden: Angaben für Stockholm.

Land	Politische Entscheidung	Einführung in den Krankenhäusern	Einsatz als Vergütungs-instrument	Vollständige Umsetzung
Portugal	1987	1990	1990	
Frankreich	1986	1989	2004	2012
Österreich	1987	1989	1997	1997
Belgien	1987	1990	2002	2005
Finnland	1987	1997	1998	
Spanien	1992	1992	1996	
Italien	1992	1995	1995	1998
Schweden	1992	1992	1992	1992
Dänemark	1995	1997	2000	2000
Niederlande	2000	2005	2005	
Deutschland	2000	2003	2005	2009
Schweiz	2002	2002	2008	2010
England		1994	2003	2008
Australien		1993	1993	
Kanada		1989		
USA		1983	1983	

nicht der direkten Vergütung der Kliniken (vgl. Lüngen/Rath 2009: 142). Die Nutzung der DRGs zur Abrechnung bzw. Vergütung einzelner Krankenhausfälle erfolgte dort vielmehr erst deutlich später. In etlichen Ländern werden zudem nur Teile der Leistungen durch DRGs vergütet, bzw. determinieren die DRGs nicht die gesamten Einnahmen der Krankenhäuser (in der Schweiz und Österreich erhalten die Krankenhäuser z. B. einen Teil der laufenden Kosten direkt aus Mitteln der Länder bzw. Kantone). In Deutschland wurden die DRGs hingegen gleich zur Vergütung der Krankenhausleistungen eingesetzt – freilich im Rahmen einer mehrjährigen Konvergenzphase, die erst mit dem Jahr 2009 abgeschlossen ist.

Die meisten DRG-Systeme fußen damit zwar auf den gleichen Grundgedanken, nämlich dem Zusammenfassen von ökonomisch ähnlich kostenträchtigen Fällen zu Gruppen. Sie haben aber sehr unterschiedliche Entwicklungsstufen erreicht. Die Forschung über Gemeinsamkeiten und Unterschiede der DRG-Systeme im internationalen Vergleich steht noch am Anfang. Das Anfang 2009 begonnene, durch das 7. EU-Forschungsrahmenprogramm geförderte EuroDRG-Projekt (www.eurodrg.eu) soll dies ändern und z. B. analysieren, welche strukturellen Faktoren (Krankenhausgröße u. ä.) Kosten, Qualität und Effizienz der stationären Versorgung beeinflussen.

Weiterführende Informationen

Weiterführende Literatur zum internationalen Vergleich der Varianten der Krankenhausplanung, Investitionskostenfinanzierung und -vergütung ist zu finden bei: Ettelt, Stefanie et al., 2008: Capacity planning in health care. A review of the international experience, WHO (kostenlos als pdf-Dokument abrufbar über www.euro.who.int/Document/E91193.pdf); European Hospital and Healthcare Federation (Hrsg.), 2006: DRGs as a financing tool, Brüssel; Dexia/HOPE, 2009: Hospitals in the 27 Member States of the European Union, La Défense: Dexia Editions; Lüngen, Markus/Rath, Thomas, 2009: Auswirkungen der deutschen DRG-Einführung: Internationale Erfahrungen im Überblick, in: Rau, Ferdinand u. a. (Hrsg.): Auswirkungen der DRG-Einführung in Deutschland. Standortbestimmung und Perspektiven, Stuttgart: Kohlhammer, 131–144; sowie Stapf-Finé, Heinz/Schölkopf, Martin, 2003: Die Krankenhausversorgung im internationalen Vergleich. Zahlen, Fakten, Trends, Düsseldorf: Deutsche Krankenhaus Verlagsgesellschaft

5 Die ambulante ärztliche Versorgung

5.1 Ausgaben für die ambulante Versorgung

Die Basislast der medizinischen Versorgung wird in allen hier analysierten Gesundheitssystemen von ambulant tätigen Ärzten getragen. Ein internationaler Vergleich der Ausgaben für die ambulante *ärztliche* Versorgung ist allerdings nicht möglich, weil entsprechende Daten nicht in dieser Abgrenzung vorliegen. Zwar erfasst die OECD die Daten grundsätzlich unabhängig vom Einrichtungstyp, so dass auch ambulante Leistungen am Krankenhaus berücksichtigt sind. Die Daten der OECD umfassen aber neben den ambulanten ärztlichen Leistungen auch die Ausgaben für ambulante zahnärztliche Versorgung, Physiotherapie, ambulante Krankenpflege und Krankentransporte. Insofern können die folgenden, auf den Daten der OECD beruhenden Schaubilder nur auf aggregiertem Niveau darstellen, welche finanzielle Bedeutung der ambulanten Versorgung jeweils *insgesamt* zukommt. Die Ausgaben für die ambulante ärztliche Versorgung sind davon nur ein Teil, dessen konkrete Höhe hier leider nicht abgebildet werden kann.

Welchen Anteil die Ausgaben für ambulante Versorgung an den gesamten Gesundheitsausgaben jeweils stellen, verdeutlicht Abbildung 18. In Australien und den USA machen diese Ausgaben demnach mehr als ein Drittel der gesamten Aufwendungen für Gesundheit aus. In einer Ländergruppe, zu der auch noch Deutschland gehört, stellen die Ausgaben für ambulante Versorgung rund 30 % aller Gesundheitskosten. Weniger als ein Viertel aller Ausgaben verwenden hingegen nur Österreich, die Niederlande und Schweden.

Vergleicht man, welchen Anteil an der Wirtschaftskraft die Kosten der ambulanten Versorgung in Anspruch nehmen, fällt zunächst die herausgehobene Stellung der USA auf: Dort werden mehr als 5 % des BIP nur für diesen Ausgabenbereich beansprucht (vgl. Abb. 19). Mit deutlichem Abstand folgen dann

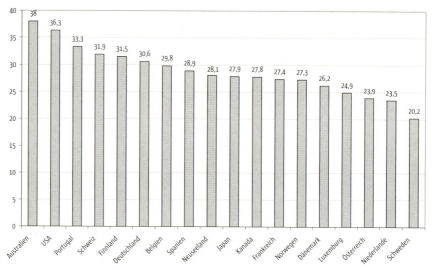

Abb. 18 Ausgaben für ambulante Versorgung in % der gesamten Gesundheitsausgaben (2007).
Quelle: OECD Health Data 2009. Für manche Länder abweichende Jahre.

die Schweiz (3,4 %) sowie Australien, Deutschland und Portugal, wo immerhin
jeweils 3,1 % des BIP für ambulante Gesundheitsleistungen ausgegeben werden. Weniger als 2 % des BIP fallen für die ambulante Versorgung nur in Luxemburg und Schweden an. Welche Versorgungskapazitäten mit diesen Ausgaben finanziert werden, schildert Kapitel 5.2.

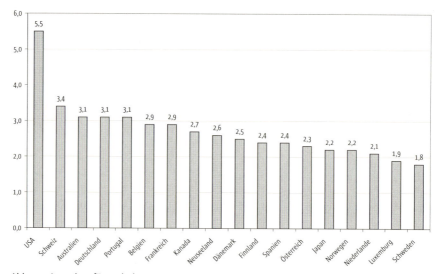

Abb. 19 Ausgaben für ambulante Versorgung in % des BIP (2007). Quelle: OECD Health Data
2009. Für manche Länder abweichende Jahre.

5.2 Versorgungskapazitäten und Inanspruchnahme

Ein ausreichendes Angebot gut ausgebildeter Ärzte ist von zentraler Bedeutung für eine angemessene und regional ausgewogene medizinische Versorgung. Wie die Daten der OECD belegen, gibt es im internationalen Vergleich allerdings eine große Varianz des Versorgungsniveaus mit praktizierenden Ärzten (vgl. Abb. 20). Während sich die Ärztedichte – gemessen als Zahl praktizierender Ärzte auf jeweils 1.000 Einwohner – in manchen Ländern auf vier oder mehr beläuft (Griechenland, Belgien), gibt es andererseits auch einige Länder, deren Versorgungsniveau gerade einmal halb so hoch ist (USA, Neuseeland, Kanada, Japan). Deutschland findet sich mit einer Ärztedichte von 3,5 im oberen Mittelfeld. Eine drohende Unterversorgung mit Medizinern ist damit hierzulande derzeit wohl eher nicht gegeben – jedenfalls dann nicht, wenn man als Referenzmaßstab die Versorgungssituation in anderen Ländern gelten lässt.

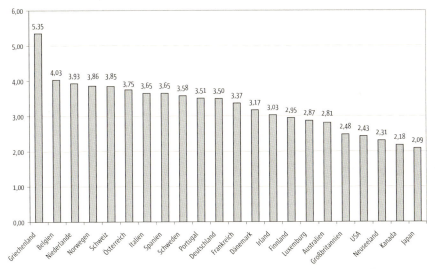

Abb. 20 Versorgung mit praktizierenden Ärzten im internationalen Vergleich (2007; Ärzte pro 1.000 Einwohner). Quelle: OECD Health Data 2009

Trotz der nicht nur in Deutschland thematisierten Krisenszenarien hat die Ärztedichte zudem in fast allen Vergleichsländern in den vergangenen Jahrzehnten deutlich zugenommen – allerdings mit abnehmender Dynamik. So ist die Ärztedichte im Zeitraum von 1975 bis 1990 in den Ländern, für die die OECD Daten berichten kann, noch um durchschnittlich 3,3 % gestiegen. Von 1990 bis 2007, also in einem vergleichbar langen Zeitraum, war zwar auch eine Zunahme zu beobachten; diese belief sich allerdings nur noch auf durchschnittlich 1,7 %. Nur Österreich und Großbritannien wiesen im aktuelleren Zeitraum eine Wachstumsrate auf, die nicht unter jener des früheren Betrach-

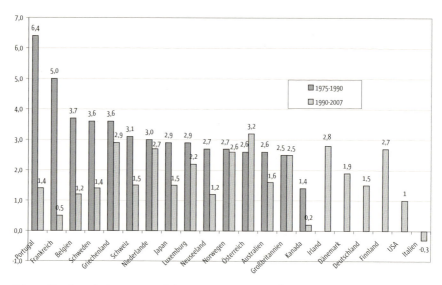

Abb. 21 Zunahme der Versorgungsdichte mit praktizierenden Ärzten, 1975–1990 und 1990–2007 (durchschnittliches jährliches Wachstum in %). Quelle: OECD Health Data 2009.

tungszeitraums lag (vgl. Abb. 21). Dass sich die Wachstumsdynamik in den Heilberufen abgeschwächt hat, ist u. a. Ergebnis politischer Maßnahmen, die auf eine Beschränkung des Marktzugangs zielten. So haben einige Länder in den 80er und 90er Jahren striktere Zutrittsschranken beim Hochschulstudium eingeführt oder die Zahl der Studienplätze reduziert. Zu diesen Ländern gehörte auch Deutschland.

Zukünftig wird der Anstieg der Arztzahlen über kurz oder lang an seine Grenzen stoßen. Angesichts der demografischen Entwicklung und des erwartbaren altersbedingten Ausscheidens vieler Ärzte kann dann womöglich auch ein Rückgang nicht mehr ausgeschlossen werden. Um dies zu verhindern oder jedenfalls sicherzustellen, dass der wachsenden Nachfrage nach medizinischer Versorgung auch in Zukunft angemessen Rechnung getragen werden kann, müssen in Zukunft wohl in allen Gesundheitssystemen Veränderungen auf den Weg gebracht werden. Denkbar sind Instrumente wie Zuwanderung, Ausbildungs- und Qualifizierungsmaßnahmen, die Steigerung der Attraktivität der Ausbildung sowie die Delegation ärztlicher Aufgaben auf andere Gesundheitsberufe (vgl. OECD 2008) – auch in Deutschland wird über solche Instrumente längst diskutiert; bzgl. der Delegation ärztlicher Aufgaben auf Gemeindeschwestern gibt es hierzulande in einigen Bundesländern bereits erfolgreiche Praxisbeispiele.

Hinweis zur Interpretation der Daten in Abb. **20–22** (vgl. OECD 2007: 56): In der Definition der OECD sind praktizierende Ärzte jene Ärzte, die tatsächlich aktiv in der medizinischen Versorgung engagiert sind. In einigen Ländern der

OECD werden darunter auch Ärzte im Praktikum und in Ausbildung gezählt, in anderen jedoch nicht. Im Regelfall berichtet die OECD Kopfzahlen, nur für Norwegen werden für Jahre vor 2002 Vollzeitäquivalente herangezogen. Für mehrere Länder sind die Angaben zu hoch, weil der OECD von dort nicht die Zahl der praktizierenden Ärzte, sondern die Zahl der Ärzte mit dem Recht zu praktizieren geliefert wird (dies gilt für Irland, die Niederlande, Neuseeland und Portugal). Die Zahlen für Spanien wiederum fallen zu hoch aus, weil sie auch Zahnärzte beinhalten. Nicht alle Länder sind zudem in der Lage, die Zahl praktizierender Ärzte so differenziert darzustellen, dass sich Allgemeinärzte und Fachärzte in klarer Abgrenzung abbilden lassen (weil in manchen Ländern die Ärzte in Ausbildung nicht den Fachdisziplinen zugeordnet werden oder Ärzte in privater Praxis nicht differenziert ausgewiesen werden).

Abbildung 22 stellt die Allgemein- und Facharztdichte im OECD-Vergleich dar. Auffällig ist zunächst bei beiden Arztgruppen die hohe Varianz. So reicht die Arztdichte bei den Allgemeinärzten von 0,3 Ärzten (Griechenland) bis zu 2,0 Ärzten (Belgien) je 1.000 Einwohner. Ähnlich extrem fallen die Unterschiede in der Facharztdichte aus: Hier steht dem Höchstwert von 3,4 in Griechenland der niedrigste Wert von knapp 0,5 in den Niederlanden gegenüber. Zudem fällt auf, dass in der überwiegenden Zahl der Vergleichsländer die Fachärzte mehr oder weniger deutlich die Mehrzahl stellen; nur in Belgien, Frankreich, Portugal, Australien und Neuseeland ist nahezu ein Gleichstand zwischen Allgemein- und Fachärzten festzustellen. Beides verdeutlicht, dass das Verhältnis von Allgemein- zu Fachärzten nicht ein für allemal feststeht, sondern offenbar Ergebnis des Einflusses diverser Faktoren auf der nationalen Ebene ist. Zu diesen Faktoren dürfte u. a. die Verteilung der ärztlichen Vergütung auf die unterschiedlichen Arztgruppen gehören, aber wohl auch der dominan-

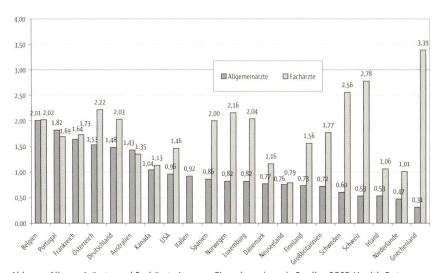

Abb. 22 Allgemeinärzte und Fachärzte je 1.000 Einwohner (2007). Quelle: OECD Health Data 2009.

te Ort der Leistungserbringung im Falle fachärztlicher Versorgung (in privater Praxis oder im Krankenhaus).

5.2.1 Inanspruchnahme der ambulanten ärztlichen Versorgung

In welchem Umfang die ambulante ärztliche Versorgung von den Patienten in Anspruch genommen wird, ist im internationalen Vergleich nur schwer ermittelbar. Erfasst wird dieser Indikator über die durchschnittliche Anzahl der Kontakte von Haus- bzw. Facharzt und Patient aufgrund einer Beratung, Untersuchung oder Behandlung pro Jahr (ohne telefonische Kontakte). Da in vielen Ländern die ambulante fachärztliche Versorgung auch oder ausschließlich an den Krankenhäusern erbracht wird, sind auch solche Kontakte zu erfassen, wenn der Vergleich Sinn ergeben soll. Informationen dazu lassen sich aus standardardisierten Erhebungen, z. B. aus dem Europäischen Haushaltssurvey ECHP, oder aus einschlägigen nationalen Erhebungen (Gesundheitssurveys oder Abrechnungsdaten), entnehmen. Das Forschungsinstitut BASYS hat versucht, entsprechende Informationen für EU-Mitgliedstaaten zu erfassen (vgl. Schneider u. a. 2007: 130), weist aber darauf hin, dass eine vollständige Vergleichbarkeit dennoch nicht immer gegeben ist.

So weichen die im Rahmen des Europäischen Haushaltssurveys ermittelten Daten zum Teil stark von nationalen Veröffentlichungen ab. Solche Unterschiede können sich aus abweichenden Definitionen bzw. – in Umfragen – unterschiedlichen Wahrnehmungen und Interpretationen des Kontakts ergeben (werden z. B. telefonische Kontakte berücksichtigt oder nicht). Der von der OECD herangezogene Indikator „Abrechnungsfälle je 1.000 Einwohner" ist mit Blick auf Deutschland international nicht vergleichbar, weil es sich dabei um den ersten Kontakt im Quartal handelt, der Patient aber einerseits tatsächlich häufiger zum Arzt gehen kann, und andererseits lediglich die Behandlungsfälle der GKV-Versicherten, also nicht der Privatpatienten, erfasst sind. Insoweit sind für Deutschland die Ergebnisse von Gesundheitssurveys ergiebiger. Unter Berücksichtigung dieser methodischen Hinweise und Einschränkungen ergeben sich für den internationalen Vergleich der Inanspruchnahme ambulanter medizinischer Behandlung folgende Ergebnisse (vgl. auch Abb. 23):

- Die Häufigkeit der Kontakte mit Hausärzten streut im internationalen Vergleich erheblich. Während die Versicherten in Belgien, Frankreich, Deutschland, Portugal und Großbritannien im Durchschnitt mindestens viermal im Jahr den Hausarzt aufsuchen, kontaktieren die Finnen, Griechen und Schweden ihre Hausärzte nur rund zweimal oder seltener.
- Ähnliches gilt für die ambulante fachärztliche Behandlung; auch hier ist die Varianz erheblich: Die Deutschen kommen durchschnittlich auf fast fünf Kontakte pro Jahr, in Dänemark und Irland hingegen beläuft sich die durchschnittliche Kontaktrate auf weniger als einen Besuch.

■ Auffällig ist die insgesamt herausgehobene Stellung Deutschlands: Bei den Hausarztkontakten findet sich das deutsche Gesundheitssystem auf Rang 2, bei den Facharztkontakten auf Rang 1. Insgesamt kontaktieren die Deutschen ambulant tätige Ärzte demnach durchschnittlich neunmal im Jahr und damit deutlich häufiger als alle anderen Bewohner Westeuropas.[3]

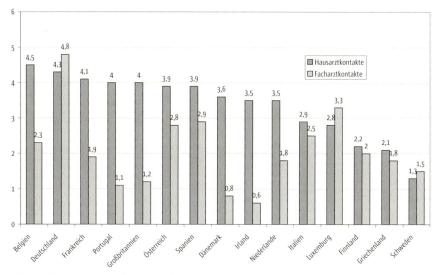

Abb. 23 Hausarzt- und Facharztkontakte pro Kopf und Jahr (2004). Quelle: Schneider u. a. 2007: 128, 132.

Die Zahl der Arztkontakte hängt u. a. davon ab, ob die Patienten die Möglichkeit der freien Arztwahl haben, ob sie ambulant tätige Fachärzte direkt kontaktieren können, welcher Abrechnungsmodus (Sachleistungs- oder Kostenerstattungsprinzip) greift, wie hoch die Zuzahlungen beim Arztbesuch sind sowie von der Frage, ob Teilbereiche der ambulanten Versorgung von anderen Berufsgruppen übernommen werden. Die für Deutschland festgestellte hohe Kontaktrate dürfte sich insbesondere mit der freien Arztwahl und der sog. „doppelten Facharztschiene" erklären lassen – also mit der Tatsache, dass der Zugang zur ambulanten medizinischen Versorgung hierzulande nahezu ohne Barrieren möglich ist. Steuernd hat bisher ausschließlich die Praxisgebühr gewirkt: Danach ist die Kontakthäufigkeit insgesamt seit ihrer Einführung im Jahr 2004 abgesunken und auch auf einem etwas niedrigeren Stand geblieben (vgl. Reiners/Schnee 2007). Dass Schweden eine sehr geringe Zahl von Arztkontakten aufweist, dürfte wiederum damit zusammenhängen, dass dort

---

3 Es spricht einiges dafür, dass die von Schneider u. a. (2007) für Deutschland berichtete Zahl die tatsächliche Arztkontaktrate sogar unterschätzt: Folgt man den Ergebnissen des GEK Reports ambulant-ärztliche Versorgung, haben die Deutschen im Jahr 2007 durchschnittlich 18-mal einen niedergelassenen Arzt aufgesucht (vgl. GEK 2009).

insbesondere in dünner besiedelten Regionen die ambulante medizinische Versorgung zum Teil von ambulanten Pflegediensten erledigt wird (vgl. Beske u. a. 2005: 200–201).

5.2.2 Arbeitszeit und Arbeitsbelastung

In der öffentlichen Diskussion wird häufig auf die vergleichsweise langen Arbeitszeiten von Ärzten verwiesen. Der internationale Vergleich bestätigt dies grundsätzlich: Sowohl niedergelassene Haus- als auch Fachärzte arbeiten zumeist mehr als 50 Stunden in der Woche (vgl. Tab. 16). In Deutschland sind die durchschnittlichen Arbeitszeiten sogar etwas höher als in den Vergleichsländern. Gravierende Unterschiede im Vergleich zu anderen Ländern, in denen Ärzte selbständig in eigener Praxis arbeiten, lassen sich beim Blick über die Grenzen allerdings nicht feststellen. Auffällig sind jedoch die geringeren Arbeitszeiten der Ärzte in Finnland und in Großbritannien (hier: nur Hausärzte). Dies dürfte der Tatsache geschuldet sein, dass die Ärzte dort zumeist als Angestellte beschäftigt sind; im Gegensatz zu Selbständigen gibt es für Angestellte Arbeitszeitregelungen, die einzuhalten sind.

Tab. 16 Wochenarbeitsstunden von Haus- und Fachärzten, um 2004. Quelle: Fujisawa/Lafortune 2008: 28, für Deutschland: Stiftung Gesundheit 2006: 6.

Land	Hausärzte	Fachärzte
Österreich (2002)	53	53
Deutschland (2006)	55	57
Kanada (2003)	51	54,5–57,6
Finnland (2006)	39,5	43,6
Frankreich (2001)	52,8	50,6
Luxemburg (2002)	50–60	50–60
Niederlande (2001)	53,4	50–55
Großbritannien (2005/2007)	44,4	50,2
USA (2003)	51,4	54,3

Auch eine vom Commonwealth Fund im Jahr 2006 bei ambulant tätigen Ärzten in 7 Ländern durchgeführte, repräsentative Befragung bestätigt die etwas höhere Arbeitszeit deutscher Ärzte (vgl. Tab. 17). Die Ergebnisse dieser Befragung machen zudem deutlich, dass die Zeit, die die Ärzte direkt mit den Patienten verbringen, nahezu unabhängig von der insgesamt aufgewandten Arbeitszeit bei rund 30 Wochenstunden liegt. Das gilt auch für die deutschen Ärzte, deren insgesamt höhere Arbeitszeit sich durch mehr Zeitaufwand für Maßnahmen zur Qualitätsverbesserung und für administrative Tätigkeiten erklärt. Dabei ist zu berücksichtigen, dass 68 % der befragten deutschen Ärzte in Einzelpraxen arbeiten und seltener Mitarbeiter für die Verwaltung eingestellt haben. Sieht man von den Niederlanden ab, überwiegen in allen anderen untersuchten Ländern hingegen Gemeinschaftspraxen mit zwischen 2 und 9 Ärzten, die zu über 96 % zumindest eine Verwaltungskraft beschäftigen (vgl. Koch u. a. 2007).

Zu vor allem für Deutschland bemerkenswerten Ergebnissen führt die Studie des Commonwealth Fund, wenn die Ärzte nach der Zahl der in einer Woche typischerweise behandelten Patienten gefragt werden: In sechs von sieben Ländern behandeln die Ärzte demnach wöchentlich zwischen rund 100 und 150 Patienten. Nur in Deutschland weicht die Zahl signifikant nach oben ab: Deutsche niedergelassene Ärzte schleusen pro Woche durchschnittlich 243 Patienten durch die Praxis. Dies hat dann natürlich auch Folgen für die durchschnittlich pro Patient zur Verfügung stehende Zeit: In 5 der 7 Länder wenden die Ärzte für Patienten im Durchschnitt zwischen 13 und 19 Minuten auf, in Großbritannien sind es 11 Minuten, in Deutschland jedoch nur knapp 8 (vgl. Tab. 17).

Tab. 17 Arbeitsbelastung und Zahl der Patientenkontakte ambulant tätiger Ärzte (2006). Quelle: Koch u. a. 2007 (s. Tab. 2) auf Basis einer Erhebung des Commonwealth Fund im Jahr 2006.

	Deutschland	Australien	Kanada	Niederlande	Neuseeland	Großbritannien	USA
Durchschnittliche Wochenarbeitszeit in Stunden, davon für:	50,6	39,9	44,9	48,1	41,5	45,1	45,9
persönlichen Kontakt	31,4	31,2	32,5	31,1	29,4	28,6	32,5
Tätigkeit für Patienten ohne Kontakt	6,0	4,1	5,8	6,0	6,5	7,8	6,8
Qualitätsverbesserung	5,4	2,0	2,6	3,1	2,3	3,3	2,4
Verwaltung, Dokumentation, Rechnungen, Finanzen	6,8	1,5	2,0	4,8	1,9	3,4	2,3
andere Praxistätigkeiten	1,2	1,1	2,1	2,9	1,5	2,0	2,0
Zahl der Patientenkontakte pro Woche	243	128	122	141	112	154	102
Durchschnittliche Zeit pro Patientenkontakt (Minuten)	7,8	14,6	16,0	13,2	15,8	11,1	19,1

Zu ähnlichen Ergebnissen für Deutschland kam bereits eine im Jahr 2002 veröffentlichte Studie, die die durchschnittliche Zeit analysierte, die die Hausärzte pro Patient verwendeten (vgl. Deveugle u. a. 2002). Für Deutschland wurden damals 7,6 Minuten berichtet. Nur in Spanien war die Zeit der Hausärzte für ihre Patienten mit durchschnittlich 7,8 Minuten ähnlich knapp bemessen; für die Behandlung von Patienten in Großbritannien (9,4 Minuten), den Niederlanden (10,2 Minuten), Belgien (15 Minuten) und der Schweiz (15,6 Minuten) brachten die Hausärzte demnach deutlich mehr Zeit mit.

5.3 Organisation der Leistungserbringung

5.3.1 Die Rolle der hausärztlichen Versorgung

Auch in der Organisation der haus- und fachärztlichen Versorgung lassen sich im internationalen Vergleich einige zentrale Unterschiede feststellen (vgl. zum Folgenden Tab. 18 und 19). So differieren die Vergleichsländer z. B. in der Frage, ob sie in der hausärztlichen Versorgung die freie Arztwahl ermöglichen oder ob sie – im Regelfall über Hausarztmodelle – diese Wahl einschränken und dem Hausarzt die Funktion des Gatekeepers zukommen lassen wollen. Zentrales Charakteristikum solcher Hausarztmodelle ist die in der Regel vom Versicherten durch Einschreibung in das Modell bestätigte Verpflichtung, während eines abgegrenzten Zeitraums nur einen bestimmten Hausarzt zu konsultieren. Im Regelfall ist mit der Einschreibung in ein solches Modell auch die Möglichkeit des direkten Zugangs zu Fachärzten obsolet. Der uneingeschränkte bzw. kostenlose Zugang zum Facharzt ist dann – von Notfällen abgesehen – nur noch nach Überweisung durch den Hausarzt möglich. Um die Versicherten zum Verzicht auf die freie Arztwahl und zum Einschreiben in ein Hausarztmodell zu bewegen, wird die Teilnahme oft durch niedrigere Beiträge oder durch an die Versicherten gezahlte Boni unterstützt (durch niedrigere Beiträge z. B. in der Schweiz und in Dänemark, durch Boni in Deutschland).

Die Länder, die so verfahren, erhoffen sich dadurch Vorteile für die Qualität der Leistungserbringung und Einsparungen bei der Kostenentwicklung. Zum einen, so wird erwartet, führt die Gatekeeper-Funktion des Hausarztes zu einer besseren Koordination und Kooperation der Leistungserbringung. Zum anderen sollen sich dadurch auch Mehrfachuntersuchungen vermeiden lassen, wenn der Hausarzt bei der Steuerung der Versorgung die Fäden in der Hand hält. Entsprechende Hausarztmodelle – obligatorisch oder auf freiwilliger Basis – existieren in Deutschland, den Niederlanden, Italien, Dänemark, Norwegen, Finnland, der Schweiz, Portugal und Neuseeland. Während sich in Dänemark fast die gesamte Bevölkerung für die Absicherungskategorie mit Hausarztmodell entschieden hat, ist z. B. die Teilnahme in Deutschland und der Schweiz bislang nur auf kleinere Teile der Bevölkerung beschränkt geblieben.

Im internationalen Vergleich existieren freilich noch andere Möglichkeiten der Beschränkung der freien Wahl des Hausarztes. In Irland hängt die Möglichkeit der freien Arztwahl von der Einordnung in eine von zwei unterschiedlichen Versichertenkategorien ab: Voll Anspruchsberechtigte – meist Ältere bzw. Personen mit niedrigeren Einkommen – können den Hausarzt nicht frei auswählen, begrenzt Anspruchsberechtigte können dies grundsätzlich, müssen aber einen hohen Teil der Behandlungskosten selbst bezahlen. In Griechenland können die Einwohner größerer Städte frei zwischen den dort angesiedelten Hausärzten wählen; in ländlichen Regionen gibt es hingegen eine klare Zuordnung. In Schweden und Spanien schließlich ist die Möglichkeit zur freien Wahl des Hausarztes regional beschränkt: Es kann nur innerhalb einer bestimmten Region – identisch mit der Zuständigkeit der lokalen Gesundheitsbehörde – frei zwischen den dort niedergelassenen Hausärzten gewählt werden. Eine uneingeschränkt freie Wahl des Hausarztes ist in Australien, Japan, Kanada, Frankreich, Belgien, Österreich, Luxemburg und Großbritannien möglich.

Tab. 18 Hausärztliche Versorgung nach freier Arztwahl, Vergütungsmodalität und Zuzahlung. Quellen: Beske u. a. (2005: 208–209); durch eigene Recherchen aktualisiert und ergänzt.

Land	Freie Arztwahl	Vergütungsmodalität	Zuzahlung
Australien	Ja	Kostenerstattungsprinzip Sachleistungsprinzip, wenn Ärzte dafür optieren	Sachleistungsprinzip: keine Kostenerstattungsprinzip: 15 %, höchstens 365,70 Euro je Person und Jahr
Belgien	Ja	Kostenerstattungsprinzip	25 %
Dänemark	Versicherte in Kategorie 1: Nein Versicherte in Kategorie 2: Ja	Sachleistungsprinzip	Versicherte in Kategorie 1: Keine Versicherte in Kategorie 2: Differenz zwischen Behandlungskosten und amtlicher Gebührenordnung
Deutschland	GKV: Ja (ggf. durch Teilnahme an Hausarztmodell eingeschränkt) PKV: Ja	GKV: im Regelfall Sachleistungsprinzip; Wahl der Kostenerstattung möglich PKV: Kostenerstattung	GKV: Praxisgebühr von 10 Euro je Quartal PKV: abhängig vom Tarif
Frankreich	Ja	Kostenerstattungsprinzip	30 %, zusätzlich 1 Euro je Arztkontakt
Großbritannien	Ja	Sachleistungsprinzip	Keine
Italien	Eingeschränkt durch Hausarztsystem	Sachleistungsprinzip	Keine
Japan	Ja	Sachleistungsprinzip	Im Regelfall 30 %
Kanada	Ja	Sachleistungsprinzip	Keine
Niederlande	Eingeschränkt durch Hausarztsystem	Wahl zwischen Sachleistungs- und Kostenerstattungsprinzip	Keine

Land	Freie Arztwahl	Vergütungsmodalität	Zuzahlung
Österreich	Ja	Sachleistungsprinzip	Keine (aber: jährliche Gebühr für elektronische Krankenversicherungskarte: 10 Euro)
Schweden	Ja (aber Beschränkung auf Region)	Sachleistungsprinzip	11 Euro bis 17 Euro je Arztbesuch
Schweiz	Ja (ggf. durch Teilnahme an Hausarztmodell eingeschränkt)	Kostenerstattungsprinzip	Franchise 300 CHF; darüber 10 % bis maximal 700 CHF im Jahr
USA	Medicaid: Nein Medicare, PKV: abhängig von gewählter Absicherung	Medicare/Medicaid: Sachleistungsprinzip PKV: Kostenerstattung	Medicare: 135 US$, darüber hinaus 20 %; Medicaid: Keine (bei beschränkter Zahl von Arztkontakten) PKV: abhängig von gewählter Absicherung
Norwegen	Eingeschränkt durch Hausarztsystem	Sachleistungsprinzip	15 Euro Praxisgebühr (sowie generelle Selbstbeteiligung von maximal 202 Euro im Jahr)
Finnland	Eingeschränkt durch Hausarztsystem	Sachleistungsprinzip	11 Euro Praxisgebühr je Besuch für die ersten drei Besuche im Jahr
Neuseeland	Eingeschränkt durch Hausarztsystem	Kostenerstattungsprinzip	Je nach Personenkreis erheblich variierende Kostenbeteiligungen
Griechenland	Ländliche Regionen: Nein Städtische Regionen: Ja	Sachleistungsprinzip	Keine
Spanien	Ja, aber Beschränkung auf Region	Sachleistungsprinzip	Keine
Portugal	Eingeschränkt durch Hausarztsystem	Sachleistungsprinzip	k. A.
Luxemburg	Ja	Kostenerstattungsprinzip	20 % der Kosten des ersten Besuchs innerhalb von 28 Tagen, 10 % bei weiteren Konsultationen, max. 2,5 % des beitragspflichtigen Einkommens
Irland	Voll Anspruchsberechtigte: Nein Begrenzt Anspruchsberechtigte: Ja	Voll Anspruchsberechtigte: Sachleistungsprinzip Begrenzt Anspruchsberechtigte: Kostenerstattungsprinzip	Voll Anspruchsberechtigte: Keine Begrenzt Anspruchsberechtigte: zum Teil 100 %

5.3.2 Ambulante fachärztliche Versorgung

Steuerungseffekte erhoffen sich die Vergleichsländer auch, wenn sie den freien Zugang zu ambulant tätigen Fachärzten beschränken. Ein freier Zugang zur ambulanten fachärztlichen Versorgung ist nur in Luxemburg, Österreich, Schweden, Schweiz, Japan, Frankreich, Belgien, und Deutschland möglich – und nur dann, wenn die Patienten nicht in ein Hausarztsystem eingeschrieben sind. In den anderen Ländern fungiert der Hausarzt hingegen als Gatekeeper, es ist also vor der Inanspruchnahme eines Facharztes grundsätzlich eine Überweisung erforderlich (unabhängig davon, ob Hausarztmodelle existieren oder nicht). Zum Teil kann die ambulante fachärztliche Versorgung dort zwar auch ohne Überweisung in Anspruch genommen werden. Allerdings müssen die Versicherten, die den direkten Kontakt bevorzugen, dann einen Teil der oder sogar alle Kosten selbst tragen. Für diesen Fall gibt es wiederum in einigen Ländern explizit private Zusatzversicherungen, die solche Kosten übernehmen.

Ob die Instrumente zur Versorgungssteuerung – Hausarztmodelle und Gatekeeper-Funktion des Hausarztes – in der Praxis tatsächlich ihre Ziele erreichen, ist bisher kaum vergleichend untersucht worden. Die Ergebnisse einer mit Daten des European Community Household Panels durchgeführten Studie legen nur nahe, dass Patienten in jenen Ländern der EU, die ein Gatekeeper-System eingeführt haben, tatsächlich öfter einen Hausarzt und seltener einen Facharzt konsultieren (vgl. Fujisawa/Lafortune 2008: 27) – welche Folgen dies für die Qualität der Versorgung oder die Ausgabenentwicklung tatsächlich hat, ist wissenschaftlich noch nicht eindeutig geklärt.

Der internationale Vergleich zeigt auch: Die das deutsche Gesundheitssystem kennzeichnende Dominanz niedergelassener Fachärzte bei gleichzeitiger Beschränkung der Möglichkeiten der Krankenhäuser, ambulant zu behandeln, ist keineswegs die einzig mögliche Form der Organisation der ambulanten fachärztlichen Versorgung (vgl. Tab. 19). Diese kann vielmehr sowohl durch niedergelassene Ärzte in eigener Praxis als auch ambulant am Krankenhaus stattfinden. Nicht wenige Länder haben sich für die zweite Möglichkeit entschieden. Neben den Niederlanden sind dies Australien, Großbritannien, Norwegen, Finnland, Griechenland, Spanien, Portugal und Irland – und damit weitaus überwiegend Länder, die ihre medizinische Versorgung über einen öffentlichen Gesundheitsdienst organisiert haben (vgl. dazu auch Busse/Wörz 2008). Vor allem die Länder mit Sozialversicherungssystemen sind hingegen durch die sog. „doppelte Facharztschiene" gekennzeichnet: Niedergelassene Fachärzte erbringen dort ambulante Leistungen in eigener Praxis, und die im Krankenhaus arbeitenden Fachärzte beschränken sich tendenziell auf die stationäre Behandlung.

Tab. 19 Fachärztliche Versorgung nach freiem Zugang zur fachärztlichen Versorgung, Ort der Versorgung und Zuzahlungen. Quellen: Beske u. a. (2005: 208–209); durch die Rubrik „Ort der Versorgung" erweitert und durch eigene Recherchen aktualisiert und ergänzt.

Land	Freier Zugang	Ort der Versorgung	Zuzahlung
Australien	Nein, Überweisung erforderlich	Krankenhaus	Sachleistungsprinzip: Keine Kostenerstattungsprinzip: 15 %
Belgien	Ja	Ambulant	25 %
Dänemark	Nein, Überweisung erforderlich	Ambulant oder im Krankenhaus	Keine
Deutschland	Ja	Ambulant	Keine bei Vorliegen einer Überweisung, sonst ebenfalls 10 Euro Praxisgebühr
Frankreich	Ja (aber dann höhere Zuzahlung)	Ambulant	30 %
Großbritannien	Nein, Überweisung erforderlich	Krankenhaus	Keine
Italien	Nein, Überweisung erforderlich	Ambulant	Bis zu 36 Euro je Facharztkontakt
Japan	Ja	Ambulant	Im Regelfall 30 %
Kanada	Nein, Überweisung erforderlich	Ambulant oder Polikliniken	Keine
Niederlande	Nein, Überweisung erforderlich	Krankenhaus	Bis zu 155 Euro pro Jahr
Österreich	Ja	Ambulant	Keine
Schweden	Ja		16 bis 33 Euro
Schweiz	Ja (bei Teilnahme an HMO eingeschränkt)	Ambulant	Franchise 300 CHF; ab 301 CHF zusätzlich 10 %
USA	Nein, Überweisung erforderlich (bei HMOs, PPOs etc.)	Ambulant oder Krankenhaus	Variiert nach System der Absicherung
Norwegen	Nein, Überweisung erforderlich	Krankenhaus	32 Euro (sowie generelle Selbstbeteiligung von maximal 202 Euro im Jahr)
Finnland	Nein, Überweisung erforderlich	Krankenhaus	22–72 Euro (maximal 590 Euro im Jahr)
Neuseeland	Nein, Überweisung erforderlich	Ambulant oder Polikliniken	Nicht bekannt
Griechenland	Ländliche Regionen: Nein Städtische Regionen: Ja	In Krankenhäusern/beim öffentlichen Gesundheitsdienst	Keine

Land	Freier Zugang	Ort der Versorgung	Zuzahlung
Spanien	Nein, Überweisung erforderlich	Krankenhaus	Keine
Portugal	Nein, Überweisung erforderlich (Umgehungs-möglichkeit durch private Behandlung)	Krankenhaus (alternativ: private Ärzte)	10 Euro pro ambulanter Behandlung im Kranken-haus
Luxemburg	Ja	Ambulant	20 % der Kosten des ersten Besuchs innerhalb von 28 Tagen, 10 % bei weiteren Konsultationen, max. 2,5 % des beitragspflichtigen Einkommens
Irland	Nein, Überweisung erforderlich	Krankenhaus	Keine

5.3.3 Sachleistungs- versus Kostenerstattungsprinzip

Ein wichtiger Unterschied, der die Gesundheitssysteme der Vergleichsländer trennt, ist schließlich, ob die Leistungsgewährung in der ambulanten medizinischen Versorgung dem Sachleistungs- oder dem Kostenerstattungsprinzip folgt. In der gesundheitsökonomischen Fachliteratur wird oft behauptet, das Kostenerstattungsprinzip sei vorteilhafter, weil auf diese Weise die Kosten der Behandlung für die Versicherten transparent würden; in Verbindung mit maßvollen Zuzahlungen würde so Überinanspruchnahme verhindert. Diese These lässt sich freilich auch bezweifeln: Zum einen ist mit der Kostenerstattung für alle Beteiligten zweifellos mehr bürokratischer Aufwand verbunden, zum anderen könnte auch vermutet werden, dass die genaue Kenntnis über den Preis einer Behandlung erst das Interesse der Versicherten weckt, diese Behandlung auch in Anspruch zu nehmen.

Der internationale Vergleich belegt jedenfalls, dass die Behandlungsleistungen in der Mehrzahl der Vergleichsländer dem Sachleistungsprinzip folgend erbracht werden. Kostenerstattung in der „Reinform", d. h. für alle Versicherten als Regelfall, gibt es nur in Belgien, Frankreich, Luxemburg, der Schweiz und Neuseeland. In Irland – und faktisch auch in den USA – greift das Kostenerstattungsprinzip nur für Menschen mit höherem Einkommen. In den Niederlanden können die Versicherten zwischen beiden Varianten wählen; im Ergebnis spricht sich die Mehrheit für das Sachleistungsprinzip aus. Ähnliches gilt in Deutschland: In der gesetzlichen Krankenversicherung folgt die ambulante Leistungserbringung im Regelfall dem Sachleistungsprinzip. Die Versicherten können sich zwar auch für Kostenerstattung entscheiden – aber kaum jemand tut dies. Anderes gilt für die 10 % der Bevölkerung, die privat versichert sind: Sie müssen in aller Regel Vorkasse leisten und können sich die Kosten dann von ihrem Versicherer erstatten lassen. Exotisch schließlich erscheint die Regelung in Australien: Hier greift grundsätzlich das Kostenerstattungsprinzip, die Ärzte können aber für das Sachleistungsprinzip optieren – und tun dies zum Teil auch (u. a., weil sie dabei von der Zentralregierung unterstützt werden).

5.4 Vergütungsstrukturen und Einkommen der Ärzte

5.4.1 Strukturen der ärztlichen Vergütung

In der ambulanten Versorgung lassen sich grundsätzlich vier unterschiedliche Formen der Ärztehonorierung unterscheiden. In Frage kommt zunächst das feste Gehalt, das natürlich die dominante Vergütungsform in jenen Systemen ist, in denen Haus- und/oder Fachärzte als Angestellte arbeiten. Darüber hinaus kommt für selbständig tätige Ärzte die Bezahlung durch Kopfpauschalen, Fallpauschalen oder durch die Einzelleistungsvergütung in Betracht. Die Honorierung durch Kopfpauschalen orientiert sich an der Zahl der in einer Einzel- oder Gemeinschaftspraxis oder einem Versorgungsnetzwerk eingeschriebenen Versicherten oder Patienten. Die Fallpauschale basiert hingegen auf der Anzahl der behandelten Krankheitsfälle. Dabei werden bestimmte Erkrankungs- oder Behandlungskomplexe zusammengefasst. Bei der Vergütung nach Einzelleistungen wird grundsätzlich jede ärztlich erbrachte und im Leistungskatalog aufgeführte Leistung einzeln bezahlt.

In der Realität variieren die Vergütungssysteme in den Vergleichsländer erheblich (vgl. Tab. 20). Oft kombinieren die Gesundheitssysteme zudem mehrere dieser Instrumente und verbinden sie zudem mit Mechanismen, die die Ausgabenentwicklung unter Kontrolle halten sollen bzw. mit Zuschlägen für die Verfolgung bestimmter gesundheitspolitischer Zielsetzungen (z. B. Präventionsleistungen oder gute Behandlungsqualität). Einige Länder mit öffentlichem Gesundheitsdienst stellen die Haus- bzw. Allgemeinärzte an und bezahlen ihnen dann ein Gehalt (so z. B. Schweden, Spanien, Portugal, Finnland). In Länder mit Sozialversicherungssystem ist hingegen die Einzelleistungsvergütung die dominante Form der Honorierung; das gilt Frankreich, Belgien, Deutschland, Luxemburg, aber auch für Japan und die Schweiz. In den übrigen Ländern werden verschiedene Methoden bzw. Instrumente kombiniert. Im Regelfall sind dies Kombinationen aus Kopfpauschalen und Einzelleistungsvergütung. In einigen Ländern erhalten die Ärzte darüber hinaus für bestimmte Leistungen – z. B. Präventionsmaßnahmen wie Impfungen – Zuschläge (z. B. Australien, Großbritannien).

Tab. 20 Grundzüge der ärztlichen Vergütung im ambulanten Bereich. Quellen: Fujisawa/
Lafortune (2008: 43–44), Simeons/Hurst (2006: 45).

Land	Haus-/Allgemeinärzte	Fachärzte
Australien	Mischvergütung (dominant Einzelleistungsver-gütung; 10 % Kopfpauschalen und Zuschläge für Präventionsleistungen)	Einzelleistungsvergütung
Österreich	Pauschalbeträge und Kopfpauschalen für Basisleistungen (insgesamt knapp 50 %), Einzelleistungsvergütung für andere Leistungen	Pauschalbeträge für Basisleistungen (ca. ein Drittel des Honorars), Kopf-pauschalen für andere Leistungen
Belgien	Einzelleistungsvergütung	Einzelleistungsvergütung
Kanada	Dominant Einzelleistungsvergütung; in einigen Provinzen auch Kopfpauschalen oder Gehalt	Dominant Einzelleistungsvergütung, in einigen Provinzen auch Kopfpau-schalen oder Gehalt
Dänemark	Kopfpauschalen (rund ein Drittel des Honorars) sowie Einzelleistungsvergütung (letzteres für ausgewählte Leistungen: Konsultationen, Untersuchungen und Hausbesuche)	Gehalt, weil zumeist am Krankenhaus
Großbritan-nien	Dominant Kopfpauschalen, dazu Pauschalbeträ-ge, zudem für bestimmte Leistungen Einzelleis-tungsvergütung und Zuschläge für Präventions-leistungen), seit 2004 auch Fallpauschalen; Einzelleistungsvergütung für Privatpatienten	Gehalt (für NHS-Patienten), Einzelleis-tungsvergütung (für Privatpatienten)
Frankreich	Einzelleistungsvergütung	Einzelleistungsvergütung für nieder-gelassene Ärzte; Gehalt, wenn am Krankenhaus
Deutschland	Einzelleistungsvergütung, Zuschläge für be-stimmte Leistungen	Einzelleistungsvergütung, Zuschläge für bestimmte Leistungen
Finnland	Mischung aus Gehalt (60 %), Kopfpauschalen (20 %), Einzelleistungsvergütung (15 %) sowie regionalen Zuschlägen	Gehalt, weil zumeist am Krankenhaus
Griechen-land	Gehalt (für Ärzte des öffentlichen Gesundheits-dienstes), Einzelleistungsvergütung für Privat-ärzte	Gehalt (für Ärzte des öffentlichen Gesundheitsdienstes), Einzelleis-tungsvergütung für Privatärzte
Irland	Einzelleistungsvergütung für „begrenzt An-spruchsberechtigte", Kopfpauschalen für „voll Anspruchsberechtigte"	k. A.
Italien	Dominant Kopfpauschalen; Einzelleistungs-vergütung für Privatpatienten	k. A.
Japan	Einzelleistungsvergütung	Einzelleistungsvergütung
Luxemburg	Einzelleistungsvergütung	Einzelleistungsvergütung
Niederlande	Einzelleistungsvergütung für privat Versicherte, Kopfpauschalen für gesetzlich Versicherte	Einzelleistungsvergütung (aber am Krankenhaus)
Neuseeland	78 % durch Einzelleistungsvergütung, 22 % durch Kopfpauschalen	Dominant Gehalt

Land	Haus-/Allgemeinärzte	Fachärzte
Norwegen	70 % durch Einzelleistungsvergütung, 30 % durch Kopfpauschalen	Gehalt und Einzelleistungsvergütung im öffentlichen Gesundheitsdienst, Einzelleistungsvergütung im privaten Sektor
Portugal	Gehalt im öffentlichen Gesundheitsdienst, Einzelleistungsvergütung im privaten Sektor	Gehalt im öffentlichen Gesundheitsdienst, zusätzlich Einzelleistungsvergütung für Privatpatienten
Spanien	Dominant Gehalt, 15 % durch Kopfpauschalen	Gehalt
Schweden	Gehalt	Gehalt
Schweiz	dominant Einzelleistungsvergütung, bei Ärzten in besonderen Versorgungsformen auch Kopfpauschalen	Einzelleistungsvergütung, bei Ärzten in besonderen Versorgungsformen auch Kopfpauschalen
USA	Dominant Einzelleistungsvergütung (auch unter *Medicare* und *Medicaid*), in geringerem Maße auch Kopfpauschalen	Dominant Einzelleistungsvergütung (auch unter *Medicare* und *Medicaid*), in geringerem Maße auch Kopfpauschalen

Die Honorierung von ambulant tätigen Fachärzten hängt zunächst davon ab, wo diese die Versorgung erbringen – in eigener Praxis oder am Krankenhaus. Im letzteren Fall sind die Ärzte meist angestellt und beziehen daher ein Gehalt (so in Dänemark, Großbritannien, Finnland, Griechenland, Portugal, Spanien, Schweden). Sie können dieses Gehalt allerdings zum Teil durch die Behandlung von Privatpatienten über Einzelleistungsvergütung aufbessern. Nur in den Niederlanden arbeiten die Fachärzte als Selbständige auch ambulant am Krankenhaus und beziehen dafür eine Einzelleistungsvergütung. Die Einzelleistungsvergütung ambulant tätiger Fachärzte dominiert zudem in den Ländern mit Sozialversicherungssystem, aber auch in den USA und in Kanada.

Die Tabellen 18 und 19 zeigen darüber hinaus, dass in einigen Gesundheitssystemen Zuzahlungen eine bedeutsame Finanzierungsquelle in der ambulanten Versorgung darstellen. Manche Länder haben hier Instrumente eingeführt, die mit der deutschen Praxisgebühr vergleichbar sind; andere verlangen prozentuale Zuzahlungen. Es gibt allerdings auch einige Gesundheitssysteme, die in der ambulanten haus- bzw. fachärztlichen Versorgung von den Patienten keine Zuzahlungen verlangen. Wie die tabellarischen Übersichten belegen, sind dies insbesondere Länder mit öffentlichem Gesundheitsdienst.

5.4.2 Einkommenssituation niedergelassener Ärzte

Welche Einkommen ergeben sich für die niedergelassenen Ärzte aus der unterschiedlichen Organisation und Struktur der Vergütung im internationalen Vergleich? Diese Frage ist nicht nur von wissenschaftlichem Interesse, sondern praktisch relevant, weil Diskussionen über die Angemessenheit der ärztlichen Vergütung in den letzten Jahren hierzulande regelmäßig Gegenstand politischer Auseinandersetzungen waren. Ein internationaler Vergleich der Einkommenssituation bestimmter Berufs- oder Statusgruppen ist allerdings grundsätzlich schwierig, weil die Vielzahl von Rahmenbedingungen, deren Berücksichtigung Voraussetzung für eine sinnvolle Beurteilung der Daten wäre, meist nicht adäquat abgebildet werden kann.

Dieses Defizit kennzeichnet z. B. die in den Jahren 2005 und 2006 vielfach zitierte, vom britischen National Health Service in Auftrag gegebene Studie der Beratungsgesellschaft NERA Economic Consultants (vgl. NERA 2004). Folgt man dieser Studie, würden insbesondere deutsche Mediziner bei einem internationalen Vergütungsvergleich besonders schlecht dastehen. Die Angaben für Deutschland, die dieser Studie zugrunde lagen, stammten allerdings vom Marburger Bund, der gewerkschaftlichen Vertretung der Krankenhausärzte. Angegeben wurden für Deutschland nur die Gehälter von Assistenzärzten im Krankenhaus ohne zusätzliche Gehaltsbestandteile (wie z. B. die Vergütung für Bereitschaftsdienste), während in anderen Ländern das Gesamteinkommen, vielfach sogar von Fachärzten, herangezogen wurde. Insofern erlaubt diese Studie, obwohl in der Presse damals vielfach zitiert, keine zutreffenden Aussagen zur Einkommenssituation deutscher Ärzte im internationalen Vergleich (vgl. Cobbers/Schölkopf 2006: 14–15, Dielmann 2005).

Daten der OECD hingegen lassen schon eher eine grobe Einschätzung der Einkommensposition deutscher Ärzte relativ zu ihren Kollegen im Ausland zu. Die OECD macht allerdings in ihren Veröffentlichungen deutlich, dass auch die von ihr berichteten Angaben vorsichtig interpretiert werden müssen. So werden dort zum Teil bezahlte Überstunden oder Wochenendarbeit nicht erfasst, zum Teil bleiben auch die Einkünfte aus der Behandlung privat Versicherter unberücksichtigt. Gleichwohl liefern die OECD-Daten einen brauchbaren Überblick über die Einkommen niedergelassener Ärzte. Die Daten der OECD werden hierzu – für einen internationalen Vergleich sachgerecht – in der Maßeinheit US-Dollar Kaufkraftparitäten berichtet, um die unterschiedliche Kaufkraft der jeweiligen Währungen zu berücksichtigen.

Der internationale Vergleich kommt zu folgenden Ergebnissen (vgl. Abb. 24 und 25 sowie Tab. 21):

- Nicht nur in Deutschland, sondern in allen Vergleichsländern liegt die Vergütung der Fachärzte deutlich über der Vergütung von Hausärzten.
- Die Vergütung niedergelassener Ärzte ist in den vergangenen Jahren in nahezu allen Vergleichsländern gestiegen (vgl. Tab. 21; Ausnahmen: Haus- und Fachärzte in den USA, Hausärzte in Österreich). Dabei hat sich die Vergütung von Fachärzten deutlich dynamischer entwickelt als die hausärztliche Vergütung.
- Selbständig tätige Ärzte verdienen im Regelfall mehr als angestellte Ärzte. Die meist in eigener Praxis arbeitenden Ärzte in Ländern mit einem Sozialversicherungssystem fahren also – von Ausnahmen abgesehen –

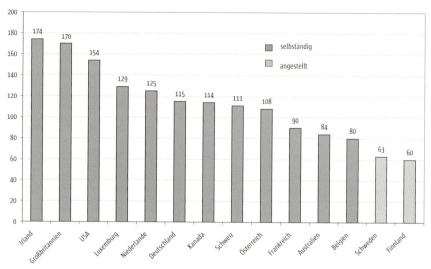

Abb. 24 Vergütung von Hausärzten in US-$ KKP, 2006. Quelle: OECD Health Data 2008. Für einige Länder frühere Jahre. KKP = Kaufkraftparitäten. Bruttoeinkommen, bei Selbständigen nach Abzug der Praxiskosten.

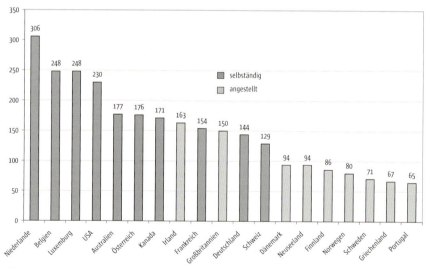

Abb. 25 Vergütung von Fachärzten in US-$ KKP, 2006. Quelle: OECD Health Data 2008. Für einige Länder frühere Jahre. KKP = Kaufkraftparitäten. Bruttoeinkommen, bei Selbständigen nach Abzug der Praxiskosten.

zumeist besser als ihre Kollegen in Ländern mit öffentlichem Gesundheitsdienst, wo die Ärzte oft als Angestellte arbeiten.

■ Deutschlands Ärzte liegen mit ihren Einkommen keineswegs am unteren Ende des internationalen Vergleichs, wie in der politischen Diskussion zum Teil suggeriert wird. Die Hausärzte sind einkommensmäßig vielmehr dem oberen Mittelfeld zuzurechnen; bei den Fachärzten liegt Deutschland in der Mitte. Dabei ist bemerkenswert, dass die Vergütung z. B. in der Schweiz – ein Land, in das laut Ärztestatistik 2008 der Bundesärztekammer vergleichsweise viele auswandernde deutsche Ärzte ziehen (im Jahr 2008: 729) – der Vergütung hierzulande hinterherhinkt.

Tab. 21 Jährliche Wachstumsraten der realen Vergütung von Haus- und Fachärzten. Quelle: Fujisawa/Lafortune (2008: 37) auf Basis von OECD-Daten sowie des Community Tracking Study Physician Survey 2004 für die USA.

Land	Jahr	Hausärzte		Fachärzte		Unterschied der Wachstumsrate bei Fach- und Hausärzten in Prozentpunkten
		ange-stellt	selb-ständig	ange-stellt	selb-ständig	
Österreich	1996–2003	–	–0,6 %	–	1,2 %	1,8
Kanada	1997–2004	–	0,6 %	–	0,7 %	0,1
Dänemark	2000–2005	–	–	2,5 %	–	–
Finnland	2001–2005	2,8 %	–	3,9 %	–	1,1
Frankreich	1995–2004	–	1,2 %	–	2,6 %	1,4
Deutschland	1999–2004	–	1,4 %	–	–	–
Groß-britannien	1995–2004 1998–2004	–	4,1 %	4,5 %	–	0,4
USA	1995–2003	–	–0,8 %	–	–0,3 %	0,5

6 Arzneimittelversorgung

6.1 Ausgaben für die Arzneimittelversorgung

Der Anteil der Arzneimittelausgaben an den gesamten Gesundheitsausgaben variiert im Ländervergleich und liegt zwischen etwa einem Viertel in Griechenland und nur 8 % in Norwegen (s. Abb. 26). Für diesen Befund gibt es viele Erklärungen.

Eine erste Ursache ist die versorgungsstrukturelle Zuordnung der Arzneimittelkosten. Arzneimittel, die im Krankenhaus verabreicht werden, werden nicht zu den ambulanten Arzneimittelausgaben, sondern zu den Krankenhausausgaben gezählt. Das kann dazu führen, dass – je nach Organisation der fachärztlichen Versorgung innerhalb oder außerhalb des Krankenhauses – ein und dasselbe Präparat für eine bestimmte Indikation in einem Land den ambulanten Arzneimittelausgaben, in einem anderen den Krankenhausausgaben zugerechnet wird.

Eine zweite Ursache ist die Preiskomponente. Empirisch ist festzustellen, dass ein und dasselbe Arzneimittel in zwei Ländern unterschiedlich teuer sein kann. Dies ist unter anderem eine Folge der jeweiligen Regelungen zur Preissetzung sowie zur Ausgestaltung der Mehrwertsteuer.

Der dritte Erklärungsfaktor ist die Verbrauchsmenge. Hier wirken insbesondere unterschiedlich ausgestaltete Instrumente zur Mengensteuerung des Arzneimittelverbrauchs.

Typischerweise stellen die Arzneimittelkosten den zweit- oder drittgrößten Kostenblock öffentlich finanzierter Gesundheitssysteme dar (nach den Ausgaben für das Krankenhaus und die niedergelassenen Ärzte). In vielen Ländern ist der Arzneimittelbereich allerdings derjenige Versorgungsbereich, der die größten Kostenzuwächse aufzeigt. Wie Abbildung 27 zeigt, ist dies insbeson-

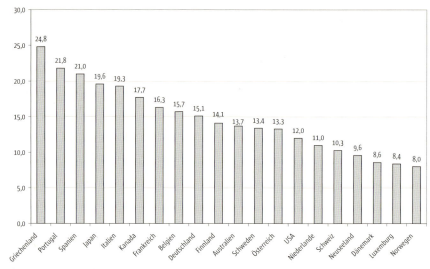

Abb. 26 Ausgaben für Arzneimittel in % der gesamten Gesundheitsausgaben (2007). Quelle: OECD Health Data 2009.

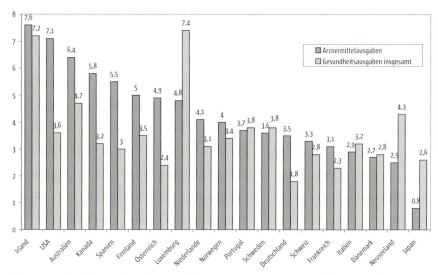

Abb. 27 Anstieg der Ausgaben für Arzneimittel und der gesamten Gesundheitsausgaben 1995–2005 (durchschnittliches jährliches Wachstum in %). Quelle: OECD Health Data 2008.

dere in den USA, Australien, Kanada, Spanien, Finnland, Österreich, aber auch in den Niederlanden, Norwegen und Deutschland der Fall.

Vor diesem Hintergrund überrascht es nicht, dass der Arzneimittelbereich in den meisten Gesundheitssystemen häufig im Mittelpunkt von Kostendämpfungs- und Regulierungsbemühungen steht – und zwar unabhängig davon, wie das jeweilige Gesundheitssystem organisiert bzw. finanziert ist.

6.2 Ziele der Arzneimittelregulierung

In den meisten Ländern mit öffentlich finanzierten Gesundheitssystemen werden Arzneimittel als meritorisches Gut betrachtet. Das sind Güter, die beim freien Spiel von Angebot und Nachfrage zu wenig konsumiert würden. Der Zugang zu Arzneimitteln sollte nach einem solchen meritorischen Verständnis nicht von der individuellen Zahlungsfähigkeit, sondern vom medizinisch begründeten Bedarf abhängen. Die Arzneimittelnachfrage ist überdies vergleichsweise unelastisch. Das heißt, dass sie auch bei Preissteigerungen nicht sinken würde. Dies gilt umso mehr, je lebensnotweniger das Arzneimittel ist. All dies rechtfertigt staatliche Eingriffe in die Arzneimittelpreisbildung.

Dem Nachteil staatlicher Eingriffe in die Preisbildung steht in öffentlich finanzierten Gesundheitssystemen allerdings der Vorteil der (mehr oder weniger hohen) Erstattung der Arzneimittelkosten durch die Kostenträger – der Staat in nationalen Gesundheitsdiensten und die Krankenversicherungen in Sozialversicherungssystemen – gegenüber. Dies garantiert pharmazeutischen Unternehmen einen kontinuierlichen Arzneimittelabsatz, unabhängig von der Zahlungsfähigkeit der Patienten und der konjunkturellen Entwicklung.

Mit der Arzneimittelregulierung werden aber nicht nur gesundheitspolitische Ziele verfolgt. Insbesondere in Ländern mit einer starken pharmazeutischen Industrie konkurriert das Ziel, den Zugang der Bevölkerung zu wirksamen Arzneimitteln trotz Budgetrestriktionen sicherzustellen, mit dem Ziel, die Innovations- und Leistungsfähigkeit der pharmazeutischen Industrie zu gewährleisten. Letzterem dient insbesondere der Patentschutz, den neu zugelassene, innovative Arzneimittel genießen. Während der Laufzeit des Patentes darf kein anderes Unternehmen das Arzneimittel kopieren und in den Verkehr bringen. Während der Patentlaufzeit dürfen daher die Hersteller die Monopolrendite abschöpfen, Gewinn erzielen und so ihre Investitionen refinanzieren. Damit die forschenden Arzneimittelhersteller einen Anreiz haben, neue Innovationen zu entwickeln, dürfen andere Hersteller die Rezeptur erst nach Ablauf der Patentfrist nutzen, um Nachahmerpräparate herzustellen. Diese haben die gleiche Wirkung, sind in der Regel aber erheblich günstiger als das Originalpräparat.

Der Patentschutz ist international unterschiedlich ausgestaltet; in der EU gibt es über das einheitliche Beantragungsverfahren (beim europäischen Patentamt in München) hinaus keine Harmonisierung. Gemäß dem Europäischen Patentabkommen von 1973 (dem auch die Schweiz und Norwegen beigetreten sind) beträgt die Patentlaufzeit allerdings in vielen europäischen Ländern 20 Jahre (Deutschland, Niederlande, Großbritannien, Schweden).

Pharmazeutische Hersteller klagen häufig, dass der Zeitraum zwischen Beantragung und Erteilung der Marktzulassung zu lang sei und damit die effektive Patentlaufzeit verkürzt würde. Sowohl die Organisation der Zulassungsbehörden als auch die Patentlaufzeit sind daher in der Vergangenheit in vielen Ländern Gegenstand von Reformbemühungen gewesen.

> **Innovative Arzneimittel, Originalpräparate:** Neu entwickelte Arzneimittel, die Patentschutz genießen.
>
> **Generika:** Generika sind Nachahmerprodukte, die nach Ablauf der Patentschutzzeit der Originalpräparate mit identischer Darreichungsform sowie Art und Menge des Wirkstoffgehaltes unter der Wirkstoffbezeichnung oder einem sogenannten Freinamen auf den Markt gebracht werden. Die Wirkstoffidentität und die allgemeinen Qualitätsstandards der Generikaherstellung gewährleisten eine qualitätsgesicherte Alternative zu Originalpräparaten.
>
> **Wirkstoffähnliche Arzneimittel:** Arzneimittel mit pharmakologisch-therapeutisch vergleichbaren Wirkstoffen.
>
> **Arzneimittel mit therapeutisch vergleichbarer Wirkung:** Arzneimittel, die dasselbe Therapieziel verfolgen. Zu dieser Gruppe zählen auch Arzneimittelkombinationen aus mehreren (bekannten) Wirkstoffen.
>
> **OTC-Arzneimittel:** OTC-Arzneimittel (*over-the-counter* – über den Ladentisch) sind frei verkäuflich, d.h. sie dürfen in der Apotheke ohne Rezept abgegeben werden.
>
> **Analog-Arzneimittel:** Neu zugelassene Arzneimittel, die Patentschutz genießen, aber nur geringfügige Variationen bereits bekannter Wirkstoffe enthalten und pharmakologisch gleiche oder ähnliche Wirkungen besitzen wie das Originalpräparat. Viele dieser Arzneimittel sind Scheininnovationen und werden auch als *me-too*-Arzneimittel bezeichnet. Gleichwohl sind sie aufgrund des Patentschutzes vergleichsweise teuer. Häufig werden diese Präparate als zentrale Ursache für die Ausgabendynamik im Arzneimittelsektor angesehen.
>
> **Orphan-Drugs:** Arzneimittel zur Behandlung seltener Krankheiten.

Die wichtigsten Instrumente zur Arzneimittelregulierung sind die Preissetzung und die Erstattungsfähigkeit. Diese beiden Instrumente stehen in einem engen Zusammenhang, weil die Regelungen zur Erstattungsfähigkeit häufig die Preissetzung beeinflussen (*de facto price regulation* [OECD 2008, S. 98]). Daneben gibt es die Arzneimittelzulassung und eine Reihe von Instrumenten, die auf die Arzneimittelverbrauchsmenge abzielen. Diese setzen bei den verschreibenden Ärzten, den abgebenden Apothekern und den Verbrauchern, also den Patienten, an.

6.3 Arzneimittelzulassung

Die Arzneimittelzulassung ist in allen westlichen Industrieländern staatlich reguliert und an den Nachweis der Qualität, Sicherheit bzw. Unbedenklichkeit und Wirksamkeit im klinischen Versuch geknüpft.

Die **pharmazeutische Qualität** eines neuen Arzneimittels wird durch so genannte Stabilitätsuntersuchungen, also Untersuchungen der Qualität der Hilfsstoffe wie beispielsweise Bruchfestigkeit und Zerfallszeiten, festgestellt. Die **Unbedenklichkeit** ist gegeben, wenn das Nutzen-Risiko-Verhältnis günstig ist. Sie wird mithilfe so genannnter toxikologischer Prüfungen überprüft. Die **Wirksamkeit** wird im Rahmen klinischer Prüfungen festgestellt. Dabei werden die Phasen I bis III unterschieden.

In **Phase I** wird an zehn bis fünfzig gesunden Versuchspersonen die Verträglichkeit der Substanz geprüft. In **Phase II** wird an bis zu 200 nach bestimmten Kriterien ausgewählten Probanden die praktische pharmazeutische Nutzbarkeit der Substanz geprüft. Diese Phase wird auch als erste klinisch-therapeutische Anwendung bezeichnet. **Phase III** prüft die Wirksamkeit des Arzneimittels an etwa 2000 bis 3000 Patienten. Auch diese werden nach bestimmten Kriterien ausgewählt. Alle Faktoren, die die Ableitung statistisch signifikanter Aussagen bei einer vergleichsweise niedrigen Fallzahl erschweren könnten, müssen ausgeschlossen werden. Kehrseite dieser Vorgehensweise ist, dass die Ergebnisse des Studienkollektivs auf die klinische Praxis nur eingeschränkt übertragbar sind. **Nebenwirkungen**, also unbeabsichtigte und schädliche Wirkungen eines Arzneimittels beim Patienten können unerkannt bleiben, denn sie treten äußerst selten auf. **Wechselwirkungen**, die durch das Zusammenwirken mit anderen Arzneimitteln auftreten, treten nicht auf, weil Menschen mit Vorerkrankungen in der Regel ausgeschlossen bleiben.

Die therapeutische Bedeutung eines Arzneimittels zeigt sich häufig erst nach der Zulassung im klinischen Alltag. Der englische Sprachgebrauch unterscheidet zwischen der Wirksamkeit, die im klinischen Versuch nachgewiesen wurde (*efficacy*) und der Wirksamkeit im therapeutischen Alltag (*effectiveness*). Letztere kann nur in der klinischen Praxis nachgewiesen werden und wird auch als Arzneimittelforschung nach der Zulassung, Phase-IV-Forschung oder Post-Marketing-Studie bezeichnet.

Für eine sichere Arzneimitteltherapie ist überdies die so genannte Arzneimittelsicherheit (Pharmakovigilanz) von Bedeutung. Hierzu zählen sämtliche wissenschaftlichen und praktischen Aktivitäten zur Entdeckung, Beurteilung und zur Vorbeugung von unerwünschten Wirkungen oder anderen Problemen in Verbindung mit Arzneimitteln dienen.

In der Europäischen Union ist die Zulassung von Arzneimitteln in den Mitgliedstaaten seit 1995 durch das europäische Zulassungsverfahren harmonisiert (RL 2001/83/EG). Die Zulassung eines neuen Arzneimittels erfolgt seither entweder nach dem zentralen oder nach dem dezentralen Zulassungsverfahren. Für gentechnologisch hergestellte Produkte ist das zentrale Zulassungsverfahren verbindlich. Daneben können die nationalen Behörden weiterhin Arzneimittel zulassen. Diese dürfen dann allerdings nur in dem Land in den Verkehr gebracht werden, für das die nationale Zulassung erteilt wurde. Die nationalen Zulassungsbehörden bilden gemeinsam mit der Europäischen Arzneimittelagentur (*European Agency for the Evaluation of Medicinal Products* (EMEA)) das EU-weite Zulassungssystem (siehe auch Kap. 8).

Die Arzneimittelforschung nach der Zulassung ist in keinem Land Voraussetzung für die Marktzulassung. Ihre Bedeutung für eine qualitativ hochwertige Arzneimittelversorgung wird allerdings zunehmend erkannt. Die französische Rahmenvereinbarung zwischen dem zuständigen staatlich beauftragten Gremium und den Herstellern sieht beispielsweise auch vor, dass die Hersteller aufgefordert werden können, Post-Marketing-Studien durchzuführen.

Die Europäische Arzneimittelagentur befasst sich auch mit der europäischen Arzneimittelsicherheit. Zu diesem Zweck unterhält sie Datenbanken und elektronische Meldesysteme für Nebenwirkungsmeldungen. Im Bedarfsfall stimmt sie Arzneimittelsicherheitsmaßnahmen EU-weit ab und koordiniert ihre Durchführung. Die Informationen liefern die nationalen zuständigen Stellen zu, welche sie wiederum von den Herstellern und Ärztinnen und Ärzten erhalten.

In Deutschland verpflichtet die ärztliche Berufsordnung zur Meldung unerwünschter Arzneimittelereignisse. Aus Sicht von Experten führen solche Spontanmeldesystem tendenziell zu einer zu niedrigen bzw. fehlerhaften Meldequote, weil Ärztinnen und Ärzte aus unterschiedlichen Gründen (Zeitknappheit, Meldeverfahren nicht bekannt, Unsicherheit über den Kausalzusammenhang etc.) unerwünschte Arzneimittelereignisse falsch, zu wenig oder gar nicht melden. Unerwünschte Arzneimittelereignisse können auch systematisch erfasst werden. In Großbritannien wird mit dem *Prescription Event Monitoring* ein intensiviertes Spontanerfassungsprogramm angewandt. Nach der Markteinführung eines Arzneimittels werden die ersten 10.000 behandelten Patienten identifiziert, und jede unerwünschte Arzneimittelwirkung wird erfasst. Dies setzt allerdings vollständige Verschreibungsdaten voraus. Einen wesentlichen Beitrag können auch regionale oder spezialisierte Pharmakovigilanzzentren leisten, die beispielsweise bei Krankenhausaufnahmen, ausgewählten, schweren Krankheitsbildern oder in spezifischen Patientengruppen (z. B. Schwangere) gezielt nach unerwünschten Arzneimittelwirkungen suchen. In Frankreich gibt es 32, in der Schweiz 6 derartige regionale Zentren. In Deutschland befinden sich spezialisierte Zentren im Aufbau.

6.4 Erstattungsfähigkeit

6.4.1 Positiv- und Negativlisten

Die Marktzulassung eines Arzneimittels alleine reicht in der Regel nicht mehr aus, um in den Leistungskatalog öffentlich finanzierter Gesundheitssysteme aufgenommen zu werden. Die meisten Länder benennen die prinzipiell erstattungsfähigen Arzneimittel auf so genannten Positivlisten explizit (vgl. Tab. 22). Lediglich in Deutschland gibt es keine Positivliste. Alle neu zugelassenen Arzneimittel sind von wenigen Ausnahmen abgesehen sofort mit der Marktzulassung in der gesetzlichen Krankenversicherung verordnungs- und erstattungsfähig. Die Einführung einer Positivliste wurde mehrfach in

Tab. 22 Existenz von Positivlisten

Land	nationale Positivliste
Belgien	ja
Griechenland	ja
Spanien	ja (regionale Abweichungen möglich)
Frankreich	ja
Italien	ja (regionale Abweichungen möglich)
Niederlande	ja
Portugal	ja
Deutschland	nein
Dänemark	ja (Positivliste umfasst auch einige OTC-Arzneimittel)
Österreich	ja
Irland	ja
Luxemburg	ja
Großbritannien	nein (aber regionale Arzneimittellisten [so genannte *formularies*])
Finnland	ja
Schweden	ja (Positivliste umfasst auch einige OTC-Arzneimittel)
Norwegen	ja
Australien	ja *(pharmaceutical benefit scheme)*
Neuseeland	ja
Kanada	nein (aber regionale *provincial drug plans*)
Japan	ja
Schweiz	ja
USA	nein (aber: im Rahmen von Medicaid setzen einige Bundesstaaten *preferred drug lists* ein; im Rahmen von HMO: hängt vom gewählten Vertrag ab)

Angriff genommen (zuletzt im Jahr 2003), ist aber letztlich stets politisch gescheitert. In einigen Ländern gibt es ebenfalls keine Positivliste auf nationaler Ebene, wohl aber vergleichbare Instrumente auf regionaler, dezentraler Ebene (z. B. Großbritannien, Kanada, USA).

So genannte Negativlisten umfassen die von der Erstattungsfähigkeit explizit ausgeschlossenen Arzneimittel. Großbritannien und Deutschland zählen zu den Ländern mit Negativlisten (Großbritannien: *selected list scheme*), so dass dort grundsätzlich alle nicht entsprechend gelisteten Arzneimittel erstattet werden. In Ländern mit einer Positivliste sind per Definition alle nicht gelisteten Arzneimittel aus der Erstattungsfähigkeit ausgenommen. Gleichwohl gibt es Länder, die neben der Positivliste auch eine explizite Negativliste führen (z. B. Österreich, Niederlande).

Weit verbreitet ist der Ausschluss von OTC-Arzneimitteln, selbst wenn diese vom Arzt verordnet sein sollten (z. B. Deutschland, Niederlande). Hierbei handelt es sich häufig um so genannte Bagatellarzneimittel für die Behandlung von leichten Erkrankungen wie z. B. Erkältungskrankheiten (Deutschland, Niederlande), aber auch um Arzneimittel aus dem Bereich Prophylaxe, Empfängnisverhütung und Arzneimittel mit überwiegend kosmetischer Wirkung (z. B. Österreich) sowie Life-Style Produkte wie beispielsweise Viagra (z. B. Deutschland). Negativlisten können einen erheblichen Umfang der zugelassenen Arzneimittel umfassen: Nachdem die spanische Negativliste eingeführt war – die Umsetzung dauerte einige Jahre – waren 29 % der vor der Einführung am Markt verfügbaren Arzneimittel nicht mehr erstattungsfähig.

Positivlisten gelten üblicherweise für den niedergelassenen Bereich, wobei einige auch den stationären Bereich abdecken (z. B. Österreich und Italien). Auch die britischen regionalen *formularies* sind häufig sektorübergreifend angelegt. Aus gesundheitsökonomischer Perspektive ist das sinnvoll, weil pharmazeutische Hersteller häufig die Strategie verfolgen, im Krankenhaussektor Arzneimittel günstig (im Extremfall kostenlos) zur Verfügung zu stellen mit dem Ziel, dass diese dort „antherapiert" und später im niedergelassenen Bereich weiterverordnet werden. Denn der niedergelassene Arzt führt in aller Regel die im Krankenhaus begonnene Arzneimitteltherapie weiter.

Einige Positivlisten wie beispielsweise die österreichische spezifizieren ferner die Einzelheiten der Arzneimittelanwendung wie z. B. Versorgungssektor (ambulant oder stationär), Indikation (Arzneimittel darf nur für bestimmte Krankheit(en) eingesetzt werden) oder ärztliche Fachrichtung (alle Ärzte oder nur bestimmte Spezialisten dürfen ein bestimmtes Arzneimittel verordnen).

6.4.2 Zentrale und dezentrale Entscheidungsfindung

Entscheidungen zur Erstattungsfähigkeit werden häufig auf nationaler Ebene getroffen. In einigen Ländern kann auf dezentraler Ebene allerdings von der nationalen Positivliste abgewichen werden. In Italien beispielsweise, wo die Steuerung und Finanzierung der Arzneimittelversorgung im Zuge der Regionalisierung in die regionale Zuständigkeit übergegangen ist, sind regionale Abweichungen möglich.

Daneben gibt es Länder, in denen die Erstattungsfähigkeit auf dezentraler Ebene entschieden wird. Dies ist der Fall in Dänemark, wo die Zuständigkeit für Steuerung und Finanzierung der Arzneimittelversorgung bei den fünf dänischen Provinzen liegt. Auch in Großbritannien, wo es keine nationale Positivliste gibt, spielt die regionale Ebene bei der Festsetzung der Erstattungsfähigkeit eine große Rolle. Grundsätzlich können Ärzte alle zugelassenen Arzneimittel von Herstellern, die am PPRS teilnehmen, verschreiben bzw. einsetzen, und verschriebene Arzneimittel sind grundsätzlich auch erstattungsfähig. Faktisch wird die Verfügbarkeit von Arzneimitteln zulasten des NHS von den Beteiligten auf regionaler Ebene vor dem Hintergrund (sehr knapper) regionaler Budgets entschieden und in regionalen Positivlisten kenntlich gemacht. Dies führt im Ergebnis zum so genannten *postcode prescribing* bzw. *postcode-lottery*, d. h. es kann vorkommen, dass ein bestimmtes Arzneimittel in einer Region verfügbar ist, in einer anderen hingegen nicht. Dieses Phänomen tritt auch in Kanada auf, wo jede Provinz ihren eigenen *provincial drug plan* entwickelt.

Auch die Arzneimittelversorgung in den Vereinigten Staaten ist dezentral organisiert. Etwa 40 % der US-amerikanischen Bundesstaaten haben für die Durchführung von *Medicaid*, dem Gesundheitsversorgungsprogramm für finanziell Schwächere, so genannte *preferred drug lists* eingeführt. Hierbei handelt es sich nicht um Positivlisten im engeren Sinn. Denn wegen der nationalen Rahmengesetzgebung für *Medicaid* können die Bundesstaaten einzelne Arzneimittel nicht vollständig aus der öffentlichen Finanzierung ausschließen. Sie setzen statt dessen häufig auf Anreize für Patienten, Ärzte, Hersteller und Apotheker oder auf Abschreckung durch zusätzlichen administrativen Aufwand wie z. B. Genehmigungsvorbehalte. Auch die privaten Anbieter integrierter Versicherungs- und Versorgungsleistungen (HMO) kennen je nach Vertrag Leistungsausschlüsse (Negativliste), Positivlisten oder *preferred drug lists*. In den Vereinigten Staaten hat sich für die Organisation und das Management der Arzneimittelversorgung der Versicherten einschließlich Arzneimitteleinkauf und Kostenkontrolle mit dem so genannten *Pharmaceutical Benefit Management* (PBM) ein neuer Dienstleistungstypus entwickelt.

6.4.3 Erstattungsanspruch

Auf der Positivliste verzeichnete Arzneimittel sind prinzipiell erstattungsfähig. Allerdings muss nicht jedes auf einer Positivliste verzeichnete Arzneimittel zwingend in vollem Umfang erstattet werden. Die australische, französische und italienische Positivliste beispielsweise sieht jeweils differenzierte

Erstattungsansprüche vor. Dabei werden Arzneimittel für lebensbedrohliche und chronische Krankheiten typischerweise voll, weniger bedeutende Arzneimittel hingegen in geringerem Umfang erstattet. Die Differenz zwischen Abgabepreis und dem Erstattungsbetrag ist vom Patienten zu tragen. In Frankreich beispielsweise werden nur Arzneimittel für ernsthafte chronische Krankheiten wie z. B. Krebs vollständig, d. h. zu 100 %, erstattet. Arzneimittel für ernsthafte Erkrankungen werden zu 65 %, für weniger ernsthafte Krankheiten zu 35 % und Arzneimittel, denen die Streichung von der Positivliste droht, nur zu 15 % erstattet. Einige Länder erstatten ausgewählte hochpreisige Arzneimittel nur, wenn eine Genehmigung vorliegt. In Österreich wiederum bedarf es für die Verordnung bestimmter Arzneimittel einer Bewilligung des chef- und kontrollärztlichen Dienstes.

6.4.4 Kriterien für Einschluss bzw. Ausschluss der Erstattungsfähigkeit

In Anbetracht der dynamischen Kostenentwicklung im Arzneimittelsektor und einer zunehmenden Zahl neu zugelassener Analog-Arzneimittel wird der nachgewiesene Nutzen eines Arzneimittels immer stärker zur Voraussetzung für die Erstattungsfähigkeit bzw. für die Festsetzung der Höhe des Erstattungspreises. Auf Kosten des Steuerzahlers bzw. der Versichertengemeinschaft finanzierte neue Arzneimittel müssen demnach einen therapeutischen Fortschritt darstellen, d. h. im Vergleich zu bereits eingesetzten Arzneimitteln wirksamer oder nebenwirkungsärmer sein.

Darüber hinaus können eine Reihe weiterer Kriterien eine Rolle spielen. In Frankreich beispielsweise wird die Erstattungsfähigkeit nicht nur vom nachgewiesenen Nutzen abhängig gemacht, sondern auch vom Schweregrad der Krankheit, für die das Arzneimittel vorgesehen ist, für seine kurativen, präventiven oder Symptom lindernden Eigenschaften sowie seine Bedeutung für die öffentliche Gesundheit (Public Health). In Frankreich stehen diese Kriterien nicht nur auf dem Papier, sondern spielen in der Praxis bei der Entscheidung über neue Arzneimittel und der alle fünf Jahre stattfindenden Neuentscheidung über bereits gelistete Arzneimittel tatsächlich eine Rolle. Das ist nicht immer der Fall. Der spanische nationale Gesundheitsdienst beispielsweise ist gesetzlich gehalten, die Erstattungsfähigkeit eines Arzneimittels von einer Reihe von Kriterien (therapeutischer und sozialer Nutzen, spezielle Bedürfnisse bestimmter Patientengruppen, Schweregrad der betreffenden Indikation, Vorhandensein effizienterer Alternativen) abhängig zu machen. In der Praxis wird von dieser Möglichkeit kein Gebrauch gemacht, so dass faktisch alle Verschreibungen auch finanziert werden.

Eine besondere Schwierigkeit der Bewertung des medizinischen Nutzens innovativer, neuer Arzneimittel besteht darin, dass zum Zeitpunkt der Markteinführung naturgemäß noch keine Erkenntnisse zur Wirksamkeit in der Praxis (*effectiveness*) vorliegen. Dies gilt insbesondere für die von der pharmazeutischen Industrie häufig für die Ersteinführung von Arzneimitteln genutzten Länder Deutschland, Frankreich, Italien, Großbritannien und die USA. Andere Länder hingegen können bei ihrer Entscheidungsfindung häufig schon auf die in den Ersteinführungsländern gemachten Erfahrungen zurückgreifen.

6.4.5 Wirtschaftlichkeit als Kriterium für die Erstattungsfähigkeit

Die Wirtschaftlichkeit eines Arzneimittels (zusätzlicher Nutzen eines Arzneimittels im Verhältnis zu den zusätzlichen Kosten) gewinnt bei Entscheidungen über die Erstattungsfähigkeit in vielen Ländern zunehmend an Bedeutung.

Pharmakoökonomische Bewertung

Die ökonomische Bewertung der Wirksamkeit bzw. des Nutzens von Arzneimitteln (so genannte Pharmakoökonomie) ist methodisch anspruchsvoll. Neben medizinischen sind epidemiologische, statistische und ökonomische Kenntnisse erforderlich.

Es gibt verschiedene pharmakoökonomische Bewertungsmethoden (Kosten-Minimierungs-Analyse, Kosten-Wirksamkeits-Analyse, Kosten-Nutzen-Analyse, Kosten-Nutzwert-Analyse), und die Auswahl der Methode ist häufig Gegenstand eines (fach-)öffentlichen Diskussionsprozesses. Denn wie alle Bewertungsmethoden sind auch pharmakoökonomische Analysen nicht frei von Wertentscheidungen, und das Ergebnis hängt nicht nur von der gewählten Methode, sondern auch vom Standpunkt des Betrachters, d. h. von der Perspektive des Bewerters (Kostenträger, Gesellschaft oder einzelner Leistungserbringer) ab.

So muss beispielsweise bei der Kosten-Wirksamkeits-Analyse entschieden werden, ob ein neues Arzneimittel doppelt so teuer sein darf wie ein bereits existierendes, wenn das neue nur 40 % besser wirkt als das alte. Bei der Kosten-Nutzen-Analyse stellt sich die Frage, welche Kosten-Nutzen-Relation als akzeptabel angesehen wird. Was darf ein neues Arzneimittel, das im Vergleich zu alternativen Therapien ein zusätzliches Lebensjahr stiftet, zusätzlich kosten? 10.000 oder 100.000 Euro? In der Praxis werden diese Grenzen häufig nicht explizit gemacht. Es ist aber davon auszugehen, dass sie implizit mit berücksichtigt werden, insbesondere angesichts begrenzter finanzieller Mittel. Denkbar ist ferner eine Fallkonstellation, bei der ein Arzneimittel eine aus gesellschaftlicher Sicht akzeptable Kosten-Nutzen-Relation aufweist, die Gesamtkosten aber so hoch sind, dass ein Land nicht finanzieren kann, alle Patienten mit dem neuen Arzneimittel zu versorgen, die davon einen Nutzen haben könnten.

Pharmakoökonomische Analysen sind insbesondere in Australien, Neuseeland, Kanada, Großbritannien, Finnland, Norwegen und den Niederlanden von großer Bedeutung für die Erstattungsfähigkeit. Gleiches gilt für die staatlichen US-amerikanischen Versorgungsprogramme sowie die privaten Anbieter integrierter Versicherungs- und Versorgungsleistungen (HMOs). Finnland ist überdies das einzige Land, in dem Kosten-Effektivitätsstudien auch bei der Preissetzung systematisch berücksichtigt werden. In den Niederlanden und in Schweden ist dies nur der Fall, wenn für ein Arzneimittel ein höherer Preis genehmigt werden soll.

In vielen Ländern zählt die Wirtschaftlichkeit zwar zu den Kriterien, die bei der Erstattungsfähigkeit zu berücksichtigen sind, ohne dass systematisch pharmakoökonomische Analysen durchgeführt würden. In Deutschland beispielsweise ist gesetzlich geregelt, dass zulasten der gesetzlichen Krankenkassen erbrachte Leistungen nicht nur ausreichend und zweckmäßig, sondern auch wirtschaftlich sein müssen. Tatsächlich steckt die ökonomische Bewertung von Arzneimitteln in Deutschland aber noch in den Kinderschuhen. Kosten-Nutzen-Bewertungen können vom Institut für Qualität und Wirtschaftlichkeit im Gesundheitswesen (IQWiG) erst seit 2007 im Auftrag des Gesundheitsministeriums oder des Gemeinsamen Bundesausschusses durchgeführt werden. Im Mittelpunkt stehen dabei nach dem Willen des Gesetzgebers zunächst Arzneimittel, für die kein Festbetrag festgesetzt ist – hierbei dürfte es sich insbesondere um Analog-Arzneimittel handeln.

In Ländern, in denen pharmakoökonomische Analysen für die Bestimmung der Erstattungsfähigkeit eine Rolle spielen (oder eine Rolle spielen sollen), wird auf nationaler Ebene häufig eine entsprechende Infrastruktur in Form von Instituten wie beispielsweise das britische *National Institute of Clinical Excellence* oder interdisziplinären Gremien wie das australische *Pharmaceutical Benefits Advisory Committee* geschaffen, um pharmakoökonomische Bewertungen durchzuführen und die Ergebnisse zu verbreiten.

Meistens geben diese Institute bzw. Gremien nur Empfehlungen ab. Die Entscheidung über die Erstattungsfähigkeit treffen die zuständigen Behörden oder Kostenträger. Lediglich das schwedische *Pharmaceutical Benefits Board* entscheidet auf der Grundlage von Kosten-Effektivitätsstudien, ob ein Arzneimittel auf die nationale Positivliste gelangen soll. In Australien, wo pharmakökonomische Kriterien für die Aufnahme in die nationale Positivliste (*Pharmaceutical Benefit Scheme*) seit 1993 berücksichtigt werden, gibt das *Pharmaceutical Benefits Advisory Committee* eine Empfehlung ab. Die Entscheidung trifft der Gesundheitsminister. In Kanada gibt das *Expert Drug Advisory Committee* Empfehlungen ab, die die zuständige zentralstaatliche Behörde und die zuständigen Provinzbehörden bei der Erstellung ihrer Positivlisten berücksichtigen können. In der Schweiz gibt die Eidgenössische Arzneimittelkommission dem Bundesamt für Gesundheit Empfehlungen. Auch das oben erwähnte deutsche IQWiG erarbeitet lediglich Empfehlungen. Über die Erstattungsfähigkeit entscheidet der Gemeinsame Bundesausschuss, der mit Leistungserbringern und Kostenträgern sowie Patientenvertretern besetzt und für den Leistungskatalog der Gesetzlichen Krankenversicherung zuständig ist. Ebenfalls empfehlenden Charakter hat das britische *National Institute for Clinical Excellence* (NICE), welches gegenüber dem NHS dazu Stellung nimmt, welche Arzneimittel aus dem Leistungskatalog ausgeschlossen werden sollen. Die Empfehlungen werden auch im Rahmen der dezentralen Entscheidungsfindung über die erstattungsfähigen Arzneimittel berücksichtigt.

6.5 Preissetzung

In den meisten Industrieländern sind die Hersteller bei der Gestaltung der Marktpreise patentgeschützter Arzneimittel völlig frei (von Kanada abgesehen, wo diese staatlich festgesetzt werden). Allerdings entsprechen die Marktpreise in vielen Ländern nicht automatisch den Erstattungspreisen.

Mit dem Ziel, Anreize für Innovationen zu setzen, erstatten einige Länder (z. B. Frankreich) innovative Arzneimittel, deren Erstattungsfähigkeit anerkannt wurde, ganz bewusst vollständig. Einige Länder wie bspw. Japan gewähren für Forschungs- und Entwicklungsausgaben Steuererleichterungen. Für die Pharmahersteller soll es sich lohnen, in Forschung und Entwicklung zu intensivieren.

Auch die Preise für OTC-Arzneimittel können frei gestaltet werden. Hier sorgt der Herstellerwettbewerb dafür, dass die Preise im Rahmen bleiben. Die Preise patentfreier verschreibungspflichtiger Arzneimittel hingegen werden in den allermeisten Ländern (Ausnahmen: Großbritannien, USA) entweder direkt oder indirekt (im Rahmen von Referenzpreissystemen) reguliert.

In den meisten Ländern erfolgt die Preisregulierung auf nationaler Ebene. Dies gilt auch für regionalisierte Gesundheitssysteme. Die Preisregulierung bezieht sich in der Regel auf die Preise im ambulanten Sektor. Im Krankenhaussektor werden die Arzneimittelpreise meist im Wege der Verhandlung zwischen einzelnen Krankenhäusern und Herstellern direkt (z. B. Spanien, Großbritannien) bzw. zwischen einzelnen Krankenhäusern und Großhändlern (z. B. Deutschland) festgesetzt. Unter bestimmten Voraussetzungen können sich mehrere Krankenhäuser zu einem Verbund zusammenschließen, um aufgrund der großen Nachfrage günstige Konditionen zu erzielen.

6.5.1 Direkte Preissetzung

In vielen Ländern mit direkter staatlicher Preissetzung wird die Preishöhe mithilfe von Preisvergleichen ermittelt. Der Vergleich mit Preisen in anderen Ländern wird als externer Preisvergleich, der Vergleich mit Arzneimittelpreisen innerhalb eines Landes (beispielsweise im Rahmen von Festbetragssystemen, siehe unten) als interner Preisvergleich bezeichnet. Auch die überwiegende Zahl der hier betrachteten Länder führt externe Preisvergleiche zur Hersteller- oder Erstattungspreisregulierung durch. Ausnahmen sind Dänemark, Deutschland, Italien (seit 2005), Schweden, Großbritannien und die USA. Als Vergleichsländer werden am häufigsten Deutschland, Frankreich, Italien und Großbritannien herangezogen – Länder also, die von den pharmazeutischen Herstellern häufig für die Ersteinführung gewählt werden. Besonders häufig erfolgt die Ersteinführung in Großbritannien und Deutschland, weil dort die Preise neu zugelassener Arzneimittel frei gesetzt werden können und diese prinzipiell erstattungsfähig sind.

Im Marktsegment der Generika wird häufig vorgegeben, dass der Preis in einem bestimmten Umfang unterhalb des Preises des Originalprodukts festgesetzt werden muss. In Frankreich, Belgien, Spanien, Italien, Portugal und den Niederlanden – übrigens alles Länder mit Referenzpreissystemen (siehe unten) – werden die Preise für Generika zwischen 20 und 40 % unter dem Preis des Originalprodukts festgesetzt. In der Schweiz müssen die Preise für auf der Positivliste gelistete Generika mindestens 30 % unter einem staatlich festgesetzten Referenzpreis liegen.

Ein weiteres Instrument ist die Festsetzung von Gewinnmargen. Die Höhe der Marge kann auf dem Verhandlungsweg „gefunden" oder gesetzlich festgesetzt werden. In Großbritannien wird der maximale Gewinn der Hersteller im Rahmen des so genannten *Pharmaceutical Price Regulation Scheme* (PPRS) festgesetzt, einer freiwilligen Übereinkunft zwischen dem Gesundheitsministerium und dem Verband der pharmazeutischen Industrie. Der PPRS bezieht sich auf alle zugelassenen verschreibungspflichtigen Arzneimittel und ist für fünf Jahre gültig (der letzte trat im 1.1.2005 in Kraft). Bei Unterschreitung der Marge darf der Hersteller die Preise anheben, bei Überschreitung muss er entweder den Gewinnüberschuss abführen oder die Preise in der nächsten Periode senken. Auch in Italien und in Frankreich existieren staatliche Beschränkungen der Gewinnmargen der Hersteller.

Verhandlungen können nicht nur zur Vereinbarung von Gewinnmargen, sondern auch zur Preisfindung dienen. Im Rahmen des australischen *pharmaceutical benefit schemes* (PBS) werden die Preise innovativer Arzneimittel, die in das PBS aufgenommen werden sollen, unter Berücksichtigung ihrer Kosten und ihrer prognostizierten Wirkung zwischen dem PBS und den Herstellern unmittelbar ausgehandelt. Auch in Italien werden die Preise seit 2004 im Rahmen eines kriterienbasierten Verhandlungsprozesses zwischen Kostenträgern und Herstellern festgesetzt. Folgende Kriterien werden berücksichtigt: therapeutischer Nutzen, Arzneimittelsicherheit, der Preis in anderen EU-Mitgliedsstaaten sowie ähnliche Arzneimittel in derselben therapeutischen Gruppe, die Zahl der potenziellen Patienten und der Grad der therapeutischen Innovation.

Auch auf dezentraler Ebene kommt Preisverhandlungen eine wichtige Rolle zu. Das staatliche Versorgungsprogramm *Medicaid* und die privaten Anbieter integrierter Versicherungs- und Versorgungsleistungen (HMOs) nutzen in den USA ihre Marktmacht, um auf dem Verhandlungsweg günstige Konditionen für ihre Versicherten zu erzielen. Davon profitieren die Patienten, die das Glück haben, in einem öffentlichen oder privaten Programm eingeschrieben zu sein. Patienten ohne Versicherungsschutz hingegen müssen überdurchschnittlich hohe Preise hinnehmen. Das Modell der Preisverhandlung findet inzwischen auch in Ländern mit Sozialversicherungssystemen Nachahmer. In Deutschland beispielsweise dürfen die Krankenkassen seit 2007 mit Arzneimittelherstellern Rabattverträge für die Versorgung ihrer Patienten abschließen.

Ein in vielen Ländern häufig eingesetztes Instrument zur Preisregulierung sind Preisstopps und pauschale Preisreduktionen. Bei Preisstopps werden die Preise auf einem gegebenen Niveau „eingefroren" und dürfen innerhalb eines bestimmten Zeitraums nicht angehoben werden. In Deutschland gab es in der Vergangenheit mit dem Ziel der Kostendämpfung mehrfach Preisstopps – zuletzt 2006 mit einer Laufzeit von 2 Jahren.

In Spanien gab es in der Vergangenheit vielfach pauschale Preissenkungen. So mussten die Hersteller 1995 die Preise für Arzneimittel, die länger als 10 Jahre auf dem Markt waren und für die es innerhalb der europäischen Union kein preisgünstigeres Generikum gab, pauschal um 20 % absenken.

Die Gestaltungsmöglichkeiten von Preisreduktionen sind zahlreich: Der Umfang von Preisreduktionen kann gesetzlich vorgegeben oder auf dem Verhandlungsweg vereinbart werden, und Preisreduktionen können sich auf die gesamte Produktpalette eines Herstellers – hier kann der Hersteller selbst entscheiden, welche Preise er stärker oder schwächer reduziert (beispielsweise umsatzstarke Präparate) – oder auf alle Präparate beziehen – d. h. der Hersteller verfügt über keinerlei Ausweichspielräume.

Eine weitere Möglichkeit besteht darin, den Erstattungsumfang pauschal zu reduzieren, was faktisch einer Preisreduktion gleich kommt. In Spanien wird seit 2005 alle 5 Monate eine progressiv ausgestaltete Gebühr auf den vom nationalen Gesundheitsdienst verausgabten Arzneimittelgesamtbetrag erhoben. Mit diesen Einsparungen wird unter anderem die biomedizinische Forschung finanziert.

Instrumente der direkten Preissteuerung wie Preisstopps und pauschale Preissenkungen sind zwar vergleichsweise gut geeignet, die Gesamtausgaben kurzfristig zu dämpfen, zumal sie relativ einfach umzusetzen sind. Allerdings dürften sie eher innovationshemmend wirken, insbesondere, weil sie in der Praxis häufig ad hoc ohne längere Vorlaufzeit genutzt werden. Das erschwert der pharmazeutischen Industrie die Planung. In dieser Hinsicht schneidet das britische PPRS besser ab, denn es gewährt den Herstellern Planungssicherheit.

6.5.2 Indirekte Preissetzung durch Referenzpreissysteme

In Referenzpreissystemen setzen die Kostenträger einen als Referenzpreis, Richtpreis oder Festbetrag bezeichneten maximalen Erstattungsbetrag fest. Liegt der Preis des Arzneimittels über dem Referenzpreis, muss der Patient die Differenz aus eigener Tasche bezahlen. Die Folge sind Anpassungen der Herstellerpreise an den Referenzpreis. Referenzpreissysteme finden prinzipiell Anwendung für Arzneimittel, für die es wirkstoffgleiche (teilweise auch wirkstoffähnliche) therapeutische Alternativen gibt. Das ist keineswegs selbstverständlich. In Spanien beispielsweise dürfen Generika erst seit Ende der 90er Jahre vertrieben und verschrieben werden. Auch in Frankreich konzentrierte sich die Gesundheitspolitik erst Ende der 90er Jahre darauf, die mit Generika verbundenen Einsparpotenziale zu erschließen.

Die meisten Länder mit Referenzpreissystemen haben diese für erstattungsfähige wirkstoffgleiche Arzneimittel etabliert (z. B. Dänemark, Italien, Portugal, vgl. Tab. 23). Allerdings gibt es Länder, die darüber hinaus gehen. Das deutsche Festbetragssystem, das 1989 als erstes Referenzpreissystem etabliert wurde und heute entsprechend ausdifferenziert ist, umfasst neben der Gruppe der wirkstoffgleichen Generika (Stufe 1) auch Festbetragsgruppen für Arzneimittel mit vergleichbaren Wirkstoffen (Stufe 2) und mit vergleichbarer Wirkung (Stufe 3). 2004 erfolgte die Ausweitung auf patentgeschützte Analog-Arzneimittel, wobei von dieser Gruppe Arzneimittel ausgenommen sind, die eine therapeutische Verbesserung, auch wegen geringerer Nebenwirkungen, bedeuten. Ähnlich umfassend ist das niederländische Festbetragssystem angelegt. Im australischen *Pharmaceutical Benefit Scheme* orientiert sich die Höhe der Kostenübernahme an der preisgünstigsten Alternative mit ähnlichem therapeutischen Nutzen.

Zuständig für die Umsetzung und die Pflege der Referenzpreissysteme sind in den meisten Ländern die Kostenträger bzw. die Behörden, die für die Erstattungsfähigkeit von Arzneimitteln verantwortlich sind. Eine Ausnahme stellt Deutschland dar, wo die Zuständigkeit für Gruppenbildung und Festbetragssetzung verschiedenen Akteuren zugeordnet ist. Für die Gruppenbildung ist der Gemeinsame Bundesausschuss, für die Höhe der Festbeträge ist der Spitzenverband Bund der Krankenkassen zuständig.

Studien zeigen, dass Referenzpreissysteme den Kostenträgern signifikante Einsparungen bescheren können. Es gibt allerdings auch Hinweise, dass die Einspareffekte nach einiger Zeit erodieren können. Überdies können die Preise einzelner Arzneimittel, deren Preis niedriger als der Referenzpreis ist, auch steigen, weil sie sich an diesem orientieren und den Preis entsprechend heraufsetzen. Referenzpreise dürfen daher nicht zu hoch angesetzt werden und müssen laufend „gepflegt" werden. Hierzu zählt insbesondere die Anpassung der Referenzpreise, wenn neue Nachahmerprodukte auf den Markt kommen (z. B. bei Patentablauf einer Arzneispezialität). Die empirische Erfahrung zeigt

Tab. 23 Referenzpreissysteme und Generikasubstitution

Land	Referenz-preissystem	Generika-substitution	Anmerkungen
Belgien	ja	nein, nicht zulässig	Ärzte sind gehalten, Wirkstoffe (statt Marken-präparate) zu verordnen
Griechenland	ja	nein, nicht zulässig	
Spanien	ja	erlaubt	
Frankreich	ja	erlaubt	nur Generika
Italien	ja	erlaubt	
Niederlande	ja	erlaubt	Arzneimittel mit vergleichbarer therapeutischer Wirkung
Portugal	ja	erlaubt	
Deutschland	ja	ja, verpflichtend	
Dänemark	ja	ja, verpflichtend	
Österreich	nein	nicht erlaubt	Errichtung war geplant, Vorhaben wurde wegen des Regierungswechsels 2008 nicht weiter verfolgt
Irland	nein	nicht erlaubt	
Luxemburg	nein	nicht erlaubt	
UK	nein	nicht erlaubt	für 2010 geplante Einführung der Generikasubstitu-tion wurde bis zum Abschluss einer öffentlichen Anhörung ausgesetzt
Finnland	nein	ja, verpflichtend	
Schweden	nein	ja, verpflichtend	1993 eingeführtes Referenzpreissystem wurde 2002 abgeschafft
Norwegen	ja	ja	
Australien	ja	ja	nur Generika
Neuseeland	ja	nein, nicht zulässig	
Kanada	ja (einzelne Provinzen)	nein, nicht zulässig	
Japan	ja	nicht bekannt	
Schweiz	nein	ja	Preissetzung von Generika orientiert sich an so genannten Referenzpreisen, die zu 30 % unter-schritten werden müssen
USA	nein	nein	

allerdings auch, dass Festbetragssysteme für die Hersteller einen Anreiz ent-halten können, Analogprodukte zu entwickeln. Hersteller konzentrieren sich dann darauf, ihre Präparate aus dem Festbetragssystem herauszuhalten, in dem sie vorhandene Wirkstoffzusammensetzungen geringfügig variieren.

Die Wirksamkeit von Referenzpreisen wird weiter verstärkt, wenn der Apotheker berechtigt ist, ein wirkstoffgleiches Arzneimittel abzugeben (*aut-idem*). In vielen Ländern (z. B. Spanien, Frankreich, Italien, Niederlande, Portugal) ist dies der Fall. In einigen Ländern sind die Apotheker zur Generikasubstitution unter bestimmten Voraussetzungen sogar verpflichtet (z. B. Deutschland, Dänemark, Finnland, Schweden). In Deutschland beispielsweise müssen die Apotheken ein preisgünstigeres Arzneimittel abgeben, wenn der Arzt auf dem Rezept nur die Wirkstoffbezeichnung angegeben hat. Die meisten Länder, die generische Substitution zulassen, räumen dem Arzt allerdings die Möglichkeit ein, auf dem Rezept zu vermerken, dass das verschriebene Präparat abgegeben werden muss, d. h. sie können Generikasubstitution explizit ausschließen. In Finnland dürfen nicht nur die Ärzte, sondern auch die Patienten der Generikasubstitution wiedersprechen. Die Abgabe eines wirkstoffähnlichen Produkts durch den Apotheker (*aut-simile*) ist in keinem der hier betrachteten Länder zulässig.

In Ländern, in denen Generika-Substitution freiwillig bzw. nicht erlaubt ist, werden häufig ergänzende bzw. andere Wege beschritten, um den Marktanteil der Generika am Gesamtvolumen der verschriebenen Arzneimittel zu erhöhen. In den Niederlanden beispielsweise können die Krankenkassen die Kostenübernahme von teuren Arzneimitteln ablehnen, wenn eine preiswertere Alternative erhältlich (gewesen) wäre. In der Schweiz beträgt die Arzneimittelzuzahlung für Originalpräparate, für die es eine günstigere generische Alternative gibt, 20 % (reguläre Zuzahlung: 10 %). In Österreich, wo die Generika-Substitution durch den Apotheker nicht erlaubt ist, wurde versucht, den Generikamarktanteil zu stärken, in dem u. a. die Arzneimittelselbstbeteiligung für die Patienten reduziert wurde. In Großbritannien müssen die Apotheker das verschriebene Originalpräparat abgegeben. Allerdings werden die Ärzte aufgefordert, nach Möglichkeit Wirkstoffe statt Originalpräparate zu verschreiben. In Frankreich werden Apotheker sogar durch finanzielle Anreize motiviert, Generika zu substituieren.

6.5.3 Mehrwertsteuer

Die Mehrwertsteuersätze für Arzneimittel sind im internationalen Vergleich unterschiedlich hoch (s. Tab. 24). Das ist für sich genommen noch nicht bemerkenswert, denn auch die allgemeinen Mehrwertsteuersätze unterscheiden sich. Relevant ist, ob die Länder für verschreibungspflichtige und erstattungsfähige Arzneimittel einen reduzierten oder den allgemeinen Mehrwertsteuersatz anwenden.

Tab. 24 Mehrwertsteuersätze für Arzneimittel

Land	MWSt.-Satz Arzneimittel	allgemeiner MWSt.-Satz	Besonderheiten
Belgien	6 %	21 %	
Griechenland	9 %	18 %	
Spanien	4 %	16 %	
Frankreich	erstattungsfähige: 2,1 % nicht erstattungsfähige: 5,5 %	19,6 %	
Italien	10 %	20 %	
Niederlande	6 %	19 %	
Portugal	5 %	20 %	seit 1.1.2008
Deutschland	19 %	19 %	
Dänemark	25 %	25 %	
Österreich	10 %	20 %	seit 1.1.2009; zuvor galt für Arznei-mittel der allgemeine MWSt.-Satz
Irland	oral medicines: 0 % non-oral medicines: 21 %	21 %	
Luxemburg	3 %	15 %	
UK	verschreibungspflichtige: 0 % OTC: 17,5 % (15 %)	17,5 % (15 %)	vom 1.12.2008 bis 31.12.2009 wegen der Wirtschaftskrise vorüber-gehend auf 15 % reduziert
Finnland	8 %	22 %	
Schweden	verschreibungspflichtige: 0 % OTC: 25 %	25 %	
Norwegen	25 %	25 %	
Australien	verschreibungspflichtige: 0 % OTC: 10 %	10 %	
Neuseeland	12,5 %	12,5 %	
Kanada	verschreibungspflichtige: 0 % OTC: 5 %	5 %	
Japan	5 %	5 %	MWSt. wird auf der Grundlage des Großhändlerpreises ermittelt
Schweiz	2,4 %	7,6 %	
USA	–	–	keine MWSt, besteuert wird Endkon-sum (sales tax), Sätze variieren je nach Staat zwischen 4 und 8 %

Nur in Deutschland (19 %), Norwegen (25 %) und Dänemark (25 %) sowie in Neuseeland (12,5 %) und Japan (5 %) wird auf verschreibungspflichtige Arzneimittel der allgemeine Mehrwertsteuersatz angewandt, wobei dieser in den beiden letztgenannten Ländern vergleichsweise niedrig ist. Die meisten Länder besteuern verschreibungspflichtige, teilweise sogar OTC-Arzneimittel, hingegen niedriger. In Großbritannien, Irland und Schweden wird für verschreibungspflichtige Arzneimittel gar keine Mehrwertsteuer erhoben. Dafür mag eine Rolle spielen, dass es sich hierbei um steuerfinanzierte Gesundheitssysteme handelt. In der deutschen gesundheitspolitischen Diskussion ist immer wieder vorgeschlagen worden, zur Entlastung der GKV die Mehrwertsteuer auf verschreibungspflichtige Arzneimittel zu reduzieren.

6.6 Arzneimittelzuzahlungen

Arzneimittelzuzahlungen sind die gängigste Form der Selbstbeteiligung im Gesundheitswesen und in allen westlichen Industrieländern anzutreffen. Unter dem Begriff Zuzahlung sollen sämtliche vom Patienten selbst zu zahlende Arzneimittelselbstbeteiligungen subsumiert werden, unabhängig davon, ob es sich um Verschreibungs- oder Rezeptgebühren, Eigenleistungen im Rahmen von Referenzpreissystemen oder gestaffelte Erstattungsumfänge handelt.

Zuzahlungen können als fixe Pauschale ausgestaltet sein. In Großbritannien z. B. fällt für jedes verschreibungspflichtige Arzneimittel eine Verschreibungsgebühr in Höhe von 6,65 britischen Pfund an. Zuzahlungen können aber auch prozentual ausgestaltet sein. In Deutschland beträgt die Zuzahlung für Arzneimittel 10 % des Abgabepreises, wobei es eine Mindestbeteiligung in Höhe von fünf Euro und eine Beschränkung nach oben gibt, die bei 10 Euro liegt. Überdies darf die Zuzahlung nicht höher als die Kosten des Mittels sein. Auch in Dänemark und Finnland ist die Zuzahlung prozentual organisiert.

Zuzahlungen können einen erheblichen Umfang des Arzneimittelpreises ausmachen: In Spanien müssen die Patienten 40 % des Arzneimittelpreises tragen, und in Frankreich kann sie für Arzneimittel, deren Wirkung als geringfügig eingeschätzt wird, sogar 65 % des Preises betragen.

Die meisten Gesundheitssysteme kennen Ausnahmen von der Zuzahlung. Diese können am Alter, an bestimmten gesundheitlichen Faktoren, am Einkommen oder an bestimmten Arzneimitteln anknüpfen. In Deutschland und Großbritannien beispielsweise sind Kinder und Jugendliche und in Belgien, Irland und Spanien Ältere von der Zuzahlung befreit. In Australien müssen Rentner nur eine reduzierte Zuzahlung schultern. In Großbritannien sind Schwangere, in Schweden Diabetiker und in Irland, Finnland und Großbritannien chronisch Kranke von der Zuzahlung befreit. In Spanien müssen chronisch Kranke (auch AIDS-Kranke) nur eine reduzierte Zuzahlung leisten, und überdies sind Behinderte und Menschen, die einen Arbeitsunfall erlitten haben, von der Zuzahlung befreit. In Deutschland gibt es ebenso wie in Österreich, Belgien, Irland und Großbritannien Regelungen zur Vermeidung einer finanziellen Überforderung. Ferner sind in Portugal Arzneimittel für die Behandlung chronischer Krankheiten, in Belgien überlebensnotwendige und in Frankreich hochwirksame Arzneimittel zuzahlungsfrei.

Einige Länder (Belgien, Dänemark, Finnland, Irland, Italien und Schweden) haben ferner jährliche Zuzahlungsobergrenzen implementiert. Auch die deutsche so genannte Härtefallregelung für Einkommensschwache ist in Form einer jährlichen Zuzahlungsobergrenze organisiert. In Deutschland beträgt sie maximal 2 % der jährlichen Bruttoeinnahmen zum Lebensunterhalt, bei chronisch Kranken nur 1 %. In Gesundheitssystemen mit regionaler Verantwortung für das Gesundheitswesen kann es zu regional unterschiedlichen Arzneimittelzuzahlungen kommen. Dies ist beispielsweise in Kanada der Fall.

6.7 Steuerung des ärztlichen Verschreibungsverhaltens

Die Arzneimittelregulierung bezieht sich nicht nur auf Preise und die Erstattungsfähigkeit, sondern auch auf die Verbrauchsmengen. Dabei werden insbesondere die Arzneimittel verschreibenden Ärzte in den Blick genommen, denn diese bestimmen die Arzneimittelnachfrage maßgeblich. Nur in wenigen Ländern wie z. B. Großbritannien ist das ärztliche „Verschreibungsmonopol" gelockert worden. Dort dürfen mit dem Ziel, das ärztliche Personal zu entlasten, auch Krankenschwestern (*prescribing nurses*), Hebammen und Apotheker unter bestimmten Voraussetzungen ein beschränktes Sortiment von Arzneimitteln verschreiben.

Bei der Steuerung des ärztlichen Verordnungsverhaltens wird sowohl auf die Menge – dies leisten beispielsweise Arzneimittelbudgets – als auch auf die Art der verordneten Arzneimittel abgezielt. Letzteres dient der Verbesserung der Versorgungsqualität und damit der Qualitätssicherung.

6.7.1 Arzneimittelbudgets

Arzneimittelbudgets zielen darauf ab, durch Mengenbegrenzung die Kosten zu dämpfen. Sektorale Budgets, also Budgets für einen bestimmten Versorgungssektor wie beispielsweise die Arzneimittelversorgung, sind ein gängiges Instrument zur Kostendämpfung und werden in vielen Gesundheitssystemen eingesetzt.

Im italienischen Gesundheitsdienst beispielsweise sind die Arzneimittelausgaben seit 2001 gedeckelt: Im niedergelassenen Bereich dürfen die Arzneimittelausgaben 13 % der gesamten Gesundheitsausgaben nicht überschreiten, und die gesamten Arzneimittelausgaben einschließlich des stationären Bereichs dürfen nicht mehr als 16 % der Gesamtausgaben ausmachen. Wird die Budgetgrenze überschritten, greifen Korrekturmaßnahmen wie beispielsweise die Streichung erstattungsfähiger Arzneimittel von der nationalen Positivliste.

Arzneimittelbudgets können überdies auf Arztgruppen oder einzelne Ärzte bezogen werden. In Deutschland gab es zwischen 1993 und 2001 arztgruppenbezogene Verschreibungsbudgets. Bei Überschreitung des Budgets forderten die Kassen die Mehrausgaben zurück. Diese Form der „Kollektivhaftung" wurde von der Ärzteschaft abgelehnt und 2002 durch so genannte praxisindividuelle Richtgrößen ersetzt. Hierbei wird jedem Arzt ein Verschreibungsbudget auf der Grundlage einheitlicher, arztgruppenspezifischer Werte, der so genannten Richtgrößen, zugewiesen. Sie stellen einen Durchschnittswert dar, der das Volumen der verordnungsfähigen Leistungen für jeden Vertragsarzt festlegt und dienen dazu, das individuelle Verordnungsverhalten im Rahmen von Wirtschaftlichkeitsprüfungen zu kontrollieren: Überschreiten die Verordnungen eines Arztes die für ihn geltenden Richtgrößen um mehr als 25 %, muss der Arzt den Mehraufwand erstatten, es sei denn, ihm gelingt der Nachweis ursächlicher Praxisbesonderheiten.

Auch in Großbritannien wurde mit Verschreibungsbudgets experimentiert. Anfang der 90er Jahre wurde den so genannten *fundholding general practioners* – Allgemeinärzte mit Budgetverantwortung für die von ihnen veranlassten Leistungen – ein Verschreibungsbudget zugewiesen (*indicative prescribing schemes*). Mit der Neuordnung des ambulanten Sektors (*primary care trusts*) wurde dieses System zugunsten von örtlichen Arzneimittelbudgets abgelöst. Die Ärzte werden durch so genannte *prescribing advisers* – also Verschreibungsberater – dabei unterstützt, ihr Verordnungsverhalten an die budgetären Rahmenbedingungen anzupassen.

In Frankreich wurden 1996 arztbezogene Arzneimittelbudgets vorgegeben. Wie die spanischen Arzneimittelbudgets sind sie nicht sanktionsbewehrt, sondern verfolgen das Ziel, die Aufmerksamkeit der Ärzte für Kostenaspekte zu erhöhen.

6.7.2 Qualität der Arzneimitteltherapie

Es gibt eine Vielzahl von Instrumenten zur Verbesserung der Qualität der Arzneimittelversorgung. Hierzu zählen insbesondere Arzneimitteltherapieleitlinien. Hierbei handelt es sich um systematisch entwickelte Entscheidungshilfen für Ärzte und Patienten, die eine rationale Arzneimitteltherapie ermöglichen sollen.

In einigen Ländern gibt es Arzneimitteltherapieleitlinien auf nationaler Ebene. Die Abgrenzung zu nationalen Positivlisten ist fließend, denn einige Positivlisten umfassen weitergehende Hinweise zum Arzneimittelgebrauch

(z. B. Indikation, Spezifizierung verordnungsberechtigter Ärzte etc.). Dies ist beispielsweise in Frankreich und Österreich der Fall. In Österreich gelten im niedergelassenen Bereich seit 2004 überdies die „Richtlinien über die ökonomische Verschreibweise von Heilmitteln und Heilbehelfen". Sie beinhalten Kriterien für die Kostenübernahme durch die Sozialversicherungsträger und zielen auf eine angemessene und ökonomische Verordnung von Arzneimitteln ab.

In Deutschland ist im Rahmen der Gesundheitsreform 2007 ein sog. Zweitmeinungsverfahren eingeführt worden: Hochinnovative Spezialpräparate mit sehr spezifischem Wirkungs- und Risikopotential wie beispielsweise biotechnologische Krebsmittel sollen nur nach Abstimmung mit einem Spezialisten verordnet werden. Dabei muss die Zweitmeinung von spezialisierten Ärzten abgegeben werden, die in der Patientenversorgung tätig sind – und nicht etwa von Ärzten, die in der Verwaltung arbeiten, wie dies im System des österreichischen Erstattungskodex der Fall ist.

In vielen Ländern gibt es Arzneimitteltherapieleitlinien auf der dezentralen Ebene der Krankenhäuser. Dies gilt insbesondere für die angelsächsischen Länder, die hier eine Vorreiterrolle einnehmen. Aus diesen geht nicht nur hervor, welche Arzneimittel im Krankenhaus standardmäßig verfügbar sind und welcher Arzt welches Arzneimittel verschreiben darf, sondern auch, welches Arzneimittel für welche Indikation bevorzugt einzusetzen ist, welche Wechselwirkungen mit anderen Medikamenten entstehen könnten etc. Arzneimitteltherapieleitlinien werden wie die Arzneimittellisten des Krankenhauses von der Arzneimittelkommission des Krankenhauses entwickelt, in der neben Ärzten und dem Krankenhausapotheker häufig weitere medizinische Professionen vertreten sind.

Ausblick

Welche Steuerungsinstrumente bzw. welche Kombination von Steuerungsinstrumenten ist geeignet, um einerseits Kosten zu senken und andererseits Innovationen zu fördern? Der Ländervergleich legt nahe, echten Arzneimittelinnovationen mit nachgewiesenem therapeutischen Nutzen einen hohen Preis zuzugestehen, die Kosten aller anderen Arzneimittel jedoch streng zu begrenzen.

In öffentliche finanzierten Gesundheitssystemen wird zunehmend gefordert, dass mit kollektiv aufgebrachten Mitteln nur Arzneimittel mit nachgewiesenem therapeutischen Nutzen finanziert werden. Entscheidungen über die Erstattungsfähigkeit und ggf. die Erstattungspreise sollen auf der Grundlage des therapeutischen Mehrwerts getroffen werden. Empirisch ist festzustellen, dass in den allermeisten Ländern die Marktzulassung alleine längst nicht mehr ausreicht, damit ein Arzneimittel erstattungsfähig ist.

Selbst in Deutschland, wo jedes neu zugelassene Arzneimittel prinzipiell sofort verschreibungsfähig ist und die Hersteller die Arzneimittelpreise frei setzen können, geht die Gesundheitspolitik erkennbar in diese Richtung. Durch das Institut für Qualität und Wirtschaftlichkeit im Gesundheitswesen kann der Gemeinsame Bundesausschuss Kosten-Nutzen-Bewertungen erarbeiten lassen und in seine Entscheidungen über die Erstattungsfähigkeit neuer Arzneimittel einfließen lassen. Mit der Regelung zu den Rabattverträgen soll überdies Bewegung in die Preisgestaltung der Hersteller kommen.

Der in vielen Ländern eingeschlagene Weg, die Erstattungsfähigkeit an den nachgewiesenen Nutzen bzw. die Kosten-Nutzen-Relation zu knüpfen, dürfte in Zukunft noch bedeutsamer werden. Die öffentliche Aufmerksamkeit, die auf dieser Grundlage getroffene Entscheidungen zu Einschränkungen oder gar Ausschlüssen aus der Erstattungsfähigkeit bei pharmazeutischen Herstellern und bei Patientenverbänden erfahren, legt nahe, die Bewertungsverfahren und Entscheidungsprozesse transparent zu gestalten, d. h. es muss für Dritte nachvollziehbar sein, welche Institution auf der Grundlage welcher Kriterien eine Auswahlentscheidung trifft. Überdies sollte das Bewertungs- und Entscheidungsverfahren in angemessener Zeit abgeschlossen werden, um dem Vorwurf der Innovationsfeindlichkeit der pharmazeutischen Industrie zu begegnen, wonach die Marktnutzungszeiten durch ein weiteres „Zulassungsverfahren" nach der Marktzulassung weiter verkürzt würden.

Weiterführende Informationen

OECD, 2008: Pharmaceutical Pricing Policies in a global market, Paris: OECD 2008

Mossialos, Elias/Brogan, David/Walley, Tom, 2006: Arzneimittelpreisbildung in Europa: Abwägung der Optionen, in: Internationale Revue für soziale Sicherheit, 3/2006, 3–32

Drummond, M. F./Sculpher, Mark J./Torrance, George W./O'Brien, Bernie J./Stoddart, Greg L., 2005: Methods for the economic evaluation of health care programmes, 3. A., Oxford

7 Die Leistungsfähigkeit von Gesundheitssystemen: Effizienz, Qualität und Nutzerorientierung

7.1 Einleitung

Dem deutschen Gesundheitssystem wird oft vorgeworfen, hier werde ein Mercedes bezahlt, man erhielte dafür aber nur einen Golf. Gemeint ist damit die Annahme, den im internationalen Vergleich sehr hohen Gesundheitsausgaben stünden keine entsprechend guten Ergebnisse beim „Output" des Gesundheitswesens, also bei Effizienz, Qualität und Nutzerorientierung, gegenüber. In diesem Kapitel geht es daher um die Frage, was die Gesundheitssysteme für die jeweils eingesetzten Finanzmittel bieten bzw. mit welchem Erfolg sie die in den vorangegangenen Kapiteln dargestellten Ressourcen an Personal und Einrichtungen einsetzen. Inwieweit gibt es also Unterschiede zwischen den Vergleichsländern bei Kriterien wie Effizienz und Qualität der Leistungserbringung bzw. des Gesamtsystems? Die Messung solcher und anderer Kriterien der Leistungsfähigkeit erfolgt oft über internationale Vergleiche, weil hierfür vielfach im nationalen Rahmen gar keine Referenzmaßstäbe zur Verfügung stehen – ob allerdings die in solchen internationalen Vergleichen verwendeten Methoden und Indikatoren zu den richtigen Ergebnissen führen, ist auch nicht unumstritten.

Die Leistungsfähigkeit von Gesundheitssystemen lässt sich über zahlreiche unterschiedliche Kriterien analysieren. So ist das quantitative Versorgungsniveau mit Indikatoren wie Betten- oder Ärztedichte darstellbar: Setzt man dieses in Verhältnis zu den dafür verausgabten Finanzmitteln, ergibt sich ein Maßstab für den Grad der Effizienz von Gesundheitssystemen. Problem dieser Methode ist allerdings, dass letztlich nicht der endgültige Output des Gesundheitswesens, sondern der Input – in Form von Betten- oder Arztzahlen – zur Messung herangezogen wird.

Die Effizienz eines Gesundheitssystems müsste daher insbesondere über das Verhältnis von eingesetzten Mitteln und Behandlungsergebnissen gemessen werden. Die Messung von Behandlungsergebnissen stößt jedoch nach wie vor auf zahlreiche Probleme; insbesondere fehlt vielfach das erforderliche Datenmaterial. Wer sich auf die Messung der Ergebnisqualität konzentriert, gerät zudem in Gefahr, andere Aspekte zu vernachlässigen. So kann ein Gesundheitssystem bei bestimmten Behandlungsarten womöglich qualitativ hervorragende Ergebnisse aufweisen; unter Umständen stehen diese jedoch aufgrund von Rationierung nicht der gesamten Bevölkerung zur Verfügung. Wenn die Leistungsfähigkeit eines Gesundheitssystems gemessen werden soll, dürfte daher auch der Grad der Nutzerorientierung von Bedeutung sein. Unter diesen Begriff fällt insbesondere der Zugang zur Versorgung. Schließlich ist sicher nicht unerheblich, wie die Bevölkerung selbst das Niveau der Gesundheitsversorgung einschätzt.

Ungeachtet der hier nur kurz angeführten Schwierigkeiten haben in den letzten Jahren zahlreiche Studien versucht, die Leistungsfähigkeit der verschiedenen Gesundheitssysteme auf Basis unterschiedlicher Methoden darzustellen und zu vergleichen. Diese Studien sollen im Folgenden mit Blick auf die verwendete Methodik, die herangezogenen Indikatoren sowie die Ergebnisse ausgewertet und dargestellt werden. Neben dem Weltgesundheitsbericht 2000 der WHO werden Analysen des Kieler Fritz-Beske-Instituts für Gesundheitssystemforschung, des schwedischen Unternehmens „Health Consumer Powerhouse“ sowie der US-amerikanischen Stiftung „Commonwealth Fund“ verwendet. Zur Beurteilung der Gesundheitssysteme aus Sicht der Versicherten und Patienten werden zudem einige vergleichende Umfragen dargestellt, die in der Europäischen Union durchgeführt wurden. Der Frage der Qualität der Gesundheitsversorgung im Detail geht schließlich ein Projekt der OECD nach, dessen zentrale Ergebnisse hier dargestellt werden.

7.2 Der Gesundheitssystem-Vergleich des World Health Reports 2000 der WHO

Die Weltgesundheitsorganisation hat im Jahr 2000 einen sehr ambitionierten Versuch der umfassenden Bewertung von Wirtschaftlichkeit und Qualität der Gesundheitssysteme ihrer 191 Mitgliedsländer unternommen (vgl. World Health Organization 2000). Der Bericht hat damals auch in Deutschland einigen Widerhall gefunden, weil das deutsche Gesundheitssystem im Gesamtvergleich nur auf Platz 25 landete. Für ihren Vergleich des Outputs, also der Ergebnisse der nationalen Gesundheitssysteme, hat die WHO damals fünf Dimensionen untersucht (vgl. auch Tab. 25). Berücksichtigt wurden:

Tab. 25 Rangordnung ausgewählter europäischer Länder im World Health Report 2000 der WHO (Rangplatz). Quelle: WHO-World Health Report (2000: 152–155).

	Gesundheit		Patienten-orientierung		Finanzierungsgerechtigkeit	Zielerreichung insg. (Output)	Gesundheit/Ausgaben	Gesundheitssystem/Ausgaben
	Niveau	Verteilung	Niveau	Verteilung				
Frankreich	3	12	16–17	3–38	26–29	6	4	1
Italien	6	14	22–23	3–38	45–47	11	3	2
Österreich	17	8	12–13	3–38	12–15	10	15	9
Niederlande	13	15	9	3–38	20–22	8	19	17
Großbritannien	14	2	26–27	3–38	8–11	9	24	18
Schweiz	8	10	2	3–38	38–40	2	26	20
Belgien	16	26	16–17	3–38	3–5	13	28	21
Schweden	4	28	10	3–38	12–15	4	21	23
Deutschland	22	20	5	3–38	6–7	14	41	25
Dänemark	28	21	4	3–38	3–5	20	65	34

- Der Gesundheitszustand der Gesamtbevölkerung, gemessen über den Indikator *disability-adjusted life expectancy* (DALE), also über die Lebenserwartung in Jahren ab einem festgelegten Alter, die in Gesundheit erbracht werden (Deutschland erreicht hier mit durchschnittlich 70,4 in Gesundheit gelebten Jahren Rang 22; in der Tabelle: Niveau),

- das Ausmaß gesundheitlicher Disparitäten innerhalb der Bevölkerung, gemessen über Unterschiede im Gesundheitszustand bei unterschiedlichen Alters- und Einkommensgruppen (Deutschland erreicht hier Platz 20; in der Tabelle: Verteilung),

- den Grad der Orientierung des Gesundheitssystems an den Bedürfnissen der Bevölkerung (Patienten- oder Nutzerorientierung), gemessen z. B. über den Grad der Wahlfreiheit bei der Wahl der Behandlung bzw. des Leistungserbringers, Zügigkeit des Behandlungstermins u. ä. (Deutschland erreicht hier Rang 5; in der Tabelle: Niveau),

- das Ausmaß der in der Dimension Patientenorientierung existierenden Disparitäten zwischen verschiedenen Bevölkerungsgruppen (Deutschland kommt hier zusammen mit vielen anderen Ländern auf Platz 3; in der Tabelle: Verteilung),

- und die Verteilung der finanziellen Lasten innerhalb des Gesundheitswesens, gemessen über den Grad der solidarischen Finanzierung sowie das Risiko, sich wegen der Inanspruchnahme von Gesundheitsleistungen zu verschulden oder diese aufgrund der Kosten nicht in Anspruch nehmen zu können (Deutschland findet sich hier zusammen mit Irland auf Platz 6–7).

In den Output-Dimensionen schneidet Deutschland damit zwar zum Teil passabel ab. Insbesondere verfügt es laut WHO über ein Gesundheitswesen, das den Wünschen und Anforderungen der Bevölkerung bzw. der Patienten sehr entgegenkommt. Zudem ist die Finanzierung des deutschen Gesundheitssystems vergleichsweise gerecht geregelt. Weniger gute Positionen erreicht Deutschland hingegen, wenn das in der Bevölkerung herrschende Gesundheitsniveau betrachtet wird. In der Zusammenschau aller Ergebnisdimensionen (Zielerreichung) findet sich Deutschland damit nur auf Platz 14 wieder. Wird der Grad der Zielerreichung zudem mit den dafür zur Verfügung gestellten Gesundheitsausgaben konfrontiert, fällt Deutschland weiter zurück. Den schlechtesten Platz (41 von 191) belegt es schließlich, wenn die für Gesundheit verausgabten Mittel ausschließlich mit dem Gesundheitsstatus der Bevölkerung verglichen werden. Methodisch stellt die WHO hier den tatsächlich erreichten Zustand der bei verfügbaren Ressourcen theoretisch bestmöglichen Versorgung gegenüber. Die in den Medien nach der Veröffentlichung des Berichts am häufigsten zitierte Gesamtbewertung – hier erreicht Deutschland Rang 25 – verfährt ähnlich, berücksichtigt neben dem Gesundheitszustand aber auch die Patientenorientierung und die Finanzierungsgerechtigkeit des Gesundheitssystems.

In der nationalen wie internationalen Fachwelt ist der Bericht aufgrund seiner Ergebnisse und seiner Methodik auf breite Kritik gestoßen (vgl. z. B. Beske 2004). Dabei wurde insbesondere moniert, dass große Teile der Einstufungen, die dem Vergleich zugrunde lagen, aus Mangel an harten Daten auf der subjektiven Einschätzung von – zumal offenbar auch erratisch ausgewählten – Experten beruhten. So lagen bzgl. des Indikators „Gesundheitsungleichheit" in 133 von 191 Ländern (= ca. 70 %) keine Daten vor. Für das Kriterium der „Patientenorientierung" fehlten für 161 Länder (= 84 %) quantitative Informationen. Beim Indikator „Finanzierungsgerechtigkeit" waren für 170 Länder keine harte Fakten vorhanden (= 89 %). Nach umfangreichen Konsultationen in allen WHO-Regionen wurde Ende 2001 eine internationale Expertenarbeitsgruppe eingerichtet, um zukünftige „Performance"-Vergleiche und Bewertungen der Gesundheitssysteme der WHO-Mitgliedsländer auf eine fundiertere Grundlage zu stellen. Im Gefolge war die WHO gezwungen, ihre Methodik des Gesundheitssystemvergleiches einer grundlegenden Evaluation zu unterziehen, um zukünftige Vergleiche und Bewertungen der Gesundheitssysteme auf eine methodisch besser fundierte Grundlage zu stellen (vgl. dazu die Dokumente auf www.who.int/health-systems-performance). Auf einen zweiten Versuch eines solchen weitreichenden Vergleiches hat die WHO bislang gleichwohl verzichtet.

Im Nachgang hat die WHO allerdings im Jahre 2001 eine Untersuchung zur Zufriedenheit der Patienten mit Wartezeiten bei ambulanter bzw. stationärer Behandlung durchgeführt (vgl. Beske u. a. 2004: 130–131). Die Befragten hatten dabei sechs Fragen zum Thema Wartezeiten zu beantworten (so zur Dauer, zur Häufigkeit einer zügigen Behandlung, zur Dauer des Wartens auf einen Befund sowie zur Zufriedenheit mit Wartezeiten insgesamt). Aus den Antwor-

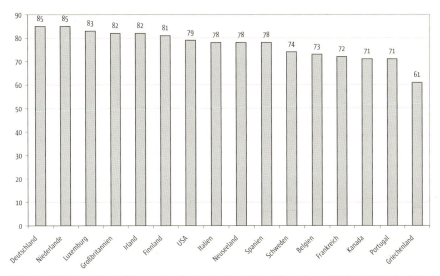

Abb. 28 Zufriedenheit mit Wartezeiten bei stationärer Behandlung (100 = höchste Zufriedenheit der Patienten). Quelle: Beske u. a. (2004: 131). Befragung aus dem Jahr 2001.

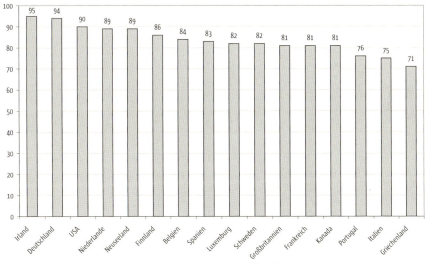

Abb. 29 Zufriedenheit mit Wartezeiten bei ambulanter Behandlung (100 = höchste Zufriedenheit der Patienten). Quelle: Beske u. a. (2004: 131). Befragung aus dem Jahr 2001.

ten wurde für jedes Land ein Wert zwischen 0 und 100 berechnet, wobei 100 den Wert der höchsten Zufriedenheit aufgrund geringer Wartezeiten darstellte. Im Ergebnis schnitt Deutschland hier sehr gut ab: Sowohl bei einer ambulanten Behandlung als auch bei stationärer Versorgung gehört Deutschland zur Spitzengruppe der Länder, in der sich die Befragten am zufriedensten geäußert haben (vgl. Abb. 28 und 29).

7.3 Die Studie des Fritz Beske-Instituts für Gesundheitssystemforschung

Eine ähnlich umfassende Studie zur Effizienz der Gesundheitssysteme von 14 hochindustrialisierten Ländern hat im Jahr 2005 das Kieler Fritz-Beske-Institut für Gesundheitssystemforschung veröffentlicht (vgl. Beske u. a. 2005, Beske/Drabinski 2005; eine Kurzfassung ist über www.igsf.de/Band104-lang.pdf erhältlich). Analysiert wurde jeweils das Versorgungsniveau der medizinischen Sachleistungen sowie der Geldleistungen im Krankheitsfall bzw. bei Mutterschaft. Der Output der verschiedenen Gesundheitssysteme wurde dabei über Versorgungsindices dargestellt, in die die internationalen Unterschiede im Leistungsumfang eingeflossen sind. Die Indices wurden durch die Indikatoren Ärzte- und Zahnarztdichte, Bettkapazitäten in der stationären Akutversorgung, durchschnittliche Krankenhausverweildauer, freie Arztwahl, freie Krankenhauswahl, Wartezeiten für eine stationäre Behandlung, Ausmaß der Zuzahlungen, Umfang des Leistungskatalogs bei Zahnersatz, Heilmitteln und Hilfsmitteln sowie Höhe und Dauer der Lohnersatzleistungen operationalisiert und durch Punktzahlen gebildet, die pro analysiertem Indikator nach erreichtem Versorgungsniveau vergeben wurden. Tabelle 26 zeigt die Ergebnisse die-

Tab. 26 Versorgungsniveaus der Gesundheitssysteme von 14 Vergleichsländern in Indices (Durchschnitt = 100). Quelle: Eigene Zusammenstellung auf Basis von Beske/Drabinski (2005).

Versorgungsindex Gesundheitsleistungen		Versorgungsindex Geldleistungen		Versorgungsindex Gesundheits- und Geldleistungen insgesamt	
Deutschland	119	Niederlande	121	Deutschland	116
Österreich	116	Schweden	121	Österreich	112
Belgien	112	Deutschland	109	Niederlande	109
Schweiz	108	Frankreich	109	Belgien	108
Niederlande	104	Japan	109	Schweden	105
Japan	102	Österreich	105	Frankreich	104
Frankreich	102	Dänemark	105	Japan	104
Dänemark	100	Italien	105	Schweiz	104
Schweden	98	Belgien	101	Dänemark	101
Kanada	96	Schweiz	97	Italien	98
Italien	94	Kanada	93	Kanada	95
Großbritannien	89	Großbritannien	80	Großbritannien	86
Australien	85	Australien	76	Australien	82
USA	77	USA	72	USA	76

ser Vorgehensweise differenziert nach Gesundheitsleistungen, Geldleistungen sowie einem Gesamtindex, der beides kombiniert erfasst. Der Versorgungsindex ist dabei umso höher, je umfangreicher das Versorgungsniveau ist.

Im Ergebnis konnte das deutsche Gesundheitssystem in der Gesamtbetrachtung auf den höchsten Versorgungsindex der 14 Vergleichsländer verweisen. So verfügt Deutschland bei den Gesundheitsleistungen mit einem Indexwert von 119 über das höchste Versorgungsniveau, also über den umfassendsten Leistungsumfang. Ebenfalls überdurchschnittliche Indices wiesen mit Österreich, Belgien, der Schweiz, der Niederlande, Frankreich und Japan jene Länder auf, deren Gesundheitssystem über (Sozial-)Versicherungen organisiert ist, während die steuerfinanzierten Gesundheitssysteme unterdurchschnittlich abschnitten. Am schlechtesten ist das Versorgungsniveau des Gesundheitswesens demnach in den USA (Indexwert 77). Die Gründe dafür, dass Deutschland diesen Vergleich anführt, liegen auf der Hand: So verfügt das deutsche Gesundheitswesen z. B. mit über die höchste Haus-, Fach- und Zahnarztdichte sowie über die höchsten Kapazitäten im stationären Sektor. Letzteres führt wiederum zu sehr geringen Wartezeiten auf Behandlungen. Schließlich ist der Leistungskatalog der GKV bei Heil-, Hilfs- und Arzneimitteln in Deutschland überdurchschnittlich umfänglich; die Leistungen sind zudem mit vergleichsweise geringen Zuzahlungen verbunden.

Bei den Geldleistungen im Krankheitsfall und bei Mutterschaft gewähren die Niederlande und Schweden die großzügigsten Leistungen. Deutschland erreicht mit einem Indexwert von 109 zwar keinen Spitzenplatz, liegt aber auch hier aufgrund der relativ hohen Absicherung der Lohnfortzahlung im Krankheitsfall sowie des GKV-Krankengeldes deutlich über dem Durchschnitt aller Vergleichsländer. Werden beide Versorgungsindices zu einem gemeinsamen Versorgungsindex für Gesundheits- und Geldleistungen kombiniert, bleibt Deutschland an der Spitze; es stellt laut Studie seiner Bevölkerung damit den umfassendsten Leistungskatalog zur Verfügung und weist auch unter Einbezug der Geldleistungen das umfassendste Gesundheitswesen der 14 analysierten Länder auf.

Effizienz wird in der Studie als Verhältnis von Kosten zu (Gesundheits-)Leistungen definiert. Um die Effizienz der 14 Gesundheitssysteme darstellen zu können, werden daher die auf den Mittelwert aller Länder normierten Kosten der Gesundheitssysteme ins Verhältnis zu den über die oben aufgeführten Indices verdichteten Versorgungsniveaus der Gesundheits- und Geldleistungen gesetzt. Die Kosten der Gesundheitssysteme werden mittels der von der OECD für das Jahr 2001 berichteten Ausgaben pro Kopf in Euro verglichen (siehe jedoch für einen aktuellen, die unterschiedliche Kaufkraft berücksichtigenden Vergleich der Ausgaben pro Kopf Kap. 3). Die Pro-Kopf-Ausgaben für Gesundheits- und Geldleistungen lagen demnach in Deutschland im Jahr 2001 mit 3.560 Euro geringfügig unter dem Durchschnitt der 14 Vergleichsländer. Höhere Pro-Kopf-Ausgaben wiesen die USA, die Schweiz, Dänemark, die Niederlande, Österreich und Schweden auf, geringere Pro-Kopf-Ausgaben waren für Japan, Frankreich, Kanada, Belgien, Australien, Großbritannien und Italien zu verzeichnen. Ergebnis der Berechnungen ist ein Effizienzindex: Das Gesundheitswesen eines Landes ist dabei umso effizienter, je geringer dieser Index ausfällt. Tabelle 27 zeigt, dass Deutschland bei dieser Vorgehensweise an vierter Stelle des Ländervergleichs steht. Nur Italien, Belgien und Kanada setzen nach dieser Aufstellung die Finanzmittel zur Versorgung ihrer Bevölkerung mit Gesundheits- und Geldleistungen effizienter ein. Sehr ineffizient werden die Gelder des Gesundheitswesens hingegen in der Schweiz und vor allen Dingen in den USA eingesetzt.

Tab. 27 Effienzindex der Gesundheitssysteme der 14 Vergleichsländer.
Quelle: Beske/Drabinski (2005).

Land	Effizienz
Italien	62
Belgien	70
Kanada	83
Deutschland	86
Großbritannien	86
Frankreich	89
Australien	91
Schweden	95
Japan	95
Österreich	99
Niederlande	105
Dänemark	118
Schweiz	122
USA	228

Die Ergebnisse der Studie des IGSF sind kaum überraschend, weil sie bekannte und in anderen Zusammenhängen häufig berichtete quantitative Versorgungsniveaus als Indikatoren zur Messung der Generosität und – in Verbindung mit den Kosten – der Effizienz der Gesundheitssysteme heranzieht. Bei einer solchen Vorgehensweise müssen jene Länder, deren Pro-Kopf-Ausgaben für Gesundheit im Durchschnitt liegen, die aber gleichwohl über hohe Arzt- und Bettkapazitäten verfügen, gut abschneiden. Sicherlich sind solche Indikatoren auch ein Gradmesser für bestimmte Qualitätsaspekte des jeweiligen Gesundheitswesens, insbesondere dann, wenn nach dem Zugang zu medizinischer Versorgung gefragt wird – also danach, ob bzw. inwieweit ein Kranker die medizinisch erforderliche Behandlung auch erhalten kann. Dies ist nur sichergestellt, wenn genügend Ärzte oder Krankenhausbetten zur Verfügung stehen. Die Studie beschränkt sich allerdings auf diese quantitativen Indikatoren und lässt damit die konkrete Qualität der Versorgung – die sicher auch viel schwerer messbar ist – faktisch völlig außen vor. Sie kann daher keine Auskunft darüber geben, ob die mit den überdurchschnittlichen Kapazitäten des deutschen Gesundheitssystems tatsächlich erbrachten Behandlungsleistungen bzw. ihre Erfolge oder auch Misserfolge ebenfalls eine entsprechende Spitzenstellung Deutschlands rechtfertigen würden.

7.4 Der Vergleich der Konsumentenfreundlichkeit der Gesundheitssysteme von Health Consumer Powerhouse

Einen umfänglichen, aus Mitteln der EU-Kommission geförderten Vergleich der Konsumentenfreundlichkeit der Gesundheitssysteme Europas führt das schwedische Beratungsunternehmen Health Consumer Powerhouse seit 2005 in jährlichem Abstand durch. Im Mittelpunkt der Analyse steht die Kunden- oder Benutzerfreundlichkeit des jeweiligen Gesundheitssystems, gemessen durch einen Gesundheitskonsumentenindex. In diesen Index fließen die punktemäßigen Bewertungen zahlreicher Indikatoren, die in sechs Kategorien gebündelt werden (eine systematische Auflistung findet sich unter http:// www.healthpowerhouse.com/files/2008-EHCI/EHCI-2008-figures-tables.doc im Internet). Erfasst werden die Kategorien

1. Patientenrechte und -informationen,
2. Ausmaß der Arbeit mit E-Health,
3. Wartezeiten für eine medizinische Behandlung,
4. Ergebnisqualität,
5. quantitatives Versorgungsniveau sowie
6. Arzneimittel.

In der ersten Kategorie wird z. B. danach gefragt, ob Patientenrechte gesetzlich verankert sind oder nicht, in welchem Umfang Patientenorganisationen an gesundheitspolitischen Entscheidungen teilhaben oder ob das Einholen einer Zweitmeinung problemlos möglich ist. In der zweiten Kategorie wird u. a. analysiert, ob bereits umfassend mit elektronischen Patientendaten gearbeitet wird oder elektronische Verschreibungen möglich sind. Die dritte Kategorie setzt sich aus Indikatoren zusammen, die den Zugang zur medizinischen Versorgung prüfen. Gemessen wird dies insbesondere über die Frage nach der Existenz und dem Umfang von Wartelisten in den verschiedenen Versorgungsbereichen. Die Ergebnisqualität wird z. B. über Indikatoren wie Kindersterblichkeit oder die Überlebensrate bei Krebserkrankungen abgebildet. Das quantitative Versorgungsniveau erfasst Health Consumer Powerhouse nicht mit Kennziffern wie Ärzte- oder Bettendichte, sondern mit dem Grad der Durchimpfung der Bevölkerung, der Erschwinglichkeit von Zahnbehandlung oder der Notwendigkeit, im Falle von Behandlungsbedarf den Arzt zusätzlich informell zu bezahlen. In der Kategorie „Arzneimittel" schließlich geht es u. a. darum, wie zügig Innovationen in das alltägliche Versorgungsgeschehen Eingang finden.

Quellen des Gesundheitskonsumentenindex sind amtliche Statistiken und unabhängige Untersuchungen. Berücksichtigt werden mittlerweile die Gesundheitssysteme von 31 europäischen Ländern, Deutschland ist seit dem Startjahr 2005 dabei. Im Ergebnis wurde im Jahr 2008 das niederländische Gesundheitssystem als das konsumentenfreundlichste gekürt. Deutschland kam immerhin auf Platz 6 dieses europäischen Rankings – nach Frankreich, Dänemark, Österreich, Luxemburg und Schweden. Das deutsche Gesundheitssystem schneidet dabei insbesondere in der Kategorie Wartezeiten sehr gut ab; bei den meisten anderen Kategorien findet es sich im oberen Mittelfeld Westeuropas. Besonderen Nachholbedarf hat Deutschland laut Health Consumer Powerhouse im Bereich der Patientenrechte und -informationen (vgl. Tab. 28). Folgt man dem mittlerweile für das Jahr 2009 vorgelegten Ranking, hat sich die Position Deutschlands allerdings nach den jüngsten Gesundheitsreformen nochmals deutlich verbessert: In der aktuellsten Studie von Health Consumer Powerhouse fand sich das deutsche Gesundheitssystem bezogen auf die Patientenfreundlichkeit gleich nach Dänemark auf Platz 2 in Europa, noch vor Finnland und der Schweiz (vgl. Health Consumer Powerhouse 2009).

Tab. 28 Gesundheitskonsumentenindex von Health Consumer Powerhouse für das Jahr 2008: Spitzenreiter und Position Deutschlands unter 31 Ländern

Kategorie	Spitzenreiter (erreichte Punktzahl/ maximal mögliche Punktzahl)	Position Deutschlands (erreichte Punktzahl)
Patientenrechte und -information	Dänemark (144/150)	12 (100)
E-Health	Dänemark (100/100)	8 (50)
Wartezeiten für eine medizinische Behandlung	Deutschland (187/200)	1 (187)
Ergebnisqualität	Schweden (238/250)	7 (190)
Quantitatives Versorgungsniveau	Niederlande (150/150)	12 (100)
Arzneimittel	Österreich (150/150)	8 (113)
insgesamt	Niederlande (839)	6 (740)

7.5 Die Vergleichsstudien des Commonwealth Fund zur Nutzerorientierung und zur Qualität von Gesundheitssystemen

Der Commonwealth Fund, eine US-amerikanische gemeinnützige Stiftung, führt seit einigen Jahren vergleichende Untersuchungen zur Beurteilung der Gesundheitssysteme unterschiedlicher Länder aus Sicht der Nutzer durch. Seit dem Jahr 2005 wird auch Deutschland in die Untersuchungen einbezogen. Gefragt wird regelmäßig nach Indikatoren, die den Zugang zur Gesundheitsversorgung, die Qualität der erbrachten Leistungen und die Koordination der medizinischen Versorgung erfassen. Außerdem wird die generelle Haltung der Bevölkerung zum jeweiligen Gesundheitssystem abgefragt.

Deutschland liegt bei den Befragungen des Commonwealth Fund – wie auch in anderen Untersuchungen – insbesondere dann regelmäßig mit an der Spitze, wenn es um die Frage des Zugangs zur medizinischen Versorgung geht. So berichteten bei der im Jahr 2007 durchgeführten Studie mit 55 % mehr Befragte als in allen anderen untersuchten Ländern, dass sie noch an dem Tag einen Arzttermin erhalten hatten, an dem sie ihrer Meinung nach der medizinischen Versorgung bedurften. Deutschland rangiert hier, wie Abbildung 30 zeigt, zum Teil deutlich vor den damals noch sechs Vergleichsländern. Insbesondere in Kanada und den Vereinigten Staaten, aber auch in Großbritannien und Australien traf dies für deutlich weniger Befragte zu – dort müssen die Betroffenen also oft länger auf einen Behandlungstermin warten.

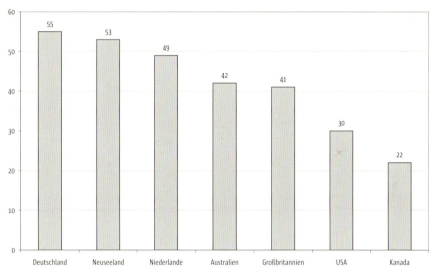

Abb. 30 Anteil der Befragten, die einen Arzttermin am Tag der Erkrankung erhielten (in %). Quelle: Schoen (2007).

Die Notwendigkeit einer medizinischen Versorgung hängt nicht von der Tages- oder Nachtzeit ab. Es ist deshalb auch wichtig, dass außerhalb der üblichen Sprechstundenzeiten der Zugang zur Gesundheitsversorgung gewährleistet ist – und zwar auch jenseits der Notfallambulanzen der Krankenhäuser. Hier schnitten die in der Studie des Commonwealth Fund untersuchten Länder allesamt nicht gerade zufrieden stellend ab. In den USA, Kanada und Australien ist es allerdings besonders oft schwierig, zu diesen Zeiten einen Arzt zu konsultieren: Jeweils rund zwei Drittel aller Befragten in diesen Ländern berichten über Schwierigkeiten (vgl. Abb. 31). Auch Deutschland schneidet hier nicht optimal ab, aber immerhin ist der Prozentsatz, der bei dieser Frage Schwierigkeiten angibt, mit 50 % deutlich niedriger als in den vorgenannten Ländern.

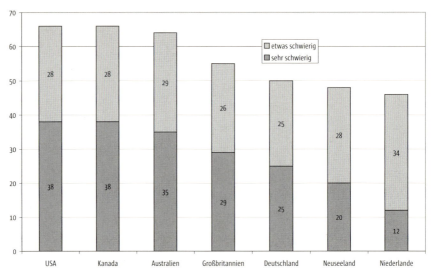

Abb. 31 Anteil der Befragten, die über Schwierigkeiten bei der medizinischen Versorgung nachts, am Wochenende oder in Urlaubszeiten berichten (in %). Quelle: Schoen (2007).

Die Studie des Commonwealth-Fund hatte auch danach gefragt, wie lange die Betroffenen nach der Aufnahme ins Krankenhaus (über die Notaufnahme) auf den Beginn der Behandlung warten mussten. Deutschland wies auch hier vergleichsweise geringe Wartezeiten auf: Nur 11 % der Patienten mussten so lange oder länger auf eine Behandlung ausharren – in Kanada galt dies für fast die Hälfte aller Patienten, in Australien, Großbritannien und den USA für rund ein Drittel (vgl. Abb. 32).

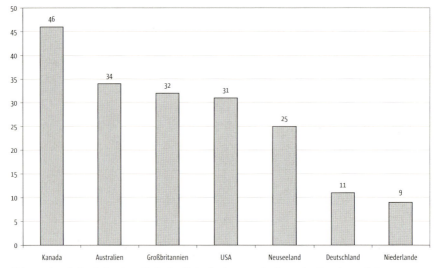

Abb. 32 Anteil der Befragten, die in der Notaufnahme zwei oder mehr Stunden auf eine Behandlung warten mussten (in %). Quelle: Schoen (2007).

Offenbar fühlen sich die Deutschen auch selten durch die damit verbundene
finanzielle Belastung davon abgehalten, eine medizinische Behandlung nach-
zufragen. Dies traf in der Befragung aus dem Jahr 2007 in Deutschland nur in
4 % aller Fälle zu – in den USA belief sich der vergleichbare Wert auf knapp ein
Fünftel (vgl. Abb. 33). Der für Deutschland berichtete Wert steht in Kontrast
zu einer aktuelleren Veröffentlichung des Commonwealth Fund, in der der
Anteil derer, die Probleme mit den hohen Behandlungskosten haben, für
Deutschland deutlich höher angegeben wird.

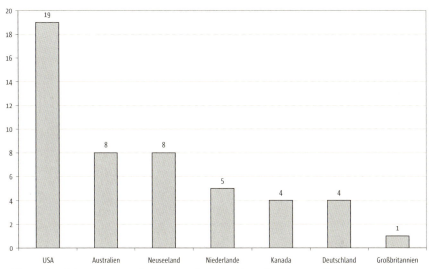

Abb. 33 Anteil der Befragten, die über ernsthafte Probleme berichteten, die Kosten einer
medizinischen Behandlung zu tragen (in %). Quelle: Schoen (2007).

Schon im Jahr 2005 hatte der Commonwealth-Fund einen ähnlichen Sechs-
Länder-Vergleich durchgeführt, bei dem allerdings nicht die gesamte Bevölkerung, sondern ausschließlich bereits Erkrankte befragt wurden. Konkret
wurden Erwachsene interviewt, die einen schlechten Gesundheitszustand
aufwiesen, an einer chronischen Erkrankung litten oder sich in den beiden
letzten Jahren vor der Befragung einer schweren Operation hatten unterziehen
müssen (vgl. Sawicki 2005). Auf diese Weise sollte eruiert werden, welche Erfahrungen der am stärksten auf medizinische Leistungen angewiesene Personenkreis mit dem jeweiligen Gesundheitssystem gemacht hat. Eine ähnlich
gelagerte, um einige Länder erweiterte Untersuchung wurde im Jahr 2008
durchgeführt. Befragt wurden in diesem Fall ausschließlich chronisch Kranke.

Bereits in der Untersuchung aus dem Jahr 2005 schnitt das deutsche Gesundheitswesen im Vergleich zu den anderen fünf Ländern oft besser ab. So verzeichnete es auch hier die geringsten bzw. kürzesten Wartezeiten bei Haus-
und Fachärzten sowie bei OP-Terminen, den schnellsten Zugang zu ärztlicher
Versorgung außerhalb der Sprech- und Öffnungszeiten sowie niedrige Kom-

plikationsraten nach stationärer Behandlung. Eine schlechtere Platzierung erhielt Deutschland hingegen, wenn nach der Koordination zwischen ambulanter und stationärer Versorgung sowie nach der Kommunikation zwischen Arzt und Patient gefragt wurde.

Zu ähnlichen Schlussfolgerungen gelangt die Befragung aus dem Jahr 2008, aus der einige Ergebnisse in Tabelle 29 zitiert werden. Die in der Studie erfolgte Befragung chronisch Kranker zeigt erneut, dass in Deutschland der Zugang zur medizinischen Versorgung tendenziell leichter möglich ist als in manch anderen Ländern: Mit die meisten Befragten gaben an, weniger als vier Wochen auf eine fachärztliche Behandlung gewartet zu haben. Vergleichsweise wenige der befragten chronisch Kranken mussten andererseits auf eine fachärztliche Untersuchung länger als zwei Monate ausharren. Patienten aus Deutschland hatten auch mit am seltensten Probleme bei der Suche nach medizinischer Versorgung außerhalb der üblichen Sprechzeiten niedergelassener Ärzte. Ähnlich wie die deutschen Befragten antworteten auch die Niederländer und die Franzosen. Nur in den USA scheint die Wartezeit auf eine fachärztliche Untersuchung noch kürzer zu sein. Weniger gute Ergebnisse weisen Frankreich und die USA allerdings auf, wenn es um medizinische Hilfe außerhalb der normalen Sprechzeiten geht.

Im Mittelfeld liegt Deutschland hingegen, wenn es um die Frage geht, ob die mit einer medizinischen Behandlung verbundenen Kosten vom Arztbesuch abhalten oder nicht. So geben 15 % der befragten chronisch Kranken an, dass sie aus Kostengründen auf die Konsultation eines Arztes verzichtet haben, und 13 % geben an, dass sie aus den gleichen Gründen eine empfohlene Untersuchung oder Behandlung nicht durchgeführt hätten. Sind diese Werte bereits hoch, so werden sie von den Antwortergebnissen aus Australien und Neuseeland deutlich und von jenen für die USA sehr deutlich übertroffen.

Auch in der Koordination zwischen den Versorgungsbereichen und im Versorgungsmanagement zeigt die Befragung für Deutschland Nachholbedarf auf. Zwar liegen nach der Selbstauskunft der Befragten die Laborergebnisse hierzulande häufiger als andernorts rechtzeitig bei den behandelnden Ärzten vor. Schlechter schneidet das deutsche Gesundheitswesen jedoch ab, wenn es um das Ausmaß von (häufig) unnötigen Doppeluntersuchungen geht. Am schlechtesten scheint aus Sicht der Befragten die Abstimmung der ambulanten Weiterversorgung nach der Entlassung aus dem Krankenhaus zu funktionieren: Hier liegt Deutschland auf dem letzten Platz der Untersuchung. Gleiches gilt für die Frage danach, ob dem behandelnden Facharzt rechtzeitig ein Bericht über den Krankheitsverlauf vorlegt werden kann. In diesen letzten Punkten schneiden insbesondere die Niederlande, Neuseeland und Großbritannien recht gut ab.

Obwohl das deutsche Gesundheitssystem auch in den Studien des Commonwealth Fund in international vergleichender Perspektive recht gute Noten erhält, sind die Deutschen selbst am wenigsten mit ihrem Gesundheitssystem

Tab. 29 Nutzerorientierung und Qualität der Gesundheitsversorgung: Ergebnisse der Studie des
Commonwealth Fund im Jahr 2008 (jeweils % der Befragten). Quelle: Schoen/Osborn (2008).

	AUS	CAN	FR	DE	NL	NZ	GB	USA
Einschätzung des eigenen Gesundheitssystems								
Nur geringe Veränderungen erforderlich	22	32	41	21	42	29	38	20
Fundamentale Veränderungen erforderlich	57	50	33	51	46	48	48	46
Kompletter Neuaufbau notwendig	20	16	23	26	9	21	12	33
Zugang zur Gesundheitsversorgung								
Termin bei einem Arzt am Tag der Erkrankung	36	26	42	43	60	54	48	26
Probleme im Falle des Bedarfs medizinischer Versorgung außerhalb der gewohnten Sprechzeiten	62	56	56	36	30	39	44	60
Wartezeit auf eine fachärztliche Untersuchung kürzer als vier Wochen	45	40	55	68	69	45	42	74
Wartezeit auf eine fachärztliche Untersuchung länger als zwei Monate	29	42	23	20	25	33	33	10
Aus Kostengründen auf Arztbesuch verzichtet	21	9	11	15	3	22	4	36
Aus Kostengründen auf empfohlene Untersuchung oder Behandlung verzichtet	25	11	13	13	3	18	6	38
Qualität des Versorgungsmanagements								
Anteil der Befragten, bei denen Doppeluntersuchungen vorgenommen wurden	12	11	10	18	4	10	7	20
Anteil der Befragten, bei denen zum Arzttermin Laborergebnisse fehlten	16	19	15	12	11	17	15	24
Anteil der Befragten, bei denen der Facharzt keine Informationen zur Krankheitsgeschichte hatte	19	16	28	32	16	12	14	22
Mängel beim Krankenhaus-Entlassmanagement	61	50	71	61	51	53	50	38
Qualität der medizinischen Versorgung								
Wiedereinweisung oder Notaufnahme aufgrund von Komplikationen nach der ersten Behandlung	11	17	7	9	17	11	10	18
Opfer falscher Medikation	13	10	8	7	6	13	9	40
Opfer von Behandlungsfehlern	17	16	8	12	9	15	8	16

zufrieden. So äußern nur 21 % aller Befragten die Ansicht, im deutschen Gesundheitswesen seien allenfalls geringe Veränderungen erforderlich. Im 7-Länder-Vergleich ist dies der niedrigste Prozentsatz; in Frankreich und den Niederlanden teilen doppelt so viele Befragte diese Einschätzung. Die Deutschen äußern dagegen häufig vehemente Kritik: Mit 26 % sind mehr Befragte als in allen anderen Ländern mit Ausnahme der USA der Ansicht, im Gesundheitswesen sei keine Reform, sondern ein vollständiger Neuaufbau erforderlich.

7.6 Befragungen zur Zufriedenheit, zum Zugang und zur Qualität in der EU

7.6.1 Zufriedenheit mit dem Gesundheitssystem

Ein eher vorsichtig zu interpretierender Indikator zur vergleichenden Messung der Qualität der Gesundheitsversorgung ist das Ausmaß der Zufriedenheit der Bevölkerung mit dieser Versorgung. Diesem Aspekt gehen z. B. verschiedene, zum Teil im Auftrag oder mit Förderung der EU-Kommission durchgeführte Befragungen aus den letzten Jahren nach. Ergebnis sind jeweils subjektive Einschätzungen der Bevölkerung, die zum einen sicherlich Resultat der Erfahrungen mit dem jeweiligen Gesundheitswesen sind, zum anderen aber auch von kulturellen Faktoren abhängen dürften.

Bei solchen international vergleichend konzipierten Befragungen schneidet das deutsche Gesundheitssystem zum Teil relativ schlecht ab. In solchen Befragungen stellen sich einige Länder mit öffentlichen Gesundheitssystemen, die durch lange Wartelisten bekannt sind, sogar besser als das deutsche Gesundheitswesen. So findet sich Deutschland beispielsweise auf einem der letzten Plätze der in die Untersuchung *European Social Survey* einbezogenen Länder, wenn die Befragten ihr Gesundheitssystem auf einer Skala von 0 = „äußerst schlecht" bis 10 = „äußerst gut" bewerten sollten (vgl. Abb. 34; vgl. zu ähnlichen Ergebnissen Lippl 2008: 12–13 und – auf Basis von Eurobarometer-Umfragen – z. B. Alber/Köhler 2004). Diese Ergebnisse stehen allerdings in einem erstaunlichen Widerspruch zu den regelmäßig recht guten Bewertungen, die das deutsche Gesundheitssystem erhält, wenn solche Befragungen ausschließlich in Deutschland durchgeführt werden (vgl. hierzu z. B. Krömmelbein u. a. 2007, Ernst & Young 2009).

Fragt man die Bevölkerung der 15 alten EU-Mitgliedstaaten danach, aus welchen Gründen sie sich im Falle medizinischer Behandlungsbedürftigkeit nicht ins Ausland begeben wollen, und bietet man ihnen die Antwortkategorie „Ich bin mit der Gesundheitsversorgung zufrieden, die ich hierzulande erhalten kann", ergibt sich hingegen das Bild in Abbildung 35. Demnach äußern insbesondere die Befragten in Ländern mit Sozialversicherungssystemen, darunter nun auch Deutschland, sehr häufig, dass sie mit der medizinischen Versorgung im eigenen Land doch zufrieden sind und eine Behandlung im Ausland daher für sie nicht in Frage kommt. Etwas anders sieht es freilich in einigen Ländern Südeuropas, zumeist mit öffentlichem Gesundheitsdienst, aus: Hier ist die Bevölkerung offenkundig nicht im selben Ausmaß mit dem vorhandenen Versorgungsniveau zufrieden und wäre wohl auch bereit, sich zur Behandlung ins Ausland zu begeben.

Die doch sehr unterschiedlichen Ergebnisse zu einem grundsätzlich gleichen thematischen Gegenstand legen die Vermutung nahe, dass die Beurteilung der Qualität der Gesundheitsversorgung stark danach variiert, wie die Frage gestellt wird. Dies ist bei der Einschätzung der Validität von Befragungsergebnissen regelmäßig zu beachten.

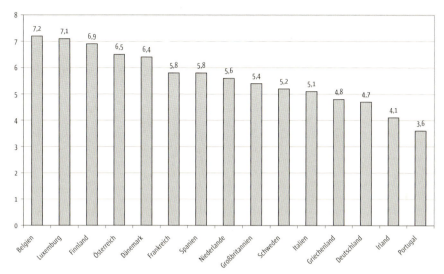

Abb. 34   Bewertung des eigenen Gesundheitssystems (Mittelwert auf einer Skala von
0 = „äußerst schlecht“ bis 10 = „äußerst gut“). Quelle: Statistisches Bundesamt u. a.
(2008: 438) auf Basis des European Social Survey 2004/2005.

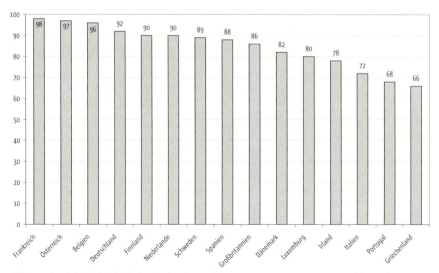

Abb. 35   Grad der Zufriedenheit mit der Gesundheitsversorgung im eigenen Land (Anteil
der Zufriedenen in % aller Befragten). Quelle: European Commission (2007). Frage:
Aus welchem der folgenden Gründe würden Sie nicht ins Ausland reisen, um
eine medizinische Behandlung zu erhalten? Antwortmöglichkeit: Ich bin mit der
Gesundheitsversorgung zufrieden, die ich hierzulande erhalten kann.

7.6.2 Zugang zur medizinischen Versorgung

Ein zentrales Ziel der Europäischen Union, das in den gesundheitspolitischen Rechtsakten und Dokumenten immer wieder betont wird, ist die Sicherstellung eines angemessenen Zugangs zur medizinischen Versorgung für alle Einwohnerinnen und Einwohner innerhalb der EU. „Zugang" bedeutet in der Gesundheitsversorgung insbesondere,

- dass genügend Versorgungskapazitäten (in möglichst ausgewogener regionaler Verteilung) zur Verfügung stehen, die in Anspruch genommen werden können, ohne allzu lange Wartezeiten in Kauf nehmen zu müssen und
- dass die Inanspruchnahme auch faktisch für alle möglich ist, also insbesondere, dass keine finanziellen Gründe – z. B. als zu hoch empfundene Zuzahlungen für Personen mit geringerem Einkommen – davon abhalten.

Die Frage danach, ob ein Gesundheitssystem einen angemessenen Zugang zur medizinischen Versorgung gewährleistet, kann zum einen über die Analyse quantitativer Versorgungsniveaus und einschlägiger gesetzlicher Regelungen geprüft werden. Zum anderen kann dem aber auch durch Befragungen nachgegangen werden. Die Europäische Kommission hat sich dafür entschieden, beide Wege zu gehen. So sollen die Mitgliedstaaten im Rahmen der sog. „Offenen Methode der Koordinierung" (siehe ausführlich in Kap. 8) über ihre Gesundheitspolitik berichten und dabei u. a. erläutern, wie sie das Ziel eines angemessenen Zugangs zur Gesundheitsversorgung sicherstellen. Zudem vergibt die Kommission Forschungsaufträge, die sich z. B. mit der Frage befassen, inwieweit die jeweiligen Gesundheitssysteme den Zugang zur medizinischen Versorgung für bestimmte Problemgruppen (z. B. Asylbewerber, psychisch Kranke oder pflegebedürftige Ältere) ermöglichen (vgl. European Commission 2008). Zum anderen geht die Kommission diesem Aspekt auch über empirische Befragungen nach. So erkundigte sich eine Eurobarometer-Umfrage mit dem Schwerpunkt auf gesundheitspolitischen Fragestellungen (der Eurobarometer ist eine in allen Mitgliedstaaten der EU zu den gleichen Aspekten durchgeführte Befragung) im Jahr 2007 auch nach dem Zugang zur hausärztlichen, fachärztlichen und Krankenhausversorgung. Die Befragten kamen dabei je nach Land zu teilweise bemerkenswert unterschiedlichen Einschätzungen (vgl. Abb. 36–38).

Bei Betrachtung der Befragungsergebnisse fällt zunächst auf, dass der Zugang zur hausärztlichen und zur Krankenhausversorgung insgesamt öfter als einfach eingeschätzt wird als der Zugang zur fachärztlichen Versorgung. Auffällig ist weiter, dass die Befragten in Ländern mit Sozialversicherungssystem – Belgien, Deutschland, Österreich, Frankreich, Luxemburg – tendenziell häufiger als in Ländern mit öffentlichem Gesundheitsdienst (so insbes. Schweden) der Ansicht sind, der Zugang zur haus- und fachärztlichen Versorgung sowie

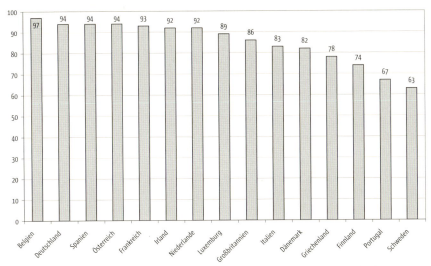

Abb. 36 Zugang zur hausärztlichen Versorgung ist einfach (Anteil der Befragten, die diese Ansicht teilen, in %). Quelle: European Commission (2007 a).

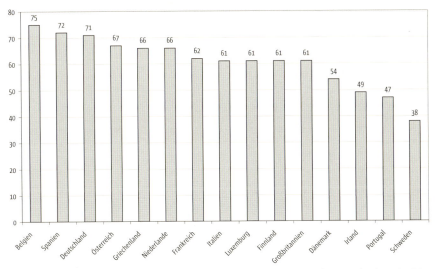

Abb. 37 Zugang zur fachärztlichen Versorgung ist einfach (Anteil der Befragten, die diese Ansicht teilen, in %). Quelle: European Commission (2007 a).

ins Krankenhaus sei einfach möglich. Hervorhebenswert ist schließlich, dass Deutschland dabei jeweils zu den drei bzw. vier am besten abschneidenden Ländern gehört. Hier dürfte sich widerspiegeln, dass das quantitative Versorgungsniveau in Ländern mit einem Gesundheitssystem auf Sozialversicherungsbasis tendenziell besser ist als in Ländern mit öffentlichem Gesundheits-

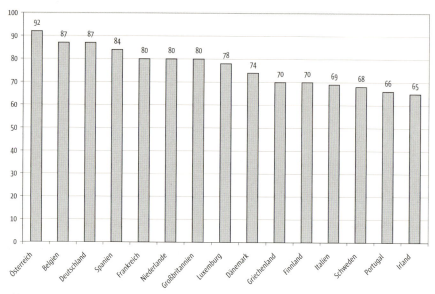

Abb. 38 Zugang zur Krankenhausversorgung ist einfach (Anteil der Befragten, die diese Ansicht teilen, in %). Quelle: European Commission (2007).

dienst – was sich eben nicht nur in Wartelisten, sondern auch in Umfragedaten widerspiegeln kann.

7.6.3 Qualität der medizinischen Versorgung

Die Qualität der medizinischen Versorgung zu messen, ist eine schwierige und aufwändige Aufgabe – insbesondere, wenn dies im internationalen Vergleich und auf Basis von „harten" Indikatoren erfolgen soll. Eine deutlich weniger aufwändige Vorgehensweise, um vergleichende Aussagen über die Qualität der Gesundheitsversorgung in unterschiedlichen Ländern zu erhalten, ist die empirische Befragung. So hat die EU-Kommission im Rahmen der o. g. Eurobarometer-Befragung aus dem Jahr 2007 auch danach gefragt, wie die Qualität der haus- und fachärztlichen Versorgung sowie der Krankenhausversorgung in den einzelnen EU-Mitgliedstaaten eingeschätzt wird – jeweils unter Bezugnahme auf eigene Erfahrungen oder Erfahrungen von nahen Angehörigen oder Freunden. Die in Abbildungen 39–41 berichteten Ergebnisse dieser Befragung zeigen, dass

- in den meisten Ländern ein sehr hoher Anteil der Befragten die Qualität der medizinischen Versorgung durch Haus- und Fachärzte sowie durch die Krankenhäuser als gut bewertet,
- einige Länder – das gilt vor allem für Belgien und Österreich – durch besonders gute Bewertungen herausragen,

- einige Länder – insbesondere Griechenland und Portugal – dadurch auffallen, dass die dort Befragten die Gesundheitsversorgung deutlich seltener als Befragte anderer Länder als gut bewerten und
- die haus- und fachärztliche Versorgung und die Krankenhausversorgung in Deutschland bei der Befragung eher durchschnittlich abschneidet.

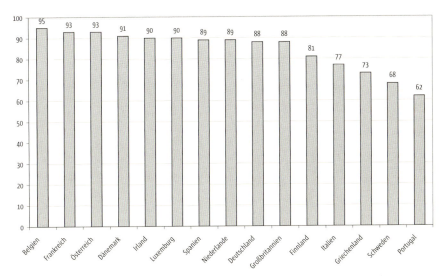

Abb. 39 Anteil der Befragten, die die Qualität der hausärztlichen Versorgung als gut bewerten (in %). Quelle: European Commission (2007).

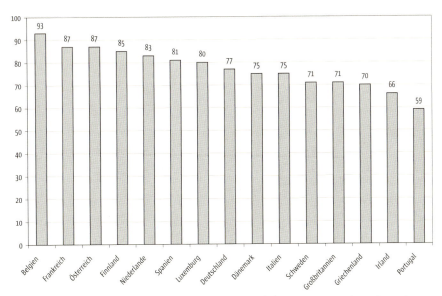

Abb. 40 Anteil der Befragten, die die Qualität der fachärztlichen Versorgung als gut bewerten (in %). Quelle: European Commission (2007).

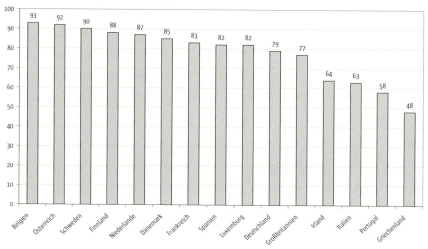

Abb. 41 Anteil der Befragten, die die Qualität der Krankenhausversorgung als gut bewerten
(in %). Quelle: European Commission (2007).

Auch hier muss darauf hingewiesen werden, dass diese Daten auf der subjektiven Einschätzung der jeweils Befragten beruhen – sie können, aber sie müssen nicht mit der tatsächlich im jeweiligen Land erreichten Qualität der Gesundheitsversorgung korrespondieren. Es ist insbesondere nicht auszuschließen, dass zwischen den untersuchten Ländern variierende kulturelle Werthaltungen und Einschätzungsmuster zu den berichteten Unterschieden führen. Dass man mit anderen Fragestellungen zu deutlich abweichenden Ergebnissen kommen kann, soll das folgende Beispiel verdeutlichen.

Ein grundsätzlich „harter" Indikator zur Messung der Behandlungsqualität ist die Häufigkeit des Vorkommens von medizinischen Behandlungsfehlern. Diese zu messen, ist allerdings ebenfalls sehr schwer. Eine einheitliche, zusammenfassende Darstellung der Zahl vermuteter oder tatsächlich nachgewiesener medizinischer Behandlungsfehler gibt es bislang weder in Deutschland noch in den meisten anderen Vergleichsländern (vgl. Robert Koch-Institut 2001). Die Europäische Kommission ist daher auch dieser Frage im Jahr 2005 über eine Befragung durch den Eurobarometer nachgegangen (vgl. Europäische Kommission 2006).

Die Umfrage befasste sich mit der allgemeinen Wahrnehmung medizinischer Fehler, mit den Erfahrungen mit medizinischen Fehlern bzw. der Vertrautheit mit der Problematik und konkreten Erfahrungsberichten sowie mit den praktischen Auswirkungen im Sinne des Vertrauens zu Gesundheitsberufen. Bei der zentralen Frage nach der Häufigkeit medizinischer Behandlungsfehler – hier im Sinne der konkreten Betroffenheit – schneidet Deutschland vergleichsweise gut ab (vgl. Abb. 42). Folgt man den Befragungsergebnissen, sind z. B. 29 % aller Dänen, 25 % aller Einwohner Luxemburgs und 22 % aller Finnen bereits einmal Opfer von Behandlungsfehlern im Krankenhaus geworden, je-

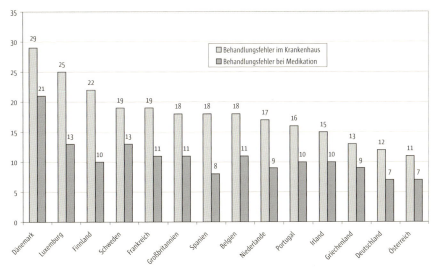

Abb. 42 Persönliche Erfahrungen mit medizinischen Fehlern (Anteil mit Erfahrungen an allen Befragten in %). Quelle: Europäische Kommission (2006). Die Frage lautete: Waren Sie oder ein Familienmitglied schon einmal von einem schwerwiegenden Kunstfehler in einem örtlichen Krankenhaus bzw. einem schwerwiegenden Kunstfehler durch ein vom Arzt verschriebenes Medikament betroffen?

doch nur 12 % aller Deutschen und 11 % aller Österreicher. Ähnlich niedrig ist in diesen Ländern das Ausmaß der Betroffenheit durch Fehler bei der Verordnung von verschreibungspflichtigen Arzneimitteln: Jeweils nur 7 % aller Befragten geben an, dass sie bereits einmal Opfer einer falschen Medikation geworden sind; in Dänemark belief sich der Anteil hingegen auf 21 %. Inwieweit diese Ergebnisse freilich das tatsächliche Versorgungsgeschehen oder doch nur kulturelle Differenzen im Antwortverhalten widerspiegeln, muss erneut offen bleiben.

7.7 Die Ergebnisse des Health Care Quality Indicators-Projekts der OECD

Einen deutlich ambitionierteren Ansatz zur Messung der Qualität verfolgt das „OECD Health Care Quality Indicators Projekt" (vgl. Mattke et al. 2006, Garcia Armesto 2007). Zielsetzung dieses Projekts ist die Erarbeitung internationaler Definitionen für und die Erhebung von Daten über eine begrenzte Zahl anerkannter Qualitätsindikatoren, für die in einer Reihe von Ländern bereits Daten vorliegen. Herangezogen wurden Indikatoren der Qualität, mit der die medizinische Versorgung geleistet wird – also das gesundheitliche Ergebnis oder die Verbesserung des Gesundheitszustands, die auf die medizinische Versorgung zurückzuführen sind. Im Rahmen des Projekts wurden bereits erste vergleichende Ergebnisse zu ausgewählten Indikatoren veröffentlicht, die sich auf bestimmte erkrankungsspezifische Mortalitätsraten und die Morbidität bei bestimmten Erkrankungen bezogen. Außerdem wurden einige prozessorientierte Indikatoren wie z. B. Impfquoten und Angaben zu gesundheitsrelevanten Verhaltensweisen der jeweiligen Bevölkerung berücksichtigt. Konkret liegen damit zur Messung der Ergebnisse unterschiedlicher Gesundheitssystem nun folgende Qualitätsindikatoren auf international vergleichbarer Basis vor (vgl. Mattke et al. 2006, OECD 2007: 99ff.):

- 5-Jahres-Überlebensraten bei Brustkrebs,
- Grad der Beteiligung an Mammographieuntersuchungen,
- 5-Jahres-Überlebensrate bei Gebärmutterhalskrebs,
- Grad der Beteiligung an Gebärmutterhalskrebs-Vorsorgeuntersuchungen,
- 5-Jahres-Überlebensrate bei Darmkrebs,
- Inzidenz von durch Impfschutz vermeidbaren Krankheiten,
- Grad der Durchimpfung der Bevölkerung beim Basisimpfschutz,
- Sterblichkeitsrate bei Asthma,
- Todesfälle innerhalb von 30 Tagen nach akutem Myokardinfarkt,
- Todesfälle innerhalb von 30 Tagen nach Schlaganfall,
- Wartezeit auf eine Operation bei einem Oberschenkelhalsbruch,
- Jährliche Grippe-Durchimpfungsrate von über 65-Jährigen
- Raucherquoten.

Die Ergebnisse aus diesem Indikatorenset können natürlich nicht zur Bewertung eines gesamten Gesundheitssystems herangezogen werden. Sie können aber gleichwohl dazu dienen, erste Eindrücke darüber zu vermitteln, mit welchem Erfolg der Einsatz der medizinischen Versorgung in bestimmten Teilbereichen verbunden ist. Im Folgenden sollen daher einige Ergebnisse des Vergleichs der OECD beispielhaft dargestellt werden (vgl. zu den Ergebnissen ausführlich OECD 2007: 99ff.). Diese machen deutlich, dass Deutschland bei den hier ausgewählten Indikatoren keineswegs führend, sondern allenfalls mittelmäßig abschneidet. Dieses Bild ist nicht Resultat einer willkürlichen Auswahl der Indikatoren, sondern ergäbe sich auch dann, wenn das Gesamtindikatorenset zum Vergleich herangezogen würde.

So belief sich die 5-Jahres-Überlebensrate im Fall von Brustkrebs in Deutschland Mitte der 90er Jahre auf 78 %; das war im OECD-Vergleich der schlechteste Wert. Wie Abbildung 43 zeigt, lag dieser Wert in einigen Ländern um rund 10 %punkte höher – allerdings in einem späteren Vergleichszeitraum, für den in Deutschland keine Daten vorlagen.

Auch bei der Behandlung von Herzinfarkten findet sich das deutsche Gesundheitssystem im internationalen Vergleich laut OECD auf einem der hinteren Plätze wieder: Es weist mit 11,9 % nach Österreich die höchste Sterblichkeitsrate innerhalb von 30 Tagen nach Eintritt des Infarkts auf (vgl. Abb. 44). In anderen Ländern ist die Sterblichkeitsrate bei dieser Erkrankung zum Teil nur halb so hoch.

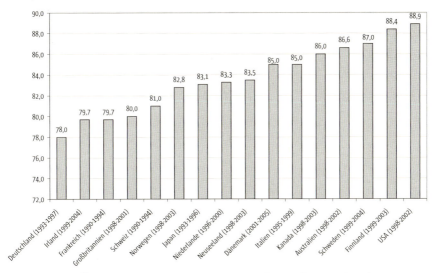

Abb. 43 5-Jahres-Überlebensrate bei Brustkrebs (in % der Fälle). Quelle: OECD (2007).

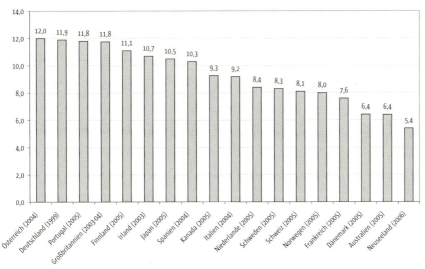

Abb. 44 Todesfälle innerhalb von 30 Tagen nach akutem Myokardinfarkt (Sterblichkeitsrate bei stationärer Behandlung; in % aller Fälle). Quelle: OECD (2007).

Nur bei der Behandlung von Schlaganfällen liegt Deutschland zwar nicht in der Spitzengruppe, ist aber mit einer Sterblichkeitsrate von 10,9 % nicht allzu weit davon entfernt (vgl. Abb. 45).

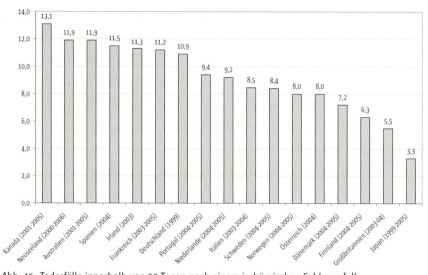

Abb. 45 Todesfälle innerhalb von 30 Tagen nach einem ischämischen Schlaganfall
(Sterblichkeitsrate bei stationärer Behandlung; in % aller Fälle). Quelle: OECD (2007).

Auch wenn es darum geht, in welchem Ausmaß das jeweilige Gesundheitssystem durch präventive Maßnahmen die Entstehung von Krankheiten ver-
meidet, ist Deutschland im OECD-Vergleich nicht führend. Dies gilt jedenfalls
für die Frage, wie hoch die Impfrate ausgesuchter Bevölkerungsgruppen ist.
So werden in Deutschland nur knapp zwei Drittel aller über 65-Jährigen gegen
Influenza geimpft – damit liegt das deutsche Gesundheitssystem nur im Mittelfeld. Andere Länder erreichen hier bis zu vier Fünftel dieser Altersgruppe

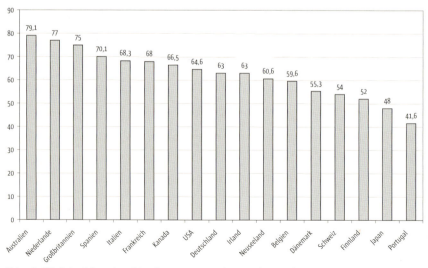

Abb. 46 Jährliche Grippe-Durchimpfungsrate von über 65-Jährigen (Anteil der Geimpften in % der
Altersgruppe; um 2005). Quelle: OECD (2007).

(vgl. Abb. 46). Bei der Impfrate von Kleinkindern – die OECD berichtet hier die Durchimpfung gegen Keuchhusten und Masern (vgl. OECD 2007: 121) – weist Deutschland allerdings Werte auf, die über dem Durchschnitt der Vergleichsländer liegen.

Zusammenfassung

Die vorangegangenen Darstellungen haben gezeigt, dass ein Vergleich der Effizienz, Nutzerorientierung und Qualität unterschiedlicher Gesundheitssysteme keine einfache Aufgabe ist. Oft finden sich je nach konkretem Untersuchungsdesign oder Wortlaut der Fragestellung unterschiedliche Ergebnisse, die sich nicht selten widersprechen. Besonders die aus subjektiven Einschätzungen gewonnenen Umfragedaten sind oft schwer zu interpretieren, weil unklar ist, ob sie tatsächlich Ergebnis einer realen Versorgungssituation oder kultureller Unterschiede sind. Ein umfassender internationaler Vergleich der Qualität von Gesundheitssystemen auf Basis „harter" Faktoren wiederum existiert bislang nicht; bisher verfügt die Forschung hier nur über ein relativ schmales Set abgesicherter Indikatoren, die einen internationalen Vergleich erlauben. Insofern ist gerade hier Vorsicht geboten, bevor aus Einzelergebnissen wissenschaftliche oder sogar politische Schlussfolgerungen mit Blick auf die Performanz oder den Reformbedarf eines Gesundheitssystems gezogen werden.

Gleichwohl lassen sich auf Basis der hier dargestellten Studienergebnisse mit Blick auf die Leistungsfähigkeit des deutschen Gesundheitssystems einige wesentliche Ergebnisse festhalten, die abgesichert erscheinen, weil sie mehrfach identifiziert werden konnten und keinen Widerspruch durch andere Forschungsergebnisse erfahren haben:

■ Das deutsche Gesundheitssystem stellt zweifellos einen der umfassendsten Leistungskataloge und eines der quantitativ höchsten Versorgungsniveaus bereit. Da Deutschland bei den Pro-Kopf-Ausgaben für Gesundheit gleichzeitig im Mittelfeld liegt, verfügt das Gesundheitswesen hierzulande tatsächlich über eine hohe Effizienz, wenn man die Kosten mit den zur Verfügung gestellten Leistungen vergleicht.

■ Deutschland stellt zudem einen vergleichsweise guten Zugang zur Gesundheitsversorgung sicher – manifestiert z. B. durch geringe Wartezeiten oder eine aus Sicht der Befragten häufiger als andernorts funktionierende Versorgung auch außerhalb der regulären Sprechzeiten der Ärzte. Dass viele Untersuchungen zu diesem Ergebnis kommen, dürfte mit den vergleichsweise hohen Versorgungskapazitäten zusammenhängen.

■ Dennoch weist das deutsche Gesundheitswesen im internationalen Vergleich Nachholbedarf auf. Darauf weisen zum einen die Ergebnisse von Befragungen zur Zufriedenheit mit dem Gesundheitssystem insgesamt hin; dort schneidet Deutschland weniger gut ab. Zu dieser Einschätzung passt, dass die Deutschen häufiger als Befragte aus anderen Ländern einen hohen gesundheitspolitischen Reformbedarf konstatieren.

■ Bestätigt wird der Nachholbedarf, wenn die konkrete Ergebnisqualität bei der Behandlung einzelner Erkrankungen analysiert wird. Hier findet sich Deutschland fast nie auf den ersten Plätzen, sondern meist im Mittelfeld oder als Nachzügler wieder. Dass die Gesundheitsreformen der letzten Jahre gerade auch die Förderung der Qualität der medizinischen Versorgung zum Ziel hatten, ist daher sicher kein Fehler gewesen.

8 Die europäische Gesundheitspolitik

Die Kompetenzen der Europäischen Union in der Gesundheitspolitik im engeren Sinne sind nach wie vor stark begrenzt; die Mitgliedstaaten haben sich hier bislang gegen eine Harmonisierung – also eine Vereinheitlichung nach europäischen Vorgaben – gewehrt. Dennoch entfaltet der Europäische Binnenmarkt erhebliche Folgewirkungen für die nationalen Gesundheitssysteme. Im Folgenden werden vor diesem Hintergrund die Zuständigkeiten Brüssels im Gesundheitswesen sowie die daraus für das deutsche Gesundheitswesen und die nationale Gesundheitspolitik folgenden Konsequenzen beschrieben. Dabei wird deutlich werden, dass das deutsche Gesundheitssystem bereits heute in erheblichem Umfang von Entwicklungen auf europäischer Ebene beeinflusst wird.

8.1 Die „echte" Gesundheitspolitik der Europäischen Union

Eine eigenständige, „echte" Gesundheitspolitik der Europäischen Union gibt es erst seit relativ kurzer Zeit – eigentlich erst seit dem Vertrag von Maastricht von 1992, etwas ausgeweitet mit dem Vertrag von Amsterdam von 1998 – und nur in sehr begrenztem Umfang (vgl. als Überblick z. B. Stein 2003). Entsprechend beschränkt fallen die Folgen dieser „echten" europäischen Gesundheitspolitik für die nationalen Gesundheitssysteme und die Anbieter von medizinischen und gesundheitlichen Leistungen aus. Einschlägig für die Zuständigkeit und die Aktivitäten der Union war bislang Artikel 152 des Europäischen Vertragswerks. Dort wird zunächst die äußerst eingeschränkte Kompetenz Brüssels in diesem Politikfeld betont: Bei der Tätigkeit der Gemeinschaft im Bereich der Gesundheit der Bevölkerung ist demnach die Verantwortung der Mitgliedstaaten für die Organisation des Gesundheitswesens und die medizinische Versorgung „in vollem Umfang" zu wahren. Eine Harmonisierung der

Gesundheitspolitik der Mitgliedstaaten, insbesondere in den zentralen Fragen der Organisation, Finanzierung und Leistungserbringung wird damit also ausdrücklich ausgeschlossen.

Artikel 152

(1) *Bei der Festlegung und Durchführung aller Gemeinschaftspolitiken und -maß-
nahmen wird ein hohes Gesundheitsschutzniveau sichergestellt. Die Tätigkeit der
Gemeinschaft ergänzt die Politik der Mitgliedstaaten und ist auf die Verbesserung
der Gesundheit der Bevölkerung, die Verhütung von Humankrankheiten und die
Beseitigung von Ursachen für die Gefährdung der menschlichen Gesundheit ge-
richtet. Sie umfasst die Bekämpfung der weit verbreiteten schweren Krankheiten;
dabei werden die Erforschung der Ursachen, der Übertragung und der Verhütung
dieser Krankheiten sowie die Gesundheitsinformation und -erziehung gefördert.
Die Gemeinschaft ergänzt die Maßnahmen der Mitgliedstaaten zur Verringerung
drogenkonsumbedingter Gesundheitsschäden einschließlich der Informations- und
Vorbeugungsmaßnahmen.*

(2) *Die Gemeinschaft fördert die Zusammenarbeit zwischen den Mitgliedstaaten in
den in diesem Artikel genannten Bereichen und unterstützt erforderlichenfalls
deren Tätigkeit. Die Mitgliedstaaten koordinieren untereinander im Benehmen
mit der Kommission ihre Politiken und Programme in den in Absatz 1 genannten
Bereichen. Die Kommission kann in enger Verbindung mit den Mitgliedstaaten
alle Initiativen ergreifen, die dieser Koordinierung förderlich sind.*

(3) *Die Gemeinschaft und die Mitgliedstaaten fördern die Zusammenarbeit mit dritten Ländern und den für das Gesundheitswesen zuständigen internationalen Organisationen.*

(4) *Der Rat trägt gemäß dem Verfahren des Artikels 251 und nach Anhörung des Wirt-
schafts- und Sozialausschusses sowie des Ausschusses der Regionen mit folgenden
Maßnahmen zur Verwirklichung der Ziele dieses Artikels bei:*

*a) Maßnahmen zur Festlegung hoher Qualitäts- und Sicherheitsstandards für Or-
gane und Substanzen menschlichen Ursprungs sowie für Blut und Blutderivate;
diese Maßnahmen hindern die Mitgliedstaaten nicht daran, strengere Schutzmaß-
nahmen beizubehalten oder einzuführen;*

*b) abweichend von Artikel 37 Maßnahmen in den Bereichen Veterinärwesen und
Pflanzenschutz, die unmittelbar den Schutz der Gesundheit der Bevölkerung zum
Ziel haben;*

*c) Fördermaßnahmen, die den Schutz und die Verbesserung der menschlichen Ge-
sundheit zum Ziel haben, unter Ausschluss jeglicher Harmonisierung der Rechts-
und Verwaltungsvorschriften der Mitgliedstaaten.*

*Der Rat kann ferner mit qualifizierter Mehrheit auf Vorschlag der Kommission für
die in diesem Artikel genannten Zwecke Empfehlungen erlassen.*

(5) *Bei der Tätigkeit der Gemeinschaft im Bereich der Gesundheit der Bevölkerung wird die Verantwortung der Mitgliedstaaten für die Organisation des Gesundheitswesens und die medizinische Versorgung in vollem Umfang gewahrt. Insbesondere lassen die Maßnahmen nach Absatz 4 Buchstabe a) die einzelstaatlichen Regelungen über die Spende oder die medizinische Verwendung von Organen und Blut unberührt.*

Gleichwohl werden der Union auch schon in Art. 152 gesundheitspolitische Zuständigkeiten zugewiesen – die meisten fallen dabei relativ vage aus und verweisen auf die begrenzte Kompetenz der EU. So soll die Union ein hohes Gesundheitsschutzniveau bei der Festlegung und Durchführung aller Gemeinschaftspolitiken sicherstellen und auf die Verbesserung der Gesundheit der Bevölkerung sowie die Verhütung von Humankrankheiten und die Beseitigung von deren Ursachen zielen (wobei hier auch die Forschung angesprochen wird). Sie soll zudem die Gesundheitsinformation und -erziehung fördern. Weiter soll sie – und hier kann es je nach Grad der Konkretisierung der darauf beruhenden Maßnahmenvorschläge Brüssels Konflikte mit dem o. g. Harmonisierungsverbot geben – die Zusammenarbeit zwischen den Mitgliedstaaten in der Gesundheitspolitik fördern und Initiativen zur Förderung der Koordination dieser Politiken der Mitgliedstaaten entfalten.

Konkret wird es in Art. 152 allerdings dann, wenn es um die grenzüberschreitende Sicherstellung des Gesundheitsschutzes der Bevölkerung geht. Neben der Zuständigkeit für Maßnahmen im Veterinärwesen und im Pflanzenschutz – Ergebnis der BSE-Krise – kann die Union seither auch Maßnahmen zur Festlegung von Sicherheits- und Qualitätsstandards für Organe und Substanzen menschlichen Ursprungs sowie für Blut und Blutderivate entfalten. Hier hat die zuständige Generaldirektion in den letzten Jahren umfangreiche Aktivitäten ergriffen, die für die nationalen Leistungserbringer von erheblicher Bedeutung sind. So wurden insbesondere zwei EU-Richtlinien zur Sicherstellung von Qualitäts- und Sicherheitsstandards für Blut und Blutprodukte sowie für Zellen und Gewebe auf den Weg gebracht, die von den Mitgliedstaaten in nationales Recht umzusetzen sind. Mit dem Europäischen Zentrum für die Prävention und Kontrolle von Krankheiten in Stockholm (ECDC; http://ecdc.europa.eu) gibt es seit dem Jahr 2005 zudem eine EU-Behörde, die die Maßnahmen und Strategien der Mitgliedstaaten gegen die Verbreitung von ansteckenden Krankheiten und Epidemien europäisch koordiniert.

Zur Erreichung der oben aufgeführten, ansonsten eher vagen Ziele stehen der Union angesichts ihrer begrenzten Kompetenz demgegenüber nur Instrumente des europäischen *soft law* zur Verfügung. So hat die Kommission in den letzten Jahren beispielsweise Empfehlungen zur Antibiotikaresistenz und zur Bekämpfung des Tabakkonsums vorgelegt. Anders als Richtlinien sind Empfehlungen der Kommission allerdings nicht rechtlich bindend, ihre Umsetzung in den Mitgliedstaaten kann also auch nicht rechtlich durchgesetzt werden.

Regen Gebrauch hat die Kommission zudem von den in Art. 152 genannten „Fördermaßnahmen" gemacht. In der zweiten Hälfte der 90er Jahre hat Brüssel zunächst insgesamt acht unterschiedliche Aktionsprogramme zur Krankheitsbekämpfung aufgelegt (u. a. zur Krebsbekämpfung, zur Suchtprävention, zur AIDS-Prävention und Verhütung von Verletzungen). Diese insgesamt vergleichsweise wirkungslosen Förderprogramme sind bis Ende 2002 ausgelaufen; sie wurden im Jahr 2003 von einem einzigen, integrierten Aktionsprogramm – dem sog. „Aktionsprogramm der Gemeinschaft im Bereich der Öffentlichen Gesundheit" – ersetzt (vgl. http://ec.europa.eu/comm/health/ph_programme/programme_de.htm).

Dieses erste EU-Aktionsprogramm zur öffentlichen Gesundheit verfügte über eine Laufzeit von sechs Jahren und ein Budget von insgesamt 312 Mio. Euro. Es verfolgte drei Zielsetzungen:

- Erstens war die Einrichtung eines gemeinschaftsweiten Gesundheitsinformationssystems im Sinne einer europäischen Gesundheitsberichterstattung beabsichtigt. Auf diese Weise sollten Informationen und Vergleiche über Leistungen, Qualität und Kosten der Gesundheitssysteme der Mitgliedstaaten ermöglicht werden. Ziel der Kommission war ursprünglich auch das Benchmarking im Sinne der Identifikation von *Best Practices*; darauf wurde jedoch aufgrund von Vorbehalten vieler Mitgliedstaaten – die hier „Harmonisierungsbestrebungen" witterten – im Verlauf des Entscheidungsprozesses zunächst verzichtet.
- Zweitens zielte das Programm auf die Verbesserung der Fähigkeit zur schnellen und koordinierten Reaktion auf Gesundheitsgefahren (z. B. neue übertragbare Krankheiten). Um das zu erreichen, wurde mittlerweile ein europaweites Frühwarnsystem eingerichtet, das von einem – 2003 beschlossenen und mittlerweile in Stockholm gegründeten – Europäischen Zentrum zur Prävention und Bekämpfung von Seuchen koordiniert wird.
- Und drittens wollte das Programm u. a. durch „Ermittlung der wirksamsten Maßnahmen" Verbesserungen im Bereich der Gesundheitsförderung, Prävention und Verhütung von Krankheiten erreichen.

Aus den Mitteln des Programms wurden dann z. B. Berichte über das Ausmaß bestimmter Gesundheitsgefahren, Fachtagungen zur Prävention und Gesundheitsförderung, Eurobarometer-Umfragen in allen EU-Mitgliedstaaten zu Gesundheitsfragen finanziert. Darüber hinaus zählt die Kommission auch verschiedene Mitteilungen zu Gesundheitsfragen (im Jahr 2006 z. B. zu HIV/AIDS und zu alkoholbedingten Gesundheitsschädigungen), Weißbücher (im Jahr 2006 das Weißbuch Ernährung und körperliche Bewegung) und Kampagnen (im Jahr 2006 z. B. eine an Jugendliche gerichtete Antiraucherkampagne) zu den Maßnahmen, die im Rahmen des Aktionsprogramms erarbeitet bzw. finanziert werden.

Parallel zur Verabschiedung des EU-Aktionsprogramms im Bereich der Öffentlichen Gesundheit hat die EU-Kommission zudem das sog. „Europäische Gesundheitsforum" gegründet (vgl. dazu http://ec.europa.eu/health/ph_over-view/health_forum/health_forum_en.htm). Damit wurde ein „Runder Tisch" der in der europäischen Gesundheitspolitik aktiven Verbände eingerichtet, der der Abstimmung und Information über aktuelle Vorhaben und Maßnahmen in diesem Politikfeld dient. Auch die europäischen Verbände der Leistungserbringer – z. B. der Ständige Ausschuss der Krankenhäuser in der EU – sind dort vertreten und können so ihre Interessen einbringen. Die Kommission wiederum hat auf diese Weise die Einflussmöglichkeiten der organisierten Interessen zentralisiert und „europäisiert"; denn für rein nationale Verbände des Gesundheitswesens ist an diesem „Runden Tisch der europäischen Gesundheitspolitik" kein Platz vorgesehen.

Die europäischen Verbände im Gesundheitswesen

Im Gesundheitswesen geht es neben Fragen der gesundheitlichen Versorgung natürlich auch um viel Geld sowie um Status und Kompetenzen. Es ist daher kein Wunder, dass dieses Politikfeld konfliktreich ist; zahllose Interessengruppen versuchen, auf die Inhalte der Gesundheitspolitik Einfluss zu nehmen. Ähnlich wie in den einzelnen Mitgliedstaaten wird daher auch die Gesundheitspolitik auf europäischer Ebene von einer Vielzahl von Verbänden begleitet und beeinflusst. Mitglieder dieser Verbände sind oft die entsprechenden Organisationen auf nationaler Ebene; zum Teil gehören aber auch wissenschaftliche Einrichtungen und Einzelpersonen dazu. Die wichtigsten Verbände werden im Folgenden aufgelistet und kurz beschrieben. Ein Inventar (fast) aller europäischen Verbände des Sozial- und Gesundheitswesens mit Links zu den entsprechenden Organisationen – allerdings ohne nähere Erläuterungen – findet sich bei der Association Internationale de la Mutualité (AIM) (www.aim-mutual.org/index.php?page=89).

CPME – Standing Committee of European Doctors: Das CPME nimmt für sich in Anspruch, sämtliche Ärzte in der EU zu repräsentieren. Mitglieder sind jeweils die nationalen Standesvertretungen der Ärzteschaft (für Deutschland daher die Bundesärztekammer) sowie weitere europäische Ärzteverbände (www.cpme.be). Diese wiederum vertreten die Interessen von Teilen der Ärzteschaft, wie z. B. die European Association of Senior Hospital Physicians – AEMH (www.aemh.org), die European Federation of Salaried Doctors – FEMS (www.fems.net), die Europäische Arbeitsgemeinschaft der niedergelassenen Ärzte – AENA (www.eana.at), die European Union of General Practitioners – UEMO (www.uemo.org), die European Union of Medical Specialists – UEMS (www.uems.net) und die Permanent Working Group of European Junior Doctors – PWG (www.juniordoctors.eu).

EFPIA – European Federation of Pharmaceutical Industries and Associations: Die EFPIA vertritt die Interessen von 32 nationalen Pharmaverbänden und 43 großen, forschenden Pharmaunternehmen gegenüber der EU-Kommission und dem Europäischen Parlament (www.efpia.org).

EHMA – European Health Management Association: Die aus einer vergleichsweise bunten Mitgliedschaft (Mitglieder sind insbesondere Verbände, Leistungserbringer, Hochschulen und Wissenschaftler) bestehende EHMA zielt auf den wissenschaftlichen und fachlichen Austausch über gesundheitspolitische Fragen und informiert die Mitglieder über aktuelle Entwicklungen der europäischen Gesundheitspolitik. Sie führt aber auch eigene wissenschaftliche Projekte zu Fragen der Gesundheitsversorgung in der EU durch (www.ehma.org).

ESIP – European Social Insurance Platform: Gegründet im Jahr 1996, habe sich im Forum der europäischen Sozialversicherungspartner mittlerweile mehr als 30 Sozialversicherungsorganisationen aus ganz Europa zusammengeschlossen. Neben der Beratung von EU-Gremien bei Gesetzgebungsprozessen informiert ESIP auch die Mitgliedsorganisationen über europäische Entwicklungen (www.esip.org).

EUPHA – European Public Health Association: Die EUPHA vereinigt die nationalen wissenschaftlichen Vereinigungen für Public Health. Sie ist keine Lobbyorganisation, sondern fördert vor allem den wissenschaftlichen Austausch zu Fragen der öffentlichen Gesundheit. Sie ist außerdem Herausgeber des European Journal of Public Health (www.eupha.org).

EuroHealthNet: Die Vereinigung ist das Netzwerk der öffentlichen Einrichtungen und Behörden zur Förderung der öffentlichen Gesundheit in den einzelnen Mitgliedstaaten; deutsches Mitglied ist daher die Bundeszentrale für gesundheitliche Aufklärung (www.eurohealthnet.eu).

HOPE – European Hospital and Healthcare Federation: Dieser Verband vertritt die Interessen der Krankenhausverbände der EU-Mitgliedstaaten. Mitglieder sind allerdings zum Teil auch die Gesundheitsministerien. Er organisiert darüber hinaus den wissenschaftlichen Austausch zwischen den Mitgliedsverbänden und organisiert außerdem regelmäßig Austauschprogramme, durch die Krankenhausbeschäftigte Erfahrungen im Ausland gewinnen können (www.hope.be).

Kürzlich hat die Kommission das „Zweite Aktionsprogramm der Gemeinschaft im Bereich der Gesundheit" aufgelegt; es hat eine Laufzeit von 2008 bis 2013 und ist mit insgesamt 321,5 Mio. Euro ausgestattet (vgl. dazu http://ec.europa.eu/health/ph_programme/pgm2008_2013_en.htm). Der Großteil dieser Gelder ist erneut zur Finanzierung von Projekten und Aktionen vorgesehen, die den allgemeinen Zielen des Aktionsprogramms dienen – diese wiederum entsprechen jedenfalls im Groben den Zielen des ersten Programms (besserer Gesundheitsschutz der Bürger, Gesundheitsförderung einschließlich Reduzierung von Ungleichheiten in der Gesundheitsversorgung sowie Schaffung und Verbreitung von Informationen und Kenntnissen zu Gesundheitsfragen). Zur Umsetzung veröffentlicht die Kommission Arbeitspläne im Sinne von Ausschreibungen, die vorrangige Bereiche und Kriterien für die Finanzierung von Maßnahmen und Projekten festlegen. Betreut wird das Aktionsprogramm mittlerweile von einer eigenständigen Behörde, der „Exekutivagentur für öffentliche Gesundheit" (PHEA). Das Programm wird regelmäßig evaluiert; Berichte der Kommission geben Auskunft über die konkret geförderten Maßnahmen.

Welchen konkreten Einfluss diese Maßnahmen auf die Gesundheitspolitik der einzelnen Mitgliedstaaten haben, dürfte aber nur schwer zu messen sein. Jedenfalls in Deutschland dürfte sich das Wissen über das Aktionsprogramm in engen Grenzen bewegen. Trotz der in den letzten Jahren unzweifelhaft erfolgten Stärkung originär gesundheitspolitischer Kompetenzen kann daher von einer eigenständigen Gesundheitspolitik der Europäischen Union bisher kaum die Rede sein: Die wenigen Richtlinien sowie die in den einzelnen Mitgliedstaaten kaum praktische Wirkung zeitigenden Empfehlungen und Aktionsprogramme der Union konnten bislang nur wenig dazu beitragen, „die Zusammenarbeit zwischen den Mitgliedstaaten zu fördern und zu unterstützen" – wie dies in Art. 152 EGV ausdrücklich gefordert wird. Gleichwohl hat Brüssel aber in verschiedenen anderen Politikfeldern Aktivitäten entwickelt, mit denen erhebliche Folgen für die nationalen Gesundheitssysteme verbunden sind. Diese Aktivitäten entstammen jedoch, wie im Folgenden zu zeigen sein wird, nicht der eigentlichen Gesundheitspolitik.

8.2 Die „Offene Methode der Koordinierung" der EU im Gesundheitswesen

In der Öffentlichkeit kaum bekannt, zielt die sog. „Offene Methode der Koordinierung (OMK)" als „weiches" Politikinstrument auf die Beeinflussung jener Politikfelder, die von der europäischen Harmonisierung ausgenommen sind. Hervorgegangen ist die OMK aus den Schlussfolgerungen des Gipfeltreffens von Lissabon im März 2000. Dort war u. a. hervorgehoben worden, dass die Sozialschutzsysteme der Mitgliedstaaten der Reform bedürften, um auch weiterhin medizinische Leistungen in hoher Qualität erbringen zu können. Neben der Sozialhilfe und der Alterssicherung sollten daher auch die Gesundheitssysteme einem von Brüssel koordinierten Prozess des systematischen Vergleichs im Sinne eines Benchmarking auf Basis gemeinsamer Ziele und Leitlinien unterworfen werden. Auf dieser Basis wären dann Empfehlungen im Sinne von Best Practices, also an die jeweiligen Mitgliedstaaten gerichtete Verbesserungs- und Veränderungsvorschläge, möglich. Damit erhielte die Europäische Union auch – allerdings vergleichsweise „weiche", weil nicht sanktionierbare - Kompetenzen im Bereich der Organisation und Finanzierung der nationalen Gesundheitssysteme.

Der Gipfel der europäischen Staats- und Regierungschefs von Göteburg erteilte der EU-Kommission im Juni 2001 den Auftrag, für den Europäischen Rat in Barcelona im Frühjahr 2002 einen ersten Bericht über entsprechende Leitlinien im Bereich des Gesundheitswesens und der Altenpflege zu erstellen. Die Kommission hat dieser Aufforderung mit einer Mitteilung vom 5. Dezember 2001 entsprochen (KOM (2001) 723 endgültig). Sie kam darin zum Ergebnis, dass die nationalen Gesundheitssysteme trotz ihrer großen Unterschiede mit ähnlichen Herausforderungen – insbesondere dem demographischen Wandel und dem medizinisch-technischen Fortschritt – konfrontiert seien. Angesichts dieser gemeinsamen Herausforderungen sollten die nationalen Gesundheits- und Pflegesysteme für die Verwirklichung von drei zentralen Zielen Sorge tragen:

- Sicherung des allgemeinen Zugangs zu einer hochwertigen Gesundheitsversorgung unter besonderer Berücksichtigung der Situation pflegebedürftiger älterer Menschen.
- Erhöhung von Transparenz und Qualität der Gesundheitssysteme, insbesondere durch Evaluierung von medizinischen Verfahren und Erzeugnissen sowie der Versorgungsstrukturen des Gesundheitswesens.
- Sicherung der langfristigen Finanzierbarkeit durch Fortsetzung der auf Kostendämpfung abzielenden Reformen.

Ausgehend von dieser ersten Mitteilung hat die Kommission in den letzten Jahren rege Aktivitäten entfaltet, um die Offene Methode der Koordinierung im Gesundheitswesen voranzutreiben. So folgte zur Jahreswende 2002/2003 ein Bericht der Kommission, der beschreibt, inwiefern die verschiedenen Gesundheitssysteme den drei o. g. Zielen bislang Rechnung tragen (KOM (2002) 774 endgültig). Der Bericht kommt z. B. zum Ergebnis, dass der umfassende Zugang zur Gesundheitsversorgung EU-weit in der Regel für nahezu die gesamte Bevölkerung sichergestellt sei. Gleichzeitig seien jedoch vor allem in den letzten Jahren die Kriterien der Inanspruchnahme häufig verschärft und die Zuzahlungen erhöht worden. Damit sei die Gefahr verbunden, Menschen mit geringem Einkommen von der Inanspruchnahme notwendiger Gesundheitsleistungen auszuschließen. Es sei deshalb notwendig, neue Behandlungsmethoden und -technologien einer Bewertung zu unterziehen, Wartelisten für planbare Krankenhausbehandlungen abzubauen, die Gesundheitssysteme stärker an den Bedürfnissen älterer und chronisch Kranker auszurichten, die Prävention zu intensivieren und die Verfügbarkeit von qualifizierten Fachkräften auch zukünftig zu sichern.

Auch beim zweiten Ziel, der Sicherstellung der Qualität der Versorgung, sieht der Bericht der Kommission Nachholbedarf, der allerdings in den verschiedenen Mitgliedstaaten und Versorgungssektoren unterschiedlich stark ausgeprägt ist. Eher beschreibend bleibt der Bericht, wenn es um das Ziel der langfristigen Finanzierbarkeit geht. Hier lautet ein Fazit, dass die Ausgaben für die Gesundheit in den letzten Jahren aufgrund demographischer Entwicklung und medizinisch-technischen Fortschritts fast überall gestiegen seien. Während dieser Anstieg in einigen Ländern allerdings das Ergebnis unzureichender Kostensenkungsmaßnahmen gewesen sei, hätten andere Länder die Ausgaben gezielt erhöht, um Lücken in der Gesundheitsversorgung zu schließen.

Auch in den Folgejahren hat die Kommission ihr Ziel, die OMK im Gesundheitswesen voranzutreiben, trotz der Widerstände einiger Mitgliedstaaten weiterverfolgt. So hat sie in einem Vorschlag zur Straffung und Vereinfachung der gesamten Offenen Methode der Koordinierung aus dem Jahr 2003 auch ihre Position zur Frage der Koordinierung der Gesundheitspolitik dargelegt: Gesundheitssysteme und Gesundheitspolitiken der Mitgliedstaaten seien immer stärker miteinander verflochten, und zahlreichen gesundheitspolitischen Fragen komme eindeutig eine europäische Dimension zu. Die politische Koordinierung in diesem Bereich müsse deshalb verstärkt werden.

Dieser Absicht hatte auch der Entwurf der Europäischen Verfassung Rechnung getragen: Dort war gefordert worden, dass die Zusammenarbeit zwischen den Mitgliedstaaten in der Gesundheitspolitik intensiviert werden soll. Die Kommission wollte hier künftig insbesondere im Wege von Initiativen tätig werden, „die darauf abzielen, Leitlinien und Indikatoren festzulegen, den Austausch bewährter Verfahren durchzuführen und die erforderlichen Elemente für eine regelmäßige Überwachung und Bewertung auszuarbeiten". Nach der endgültigen Verabschiedung hätte damit die „Offene Methode der Koordinierung" im Gesundheitswesen ihren Platz im europäischen Recht gefunden.

Auf die Verabschiedung der EU-Verfassung hat die Kommission allerdings nicht warten wollen, sondern im Dezember 2004 einen ersten Indikatorensatz mit Blick auf die o. g. drei Ziele zur Messung von Fortschritten im Gesundheitswesen vorgelegt. Nach einer Auswertung von vorher angeforderten Berichten der Mitgliedstaaten zu den Indikatoren hat die Kommission im Jahr 2006 einen erweiterten Indikatorensatz vorlegt. Eine ausführliche Darstellung zur Entwicklung der EU-Gesundheitsindikatoren findet sich bei (vgl. Schneider et al. 2007).

Am 2. Juli 2008 hat die Kommission schließlich ihre aktuellen politischen Vorstellungen zur Zukunft der OMK veröffentlicht (KOM (2008) 418 endgültig). In dieser Mitteilung der Kommission wird vorgeschlagen, die OMK durch eine „Verbesserung der Außenwirkung und der Arbeitsmethoden zu stärken, ihre Verbindungen zu anderen Politikbereichen auszubauen, ihre Analyseinstrumente und die Evidenzbasis zu verbessern und die Akzeptanz in den Mitgliedstaaten durch Peer Reviews, Voneinanderlernen und Einbeziehung aller relevanten Akteure anzuregen". Konkret will die Kommission mehr Verbindlichkeit der OMK und deshalb auf der Grundlage der bereits existierenden Indikatoren mit den Mitgliedstaaten quantitative Ziele in der Sozial- und Gesundheitspolitik vereinbaren. Im Bereich Gesundheitsversorgung und Langzeitpflege schlägt die Kommission Zielvorgaben bzgl. des Zugangs und der Qualität vor; genannt werden insbesondere die Indikatoren Steigerung der Lebenserwartung, Lebenserwartung bei guter Gesundheit und Verringerung der Säuglingssterblichkeit. Der Grad der Zielerreichung soll dann von der Kommission überwacht und bewertet sowie regelmäßig dem Europäischen Rat der Regierungschefs berichtet werden.

Wie etliche andere Mitgliedstaaten, so hat auch Deutschland erhebliche Vorbehalte gegen eine solche Ausweitung der Kompetenzen der EU-Kommission geäußert – insbesondere vor dem Hintergrund, dass die Gesundheitspolitik in der Zuständigkeit der Mitgliedstaaten liegt. Es bleibt abzuwarten, ob diese Vorbehalte im weiteren Verfahren Bestand haben und die Kommission von ihrem Ziel – der Überwachung und Bewertung der Politik der Mitgliedstaaten – abhalten können.

Weiterführende Informationen

Weiterführende Informationen zur OMK im Gesundheitswesen finden sich z. B. bei: Gesellschaft für Versicherungswissenschaft und -gestaltung (2004), Schreiber (2005), Schneider et al. (2007).

Zum allgemeinen Stand der Umsetzung der Offenen Methode der Koordinierung finden sich auf der Internet-Präsenz der Generaldirektion Beschäftigung, soziale Angelegenheiten und Chancengleichheit die relevanten Dokumente: http://ec.europa.eu/employment_social/spsi/the_process_de.htm

8.3 Die Freiheiten des Binnenmarkts und die Dienstleistungen im Gesundheitswesen

Die originäre Gesundheitspolitik der EU und die Offene Methode der Koordinierung bleiben nicht ohne Einfluss auf das deutsche Gesundheitswesen. Direktere und oft auch heftigere Wirkungen auf die nationale Gesundheitspolitik entfalten jedoch die aus den vier Grundfreiheiten des Binnenmarkts – freier Personenverkehr, freier Warenverkehr, freier Dienstleistungsverkehr und freier Kapitalverkehr – abzuleitenden europäischen Rechtsetzungen und -auslegungen. Jede der vier Grundfreiheiten kann auch das Gesundheitswesen der Mitgliedstaaten tangieren (siehe Abb. 47). Dies soll im Folgenden anhand einiger zentraler Beispiele mit Relevanz für das Gesundheitswesen verdeutlicht werden.

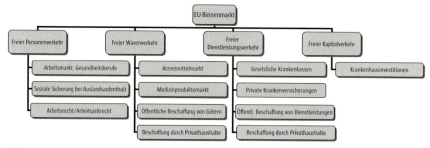

Abb. 47 Auswirkungen der Freiheiten des EU-Binnenmarkts auf das Gesundheitswesen. Quelle: Wismar (1998: 29; vom Verfasser modifiziert).

8.3.1 Die Freizügigkeit und die Gesundheitsleistungen

Diverse Instrumente sorgen auf europäischer Ebene dafür, dass Arbeitnehmer im europäischen Binnenmarkt mobil sein können. So stellt die seit 1971 geltende Verordnung 1408/71 zur Koordinierung der Systeme der sozialen Sicherheit – bzw. die Nachfolge-Verordnung 883/2004 aus dem Jahr 2004, die die alten Regelungen modernisiert und vereinfacht und erst unlängst in Kraft getreten ist – sicher, dass Wanderarbeitnehmer ihre einmal erworbenen Ansprüche auf Sozialleistungen nicht verlieren, wenn sie das Land der Beschäftigung wechseln (mehr dazu unter http://ec.europa.eu/social/main.jsp?catId=26&langId=de). Im Krankheitsfall sichert die Verordnung zudem die Gewährung medizinischer Leistungen im Ausland (bei kurzfristigem, 12 Monate nicht überschreitenden Arbeitsaufenthalt bzw. Urlaub). Dabei gilt das Prinzip der sog. Sachleistungsaushilfe nach dem Territorialitätsprinzip: Entsprechende Leistungen werden nach den Vorgaben des Landes gewährt, in dem sich der Urlauber oder Arbeitnehmer befindet. Die Leistungen werden im Besuchsland als Sachleistungen – also i. d. R. für den Patienten kostenlos (sieht man von gesetzlich vorgegebenen Zuzahlungen ab) – erbracht und dann mit der Krankenkasse des Patienten abgerechnet. In den letzten Jahren ist dieses Verfahren unter Druck geraten; die Verordnung wurde daher unlängst reformiert. Unter anderem wurde dabei auf eine Verbesserung des grenzüberschreitenden Zugangs zur Gesundheitsversorgung für ehemalige Grenzgänger gezielt. Außerdem hat die EU-Kommission zum 1. Januar 2006 die Einführung einer EU-weit geltenden Krankenversicherungskarte durchgesetzt, mit der das bisher im Krankheitsfall notwendige, als bürokratisch empfundene Formular E 111 abgelöst worden ist (mehr dazu unter http://ec.europa.eu/social/main.jsp?catId=559&langId=en). Die Europäische Krankenversicherungskarte soll den Zugang zu den während eines vorübergehenden Aufenthalts in einem anderen Mitgliedstaat erforderlichen medizinischen Sachleistungen erleichtern, indem sie bei Vorlage die Übernahme oder die Erstattung der entstandenen Sachleistungskosten vor Ort garantiert. In Deutschland findet sich die europäische Karte als Rückseite der Chipkarte der jeweiligen Krankenkasse (vgl. Abb. 48).

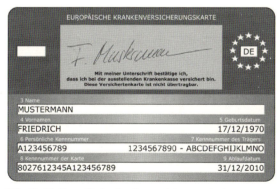

Abb. 48 Die Europäische Krankenversicherungskarte

Die grenzüberschreitende Mobilität der Gesundheitsberufe wird ergänzend durch die Richtlinie 2005/36/EG über die gegenseitige Anerkennung beruflicher Qualifikationen gefördert. Sie gilt insbesondere auch für Ärzte, Apotheker, Krankenpflegekräfte, Physiotherapeuten und Masseure und erfasst mittlerweile auch Qualifikationen aus Drittstaaten, wenn diese in einem EU-Mitgliedstaat zugelassen sind. Ihre Relevanz für die nationalen Gesundheitssysteme wird deutlich, wenn es um die Frage der Zulassung von Gesundheitsberufen hierzulande geht, die aus einem anderen Mitgliedstaat der EU stammen. So hat die Kommission in der Vergangenheit z. B. gegen Deutschland ein Verfahren vor dem Europäischen Gerichtshof (EuGH) angestrengt, weil hier die Anerkennung der allgemeinärztlichen Qualifikation bei ausländischen Antragstellern bislang zu restriktiv ausfiel. Frankreich wiederum stand beim EuGH am Pranger, weil seine Rechtsvorschriften bezüglich der Regelung des Zugangs zum Beruf des Krankenhausdirektors ausländische Bewerber diskriminierten.

Zur Freizügigkeit zählt übrigens grundsätzlich auch die Niederlassungsfreiheit. Diese ist nach deutschem Recht allerdings z. B. für Apotheker eingeschränkt: Hierzulande dürfen nur Apotheker oder ausschließlich aus Apothekern bestehende Partnergemeinschaften Apotheken besitzen. Außerdem ist der Besitz von mehr als einer Hauptapotheke und drei Filialapotheken untersagt; ergänzend existieren Vorgaben zur räumlichen Nähe zwischen Haupt- und Filialapotheken. Nach Auffassung der EU-Kommission ließen sich diese Einschränkungen nicht mit dem Argument des Gesundheitsschutzes rechtfertigen; sie kollidierten aus Kommissionssicht mit der in Art. 43 EG-Vertrag verankerten Niederlassungsfreiheit. Die Kommission hat daher ein Vertragsverletzungsverfahren eingeleitet und Deutschland aufgefordert, auf dieses sog. „Fremd- und Mehrbesitzverbot" bei den Apotheken künftig zu verzichten. Das deutsche Fremdbesitzverbot war zudem parallel Gegenstand eines Verfahrens vor dem EuGH (Rechtssachen C-171/07 und C-172/07). In seinem Urteil vom 19. Mai 2009 hat der EuGH das deutsche Apothekenfremd- und Mehrbesitzverbot allerdings als mit europäischem Recht vereinbar beurteilt. Der Ausschluss von Nichtapothekern vom Betrieb einer Apotheke stellt demnach zwar eine Beschränkung der Niederlassungsfreiheit dar. Diese Beschränkung lässt sich laut EuGH jedoch mit dem Ziel rechtfertigen, eine sichere und qualitativ hochwertige Arzneimittelversorgung der Bevölkerung sicherzustellen (vgl. Fetzer 2009).

8.3.2 Die Krankenhäuser und das europäische Arbeitszeitrecht

Erhebliche Folgewirkungen für das deutsche Gesundheitswesen hat das europäische Arbeitszeitrecht. So beinhaltet die EU-Arbeitszeitrichtlinie u. a. Vorgaben für die maximale Arbeitszeit, die Nachtarbeit, einzuhaltende Pausen und Urlaub (mehr dazu unter http://europa.eu/legislation_summaries/employment_and_social_policy/employment_rights_and_work_organisation/ c10418_de.htm). Mehrere Urteile des EuGH, aber auch nationaler Gerichte haben in den letzten Jahren verdeutlicht, dass das deutsche Arbeitszeitrecht und hier insbesondere die in Krankenhäusern bislang geltende spezifische Regelung der Arbeitszeit des ärztlichen Bereitschaftsdienstes (Einordnung der Bereitschaftsdienste als Ruhezeit) im Konflikt zum europäischen Recht steht. Am Ende hat dies zu einer Reform des deutschen Arbeitszeitrechts geführt, mit der seit ihrer Umsetzung ab dem Jahr 2004 erhebliche Mehrkosten für die Krankenhäuser und in der Folge auch für die Krankenkassen verbunden sind. Danach darf die wöchentliche Arbeitszeit durchschnittlich 48 Stunden nicht überschreiten. Bereitschaftsdienst im Krankenhaus gilt – im Gegensatz zur bisherigen Praxis – in vollem Umfang als Arbeitszeit. Sofern die Arbeitszeit Bereitschaftsdienst beinhaltet, besteht aber die Möglichkeit einer Verlängerung der wöchentlichen Arbeitszeit über durchschnittlich 48 Stunden hinaus. Voraussetzung ist, dass dies in einem Tarifvertrag zugelassen wird und die Arbeitnehmerinnen und Arbeitnehmer zustimmen.

Mittlerweile hat die EU-Kommission eine Revision der EU-Arbeitszeitrichtlinie auf den Weg gebracht, die in Deutschland wohl auch die alte Praxis der Bereitschaftsdienste wieder möglich machen würde. Im Mai 2008 hatte der EU-Ministerrat hierzu eine Einigung erreicht. Die durchschnittliche maximale Wochenarbeitszeit würde demnach wie bisher grundsätzlich bei 48 Stunden liegen. Über individuelle Ausnahmen, bei Zustimmung des Arbeitnehmers, wären bis zu 60 Stunden möglich. Durch Tarifvereinbarungen oder einzelstaatliche Gesetze könnte diese Höchstgrenze sogar noch weiter überschritten werden. Bei Bereitschaftsdiensten soll die Grenze allerdings bei 65 statt bisher 78 Stunden liegen, wenn der Bereitschaftsdienst als volle Arbeitszeit gewertet wird. Den Urteilen des EuGH trägt die Richtlinie Rechnung, indem sie zwischen „aktivem" und „inaktivem" Bereitschaftsdienst unterscheidet. Als „inaktiv" gilt demnach beispielsweise ein Bereitschaftsarzt, wenn er im Krankenhaus schläft. Anfang Mai 2009 ist das abschließende Vermittlungsverfahren zwischen Europäischem Parlament und Ministerrat zur Novelle der Arbeitszeitrichtlinie allerdings gescheitert, so dass es – jedenfalls auf absehbare Zeit – bei den bisher geltenden Regelungen bleibt.

8.3.3 Die Dienstleistungsfreiheit im Gesundheitswesen

Bis vor einigen Jahren war die grenzüberschreitende Inanspruchnahme von medizinischen Leistungen bei Anspruch auf Kostenerstattung durch die Krankenkassen nur nach vorheriger Genehmigung möglich (vgl. z. B. Eichenhofer 2003). Gegen diese Einschränkung der Dienstleistungsfreiheit im EU-Binnenmarkt haben in den letzten Jahren mehrfach Betroffene geklagt, die sich in einem anderen als ihrem Heimatland medizinisch versorgen ließen und – da die Inanspruchnahme ohne vorherige Genehmigung erfolgte – die Kosten selbst übernehmen sollten. Alle entsprechenden Fälle landeten letztlich vor dem Europäischen Gerichtshof; Ausgangspunkt waren die mittlerweile berühmt gewordenen Fälle von Kohll und Decker (Urteile des EuGH in den Rechtssachen C-158/96 bzw. C-120/95). Dort ging es um die Erstattung der Kosten einer Zahnbehandlung bzw. des Kaufs einer Brille im Ausland und die Frage der Erfordernis einer vorherigen Genehmigung vor der Kostenerstattung durch die Krankenkassen der beiden genannten luxemburgischen Staatsbürger. Hier entschied der EuGH, dass eine solche Erfordernis eine unzulässige Einschränkung der Dienstleistungsfreiheit darstelle und somit nicht mit europäischem Recht vereinbar sei.

Deutschland hatte sich den Rechtsfolgen dieser Entscheidung zunächst nicht gestellt und dies mit dem Argument gerechtfertigt, dass die EuGH-Rechtsprechung nur für Systeme mit Kostenerstattung gelte; außerdem schienen medizinische Dienstleistungen davon zunächst ebenfalls nicht betroffen. In einer ganzen Serie von Entscheidungen zu unterschiedlichen Fällen (vgl. Tab. 30) hat der EuGH aber in den Folgejahren klargestellt, dass die Binnenmarktfreiheiten auch für Gesundheitssysteme gelten, die durch das Sachleistungsprinzip geprägt sind (vgl. als gute Übersicht über alle angeführten Urteile Beschorner 2006). Außerdem hat er entschieden, dass die Binnenmarktfreiheiten auch für die Inanspruchnahme einer ambulanten Behandlung durch einen niedergelassenen Arzt gelten (vgl. EuGH-Urteil zur Rechtssache C-385/99). Mit anderen Worten: Auch der Gang zu einem niedergelassenen Arzt in Österreich oder den Niederlanden ist z. B. für einen deutschen GKV-Versicherten ohne vorherige Genehmigung möglich; seine Krankenkasse muss die Kosten erstatten (allerdings nur nach nationalen, in unserem Beispiel also nach deutschen Kostensätzen). In Folge dieser EuGH-Urteile hat der deutsche Gesetzgeber die entsprechenden Passagen im SGB V im Rahmen des GKV-Modernisierungsgesetzes mit Wirkung zum 1. Januar 2004 so modifiziert, dass sie seither mit europäischem Recht übereinstimmen.

Eine Ausnahme gilt allerdings weiterhin für die stationäre Behandlung. Hier ist eine Beschränkung der Binnenmarktfreiheiten durch die Voraussetzung der vorherigen Genehmigung deshalb erlaubt, weil der EuGH ansonsten die finanzielle Stabilität der nationalen Gesundheitssysteme als gefährdet ansieht. Dort darf deshalb die Praxis der vorherigen Genehmigung grundsätzlich aufrechterhalten werden. Allerdings hat der EuGH auch hier die Einschränkung der Binnenmarktfreiheiten abgeschwächt: Ein pauschales Verbot der Kostenübernahme bei Behandlung im EU-Ausland ist nicht mit EU-Recht vereinbar. Wird dem Patienten die stationäre Behandlung im Ausland zudem unter Hinweis auf ein in seinem eigenen Land zur Verfügung stehendes, aber internationalem Standard nicht genügendes Behandlungsverfahren verweigert, kann er sich auch ohne Genehmigung im Ausland behandeln und erhält die Kosten dann erstattet. Gleiches gilt dann, wenn die vorherige Genehmigung mit dem Argument versagt wird, die Behandlung stehe im Inland grundsätzlich zur Verfügung, aber der Patient muss darauf unangemessen lang war-

Tab. 30 Wichtige Entscheidungen des EuGH mit Auswirkungen auf die grenzüberschreitende Gesundheitsversorgung. Die Entscheidungen des EuGH können über http://curia.europa.eu/de/content/juris/index.htm im Internet recherchiert werden.

Fälle (Aktenzeichen)	Jahr des Urteils	Auswirkungen
Kohll (C-158/96) Decker (C-120/95)	1998	Verpflichtung der Krankenversicherungsträger zur Kostenerstattung für medizinische Güter (im Fall: Brillengläser) und ambulante Zahnbehandlung, die in einem anderen EU-Mitgliedstaat gekauft bzw. in Anspruch genommen wurden, auch ohne vorherige Genehmigung der jeweiligen Krankenkasse
Smits/ Peerbooms (C-157/99)	2001	Die Beschränkung der Kostenerstattung bei stationärer Behandlung im EU-Ausland durch den Nachweis einer vorherigen Genehmigung ist unter bestimmten Voraussetzungen möglich. Wird die Genehmigung aber unter Hinweis auf ein zur Verfügung stehendes, aber internationalen Standards nicht genügendes Behandlungsverfahren oder mit dem Argument verweigert, die Behandlung stehe im Inland zur Verfügung, aber der Patient muss unangemessen lang darauf warten, kann er sich auch ohne Genehmigung im EU-Ausland behandeln lassen und muss die Kosten dann erstattet bekommen.
Müller-Fauré/ van Riet (C-385/99)	2003	Das Erfordernis der vorherigen Genehmigung der Kostenübernahme bei Inanspruchnahme ambulanter medizinischer Versorgung verstößt gegen den Grundsatz des freien Dienstleistungsverkehrs und kann auch nicht aus anderen Gründen gerechtfertigt werden. Künftig ist damit die Inanspruchnahme einer ambulanten ärztlichen Behandlung im EU-Ausland gegen Kostenerstattung ohne vorherige Genehmigung möglich.

Im Fall der Inanspruchnahme stationärer Behandlung sieht der EuGH zudem das Erfordernis einer vorherigen Genehmigung unter den bereits in der Rechtssache C-157/99 genannten Voraussetzungen als gerechtfertigt an. Gleichwohl erleichtert er durch weitere Klärung des Begriffs „rechtzeitig" die Kostenerstattung bei Inanspruchnahme einer Krankenhausbehandlung im EU-Ausland ohne vorherige Genehmigung, falls im Mitgliedstaat des Versicherten Wartelisten eine Behandlung verzögern oder gar völlig verhindern. |
| Watts (C-372/04) | 2006 | Im Falle von Wartelisten für stationäre Behandlung muss der Kostenträger nachweisen, dass die Wartezeit innerhalb eines vertretbaren Zeitrahmens liegt, der sich aus einer objektiven medizinischen Beurteilung des klinischen Bedarfs des Patienten ergibt. Als Genehmigungsvoraussetzung sind daher Wartezeitvorgaben unzulässig, die ausschließlich Resultat einer allgemeinen Krankenhausplanung sind. Im Ergebnis müssen die Kostenträger die Kosten für stationäre Behandlung im EU-Ausland erstatten, wenn im Wohnsitzland des Patienten eine Behandlung in medizinisch notwendiger Frist nicht gewährleistet ist. |
| Stamatelaki (C-444/05) | 2007 | Kostenträger dürfen die Kostenerstattung für stationäre Behandlungen im EU-Ausland nicht pauschal ausschließen. Eine Beschränkung des freien Dienstleistungsverkehrs kann bei Krankenhausbehandlung zwar gerechtfertigt und z. B. durch ein System vorheriger Genehmigung umgesetzt werden (s. o.), ein absolutes Verbot ist jedoch mit EU-Recht nicht vereinbar. |

ten. Außerdem muss das Verfahren der vorherigen Genehmigung für die Betroffenen transparent sein (vgl. EuGH-Urteile in den Rechtssachen C-157/99, C-372/04 sowie C-444/05).

Angesichts der Tatsache, dass viele EU-Mitgliedstaaten mit öffentlichen Gesundheitssystemen gerade in der stationären Versorgung lange Wartelisten aufweisen, ist es kaum verwunderlich, dass gerade dort die Bereitschaft, für eine medizinische Behandlung in ein anderes EU-Mitgliedsland zu reisen, besonders ausgeprägt ist (vgl. Abb. 49). Von daher dürfte zumindest mittelfristig mit einer Zunahme der Inanspruchnahme grenzüberschreitender Behandlungen zu rechnen sein. Entsprechende Initiativen – z. B. der Abschluss von Verträgen zwischen ausländischen Krankenkassen und deutschen Krankenhäusern – sind z. B. aus Großbritannien, Belgien und den Niederlanden bereits bekannt geworden.

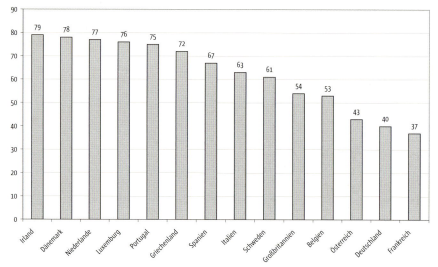

Abb. 49   Bereitschaft, für eine medizinische Behandlung ins EU-Ausland zu reisen (Anteil der Befragten, die mit „ja" antworteten, in %). Quelle: EU-Commission (2007); die Befragung erfolgte im Jahr 2007.

Darüber hinaus gibt sich die EU-Kommission offenbar nicht damit zufrieden, wenn die Mitgliedstaaten die Voraussetzung einer vorherigen Genehmigung im Falle der Kostenübernahme bei Krankenhausbehandlung einfach pauschal mit dem Ziel der Wahrung der finanziellen Stabilität des jeweiligen Gesundheitssystems begründen. So hat die Kommission unlängst Spanien vor dem EuGH verklagt, weil nach dortigem Recht unter Umständen die volle Erstattung der Behandlungskosten verweigert wird, die spanischen Patienten in einem anderen Mitgliedstaat im Fall einer stationären Behandlung entstanden sind (Rechtssache C-211/08). Die Beschränkung des freien Dienstleistungsverkehrs ist aus Sicht der Kommission hier nicht gerechtfertigt, weil die spanischen Behörden nicht hinreichend erläutern konnten, dass diese Beschränkungen notwendig sind, um eine schwerwiegende Beeinträchtigung des finanziellen Gleichgewichts des spanischen nationalen Gesundheitssystems zu verhindern. Gegen Frankreich, Portugal und Luxemburg laufen ebenfalls entsprechende Vertragsverletzungsverfahren, weil sie die Erstattung von im Ausland entstandenen Behandlungskosten nicht im Sinne der EuGH-Rechtsprechung geregelt haben.

Im Gefolge der Rechtsprechung des EuGH ist in den Mitgliedstaaten und auf europäischer Ebene darüber debattiert worden, ob es nicht einer gesetzlichen Klarstellung der Rechte europäischer Patienten im Falle der grenzüberschreitenden medizinischen Versorgung bedarf (siehe z. B. KOM (2004) 301 endgültig). Ein wichtiger Grund für diese Überlegungen war, dass man es nicht immer wieder der Rechtsprechung des EuGH überlassen wollte, über zentrale Fragen der europäischen Gesundheitspolitik zu entscheiden, die faktisch die – eigentlich nicht europäische harmonisierte – nationale Gesundheitspolitik der Mitgliedstaaten beeinflusst. Nicht zuletzt deshalb haben die Gesundheitsminister der EU-Mitgliedstaaten die Kommission bereits im Jahr 2003 aufgefordert, nach Wegen zu suchen, wie die Rechtssicherheit in diesem Bereich verbessert werden und eine einheitliche Anwendung der Patientenrechte bei grenzüberschreitender Versorgung sichergestellt werden kann.

Nachdem die Absicht der Kommission, entsprechende Bestimmungen in den Anfang des Jahres 2004 vorgelegten Vorschlag für eine Richtlinie über Dienstleistungen im Binnenmarkt aufzunehmen, am Widerstand der Mitgliedstaaten und des Europäischen Parlaments scheiterte, begann sie damit, einen nur auf die grenzüberschreitende Gesundheitsversorgung konzentrierten, separaten Gesetzgebungsvorschlag auszuarbeiten. Nach Einleitung und Auswertung einer Konsultation der Mitgliedstaaten und anderer betroffener Akteure sowie einer wissenschaftlichen Expertise des *European Observatory on Health Systems and Policies* wurde Anfang Juli 2008 der Entwurf einer Richtlinie „über die Ausübung der Patientenrechte in der grenzüberschreitenden Gesundheitsversorgung" vorgestellt (vgl. KOM (2008) 414 endgültig).

Mit dieser Richtlinie will die Kommission einen europäischen Rahmen für die grenzüberschreitende Gesundheitsversorgung schaffen. Der Entwurf regelt daher insbesondere den Anspruch von Patienten auf Kostenerstattung, wenn eine Gesundheitsdienstleistung – Pflegeleistungen sind von der Richtlinie ausgenommen – in einem anderen Mitgliedstaaten geplant in Anspruch genommen wird, d. h., wenn es sich nicht um einen Notfall handelt oder kein Anspruch auf Kostenübernahme einer geplanten Behandlung nach vorheriger Genehmigung entsprechend Verordnung 1408/71 (s. o.) besteht. Die Behandlungskosten sollen bis zu der Höhe ersetzt werden, in der sie im Heimatland des Patienten für eine entsprechende Behandlung erstattet worden wären. Von der Kostenerstattung ausgenommen sind allerdings Behandlungen, die im Heimatland des Patienten nicht im Leistungskatalog vorgesehen sind.

Den EuGH-Entscheidungen folgend, sollen ambulante Behandlungen ohne vorherige Genehmigung der jeweiligen Krankenkasse in Anspruch genommen werden können. Für stationäre Versorgung und hochspezialisierte oder kostenintensive Behandlungen können die Mitgliedstaaten laut Richtlinienentwurf weiterhin die Voraussetzung der vorherigen Genehmigung vorsehen, soweit dies für die Aufrechterhaltung einer ausgewogenen Krankenhausversorgung bzw. hochspezialisierten ambulanten Versorgung der Bevölkerung jeweils notwendig erscheint. Die Kommission will allerdings eine Liste hochspezialisierter, kostenintensiver ambulanter Behandlungen selbst erstellen, die unter Genehmigungsvorbehalt gestellt werden dürfen. Sind Vorabgenehmigungen erforderlich, müssen die entsprechenden Verfahren für die Patienten zudem transparent, diskriminierungsfrei, objektiv, verhältnismäßig und leicht zugänglich sein.

Der Richtlinienvorschlag enthält daneben noch einige weitere Vorgaben, die allerdings bislang bei vielen Mitgliedstaaten auf Ablehnung oder Skepsis stoßen, weil sie zum Teil in die Kernkompetenzen nationaler Gesundheitspolitik eingreifen. So verlangt der Entwurf von den Mitgliedstaaten die Einrichtung „nationaler Kontaktstellen", die Informationen zur grenzüberschreitenden Gesundheitsversorgung zur Verfügung stellen und den Patienten helfen sollen, ggf. ihre Rechte durchzusetzen. Darüber hinaus sind die gegenseitige Anerkennung von Rezepten und die Entwicklung eines europaweit einheitlichen Verschreibungsmusters vorgesehen. Die Kommission möchte hier Maßnahmen erlassen, die es Apothekern oder anderen Gesundheitsberufen erlauben, die Authentizität der Verschreibung zu verifizieren und zu prüfen, ob die Verschreibung in einem anderen Mitgliedstaat von einer dazu autorisierten Person ausgestellt wurde.

Weitere Artikel des Richtlinienentwurfs zielen auf die Entwicklung europäischer Referenznetze, die spezialisierte Zentren in verschiedenen Mitgliedstaaten zusammenbringen sollen. Patienten soll damit ein einfacherer Zugang zu hochspezialisierter Behandlung ermöglicht werden. Um die Zusammenarbeit der Leistungserbringer grenzüberschreitend zu fördern, sollen europaweite Standards für die sog. Interoperabilität der IT-Systeme im Gesundheitsbereich entwickelt werden. Und schließlich sollen für Zwecke der Statistik und des Monitorings Daten über die grenzüberschreitende Gesundheitsversorgung gesammelt und einmal jährlich an die Kommission übermittelt werden.

Bislang ist es nicht gelungen, eine im Ministerrat und Europäischen Parlament konsensfähige Fassung der Richtlinie zu verabschieden. Wenn sie endgültig beschlossen und im nationalen Recht der Mitgliedstaaten umgesetzt ist, würde die Richtlinie im Falle der grenzüberschreitenden Leistungserbringung jedoch unzweifelhaft zu mehr Klarheit und Rechtssicherheit für Patienten und Leistungserbringer führen. Die Folgen liegen auf der Hand: Angesichts des hohen Versorgungsniveaus des deutschen Gesundheitswesens könnten sich aus dieser Entwicklung für die Leistungserbringer hierzulande neue Geschäftsfelder zur Behandlung ausländischer Patienten ergeben. Andererseits könnte auch manche deutsche Krankenkasse auf den Gedanken kommen, mit Leistungserbringern aus dem Ausland Verträge abzuschließen; jedenfalls dann, wenn diese die hierzulande übliche Qualität bei niedrigeren Preisen anbieten können. Von einigen Ausnahmen – vor allem in Grenzregionen – abgesehen, ist dies aber bislang noch Zukunftsmusik (Beispiele bei Rosenmöller et al. 2007).

Weiterführende Informationen

Weiterführende Informationen zur grenzüberschreitenden Gesundheitsversorgung finden sich z. B. bei Schölkopf (2001), Sindbjerg Martinsen (2005), Beschorner (2006), Rosenmöller et al. (2007), Bundesministerium für Gesundheit (2007), Zimmermann (2008), Kingreen (2009).

Zur Entwicklung der grenzüberschreitenden Gesundheitsversorgung und zum Stand der Richtlinie über die Ausübung der Patientenrechte in der grenzüberschreitenden Gesundheitsversorgung finden sich auf der Internet-Präsenz der Generaldirektion Gesundheit und Verbraucherschutz der EU-Kommission die relevanten Dokumente: http://ec.europa.eu/health/ph_overview/co_operation/healthcare/news_en.htm

8.3.4 Die Krankenkassen und das Wettbewerbs- und Vergaberecht

Für die Steuerung des deutschen Gesundheitswesens ist es von zentraler Bedeutung, ob bzw. inwieweit die gesetzlichen Krankenkassen im europäischen Recht als Unternehmen gelten und deshalb dem europäischen Wettbewerbs-, Kartell- und Vergaberecht unterliegen. Denn der für sie geltende Rechtsrahmen – das SGB V – sieht häufig ein gemeinsames und einheitliches Handeln gegenüber den Leistungserbringern vor; darunter fällt insbesondere der Abschluss von Kollektivverträgen auf Landes- oder Bundesebene. Würden die Kassen als Unternehmen oder Unternehmensvereinigungen im Sinne des EU-Wettbewerbsrechts eingeordnet, wären solche Kollektivverträge faktisch nicht mehr möglich (weil sie als wettbewerbsbeschränkend bzw. -verhindernd gewertet werden müssten). Damit würde jedoch ein wichtiges gesundheitspolitisches Steuerungsinstrument zur Regelung von Preisen, Leistungsmengen und Qualität faktisch aufgegeben werden müssen.

Die Frage, ob Träger von Sozialversicherungen wie die Krankenkassen in Deutschland als Unternehmen einzuordnen sind, scheint aus sozialpolitischer Sicht zunächst absurd – erfüllen diese doch Aufgaben der sozialen Sicherheit, also originär öffentliche Aufgaben. Um diese Aufgaben zu erfüllen, treten die Kassen jedoch vielfach als Nachfrager auf Märkten auf, so z. B., wenn sie für ihre Versicherten Leistungen einkaufen. Aus diesem Grund hat sich der EuGH in der Vergangenheit mehrfach mit der Frage auseinandersetzen müssen, ob

Sozialversicherungsträger aus verschiedenen EU-Mitgliedstaaten als Unternehmen bzw. Unternehmensvereinigungen im Sinne der Art. 81, 82 und 86 EGV einzuordnen sind. Er hat dabei jedoch i. d. R. entschieden, dass die Tätigkeiten von Sozialversicherungsträgern auf der Angebotsseite, wenn sie also Leistungen für ihre Versicherten gewähren bzw. sicherstellen, nicht wirtschaftlicher Art sind.

Die Argumentation des EuGH lässt sich sehr gut an seinem Urteil zu den deutschen Arzneimittelfestbeträgen vom 16. März 2004 nachvollziehen (Rechtssache C-264/01, damit verbunden: C-306/01, C-354/01, C-355/01). Zu diesem Urteil war es gekommen, weil pharmazeutische Unternehmen die Rechtmäßigkeit der gemeinsam und einheitlich für alle Kassen – und für alle erfassten Arzneimittel – geltenden Festsetzung von Arzneimittelfestbeträgen bezweifelt hatten. Der EuGH sah jedoch hier für die Krankenkassen das europäische Wettbewerbs- und Kartellrecht nicht als einschlägig an und begründete dies u. a. wie folgt:

Zwar umfasse der Begriff des Unternehmens im Rahmen des europäischen Wettbewerbsrechts jede eine wirtschaftliche Tätigkeit ausübende Einheit unabhängig von ihrer Rechtsform und der Art ihrer Finanzierung. Die gesetzlichen Krankenkassen wirkten aber an der Verwaltung des Systems der sozialen Sicherheit mit. Sie übernähmen damit eine rein soziale Aufgabe, die auf dem Grundsatz der Solidarität beruhe und ohne Gewinnerzielungsabsicht ausgeübt werde. Sie böten ihren Versicherten im Wesentlichen gleiche, von der jeweiligen Beitragshöhe unabhängige Pflichtleistungen an; sie seien zudem im Rahmen des Risikostrukturausgleichs zu einer Solidargemeinschaft zusammengeschlossen. Außerdem konkurrierten die Krankenkassen weder miteinander noch mit privatgewerblichen Einrichtungen hinsichtlich der Erbringung der im Bereich der Behandlung oder der Arzneimittel gesetzlich vorgeschriebenen Leistungen. Schließlich verfolgten die Verbände der Krankenkassen bei der Festsetzung von Arzneimittelfestbeträgen kein eigenes Interesse, das sich vom rein sozialen Zweck der Krankenkassen trennen ließe. Daher sei die Tätigkeit der Krankenkassen nicht wirtschaftlicher Art; sie seien hier daher auch nicht als Unternehmen einzuordnen. An dieser Einschätzung ändert sich laut EuGH auch nichts, wenn vom Gesetzgeber vermehrt wettbewerbliche Instrumente eingeführt werden und diese lediglich das Ziel verfolgen, das Gesundheitssystem so effizient und kostengünstig wie möglich zu gestalten.

Anders ist die Frage nach der wirtschaftlichen Tätigkeit von gesetzlichen Krankenkassen allerdings dann zu beurteilen, wenn die einzelne Kasse Güter oder Leistungen einkauft. In diesem Fall unterliegt sie grundsätzlich dem deutschen bzw. europäischen Vergaberecht und muss als öffentlicher Auftraggeber ggf. – abhängig vom Umfang des Auftrags – europaweit öffentlich ausschreiben und dabei detaillierten gesetzlichen Vorgaben Rechnung tragen. Mit dem Zwang zur öffentlichen Ausschreibung, dem alle öffentlichen Auftraggeber unterliegen, sollen Wettbewerbsverzerrungen verhindert werden; alle Anbieter der nachgefragten Leistung sollen grundsätzlich die gleiche Chance haben, einen entsprechenden Auftrag zu erhalten.

Ob und inwieweit das europäische Vergaberecht z. B. bei der Ausschreibung von Arzneimittelrabattverträgen für die Krankenkassen gilt, war zunächst umstritten. Nach Ansicht der EU-Kommission hat die Ausschreibungspraxis der Kassen hier jedoch gegen EU-Wettbewerbsrecht verstoßen. Sie hat deshalb im Jahr 2007 ein Vertragsverletzungsverfahren gegen Deutschland eingeleitet. Kern des Verfahrens ist die Frage, ob und wie die Kassen Rabattverträge über Arzneimittel mit Pharmaunternehmen gemäß § 130a Abs. 8 SGB V öffentlich ausschreiben müssen. Die Kassen waren hier zunächst sehr unterschiedlich verfahren. Manche hatten gar nicht ausgeschrieben, da sie die Auffassung vertraten, dass es sich bei den Rabattverträgen nicht um ausschreibungspflichtige Liefer- oder Dienstleistungsverträge handele, weil Rabattverträge keine Abnahmepflicht der Krankenkassen begründeten – eine Auffassung, der sich die Bundesregierung angeschlossen hatte. Die Kommission ist dieser Interpretation jedoch nicht gefolgt, sondern besteht auf einer europaweiten Ausschreibung nach den Vorschriften der Richtlinie 2004/18 EG über die Koordinierung der Verfahren zur Vergabe öffentlicher Bauaufträge, Lieferaufträge und Dienstleistungsaufträge.

Vergleichbar stellt sich die Situation bei der Beschaffung von Hilfsmitteln durch eine Krankenkasse für ihre Versicherten dar: Im Falle der Qualifizierung einer solchen Beschaffung als Lieferauftrag müssen die Kassen dies bei Überschreitung eines bestimmten Schwellenwertes ebenfalls europaweit nach den Vergabevorschriften ausschreiben. Ein von einem deutschen Oberlandesgericht angeregtes Vorabentscheidungsverfahren (Rechtssache C-300/07) in dieser Frage hat der EuGH am 11. Juni 2009 entsprechend entschieden. Er hat die gesetzlichen Krankenkassen dabei eindeutig als öffentliche Auftraggeber definiert, die das Vergaberecht anwenden müssen.

8.3.5 Wettbewerbsrecht, Beihilfeproblematik und deutsche Krankenhäuser

Auch für das deutsche System der stationären Akutversorgung ist die Anwendung des europäischen Wettbewerbsrechts von wesentlicher Bedeutung (vgl. dazu u. a. Koenig/Engelmann 2003 sowie Mossialos/McKee 2002). So leitet sich aus dem Wettbewerbsrecht (und den Binnenmarktfreiheiten) das Verbot der Preisdiskriminierung ab, das grundsätzlich auch für den Fall der Krankenhausbehandlung gilt. Spätestens seit der Entscheidung des EuGH in der Rechtssache Ferlini (C-411/98) ist deshalb klar, dass Patienten aus anderen EU-Mitgliedstaaten kein höheres Entgelt für eine medizinische Behandlung als einheimischen Patienten abverlangt werden darf.

Noch relevanter für die deutschen Krankenhäuser sind allerdings die Vorgaben des europäischen Beihilferechts, denn sie tangieren das in Deutschland geltende System der Planung und Investitionskostenfinanzierung im stationären Sektor. Entsprechendes gilt für das bei kommunalen Krankenhausträgern oft übliche Verfahren der Defizitdeckung. Einschlägig sind hier die Art. 87 ff. des EG-Vertrags. Demnach ist eine Zuwendung dann eine unerlaubte Beihilfe, wenn sie eine Begünstigung darstellt, aus staatlichen Mitteln erfolgt, bestimmten Unternehmen oder Wirtschaftszweigen zugute kommt, diesen einen wirtschaftlichen Vorteil verschafft, dabei den Wettbewerb verfälscht und geeignet ist, den Handel zwischen den Mitgliedstaaten zu beeinträchtigen. Zahlungen der öffentlichen Hand sind dann als Beihilfe zu qualifizieren, wenn alle diese Voraussetzungen erfüllt sind.

Auch staatliche Zuschüsse für Krankenhäuser können daher grundsätzlich unter den Beihilfebegriff fallen. Denn: Europäisches Recht stellt hier auf einen funktionalen Unternehmensbegriff ab; es zählt also die Ausübung einer wirtschaftlichen Aktivität, und dazu gehört grundsätzlich auch die medizinische Behandlung. Erfasst ist zudem der wirtschaftliche Vorteil, der sich nicht aus einer direkten Subvention, sondern aus der Bereitschaft zur Defizitdeckung ergibt. Entscheidend ist dann der selektive Charakter des wirtschaftlichen Vorteils. Dieser liegt jedoch auch dann vor, wenn es sich um eine gezielte Förderung von nicht gewinnorientierten Unternehmen bei Ausschluss anderer Unternehmen handelt.

Allerdings gilt auch: Nicht alle öffentlichen Zuwendungen sind als Beihilfen zu qualifizieren, und manche Beihilfen sind als unschädlich anzusehen. Denn öffentliche Zuwendungen können auch einen angemessenen Ausgleich für einen öffentlichen Versorgungsauftrag darstellen; in diesem Fall beeinträchtigen sie den Wettbewerb nicht. Zudem gilt das Beihilfeverbot nicht für Unternehmen, die mit Dienstleistungen von allgemeinem wirtschaftlichen Interesse betraut sind bzw. falls die Erfüllung der übertragenen Aufgabe ohne Beihilfe gefährdet wäre.

Der EuGH hat im Jahr 2003 in einem Urteil – dem sog. Fall Altmark-Trans (Rechtssache C-280/00) – klargestellt, wann Zuwendungen der öffentlichen Hand für die Erbringung von Dienstleistungen von allgemeinem wirtschaftlichen Interesse grundsätzlich keine wettbewerbswidrige Beihilfe, sondern einen mit europäischem Recht zu vereinbarenden finanziellen Ausgleich darstellen. Demnach ist eine staatliche Maßnahme dann keine Beihilfe, wenn sie ein Ausgleich für Leistungen ist, die vom begünstigten Unternehmen zur Erfüllung der gemeinwirtschaftlichen Verpflichtung erbracht werden. Dies trifft laut EuGH allerdings nur dann zu, wenn eine finanzielle Ausgleichszahlung auf Basis vorher erstellter, objektiver und transparenter Parameter erfolgt; sie darf also kein nachträglich festgestellter Verlustausgleich sein. Außerdem darf sie den für die Dienstleistung erforderlichen Aufwand nicht überschreiten. Durch den EuGH sind damit erste Klarstellungen darüber erfolgt, unter welchen Voraussetzungen eine öffentliche Zuwendung als wettbewerbswidrige Beihilfe einzustufen und deshalb ggf. zurückzuzahlen ist.

Nach diesem Urteil war zunächst unsicher, welche Folgen damit insbesondere für die kommunalen Krankenhäuser verbunden sind. Verstärkt wurde diese Unsicherheit durch eine Klage der deutschen Krankenhauskette Asklepios vor dem EuGH.[4] Diese hatte sich explizit über die Übernahme von Betriebskostendefiziten bei einem kommunalen Krankenhaus beschwert, das dadurch im Wettbewerb mit einem Asklepios-Krankenhaus ungerechtfertigt begünstigt werde.

Die EU-Kommission hat auf diese Unsicherheiten im Jahr 2005 mit dem sog. „Monti-Paket" reagiert. Mit diesem Paket verschiedener Gesetzgebungsmaßnahmen hat die Kommission einen Gemeinschaftsrahmen für staatliche Beihilfen vorgelegt, die als Ausgleich für die Erbringung öffentlicher Dienstleistungen gewährt werden. Außerdem hat sie eine Freistellungsentscheidung über die Anwendung von Art. 86 EGV auf staatliche Beihilfen veröffentlicht.

Staatliche Beihilfen an Unternehmen, die mit der Bereitstellung von Dienstleistungen von allgemeinem wirtschaftlichen Interesse – darunter fallen insbesondere auch Krankenhäuser und Pflegeeinrichtungen (ungeachtet der Höhe der Beihilfen) – betraut sind, sind nach Maßgabe dieser Freistellungsentscheidung unter bestimmten Voraussetzungen zulässig und müssen der Kommission dann auch nicht zur Prüfung angezeigt („notifiziert") werden. Um einen Defizitausgleich von der sonst erforderlichen Anzeigepflicht freizustellen, muss allerdings vorher dem Krankenhausträger die gemeinwohlorientierte Aufgabe durch einen öffentlichen Betrauungsakt – also eine durch staatliche Stellen erfolgende Verpflichtung zur Erbringung dieser Aufgabe – zugewiesen worden sein. Vorab sind auch Vorgaben zur Berechnung der Höhe des finanziellen Ausgleichs erforderlich. Ein einfacher nachträglicher Defizitausgleich würde also gegen europäisches Recht verstoßen. Auch eine über die Kosten der gemeinwohlorientierten Aufgabe hinausgehende Zahlung ist nicht erlaubt. Wird dagegen verstoßen, muss die Ausgleichszahlung ggf. zurückerstattet werden. Diese Regelungen sind seit November 2006 unmittelbar geltendes Recht und damit auch von allen deutschen Kommunen und Krankenhausträgern zu beachten.

---

4 Vgl. DKG-Brüssel-Info vom Juni 2004, Seite 17 (zu finden auf http://www.dkgev.de/pdf/446.pdf). Der Französische Verband der Privatkrankenhäuser hat eine gleichgerichtete Klage eingereicht (ebenda). Asklepios hatte die EU-Kommission auf Untätigkeit verklagt und wollte damit eine Entscheidung der Kommission im konkreten Fall seines Krankenhauses erreichen, zu dem Asklepios bereits einige Zeit zuvor – ergebnislos – eine Beschwerde bei der Kommission eingereicht hatte. Das Urteil des EuGH ist am 11. Juli 2007 ergangen; der Gerichtshof hat die Klage abgewiesen, ist dabei allerdings nicht inhaltlich auf Fragen der Rechtmäßigkeit des Defizitausgleichs im konkreten Fall eingegangen.

Weiterführende Informationen

Das EU-Recht zum Thema Beihilfen ist mittlerweile sehr umfangreich und äußerst komplex. Eine Übersicht über die geltende Rechtslage bietet die Internethomepage des zuständigen Generaldirektorats Wettbewerb der EU-Kommission unter http://ec.europa.eu/comm/competition/state_aid/legislation/legislation.html. Konkrete Hinweise zum Thema Beihilfen und „Dienstleistungen von allgemeinem wirtschaftlichen Interesse" finden sich in einem informativen Arbeitspapier der EU-Kommission, das über den Link http://ec.europa.eu/comm/competition/state_aid/legislation/faq_sieg_de.pdf erhältlich ist.

8.3.6 Arzneimittelrecht in der Europäischen Union

Große Teile des Arzneimittelrechts sind innerhalb der EU harmonisiert, um technische und wirtschaftliche Hindernisse auf dem Weg zum Europäischen Binnenmarkt zu beseitigen. Dies gilt für den gesamten Bereich der Arzneimittelherstellung und des Verkehrs mit Arzneimitteln; europäisch reguliert ist insbesondere auch das Verfahren der Zulassung neuer Arzneimittel. Zentraler Rechtsrahmen ist seit dem Jahr 2001 die Richtlinie 2001/83/EG zur Schaffung eines Gemeinschaftskodexes für Humanarzneimittel. Mit dieser – in Deutschland im Rahmen der 14. Novelle des Arzneimittelgesetzes umgesetzten – Richtlinie wurden vereinheitlichte Verfahren zur EU-Zulassung von Arzneimitteln entwickelt, die teils auf der Koordinierung der Zulassung durch nationale Behörden, teils auf einer zentralisierten Zulassung beruhen. Damit müssen pharmazeutische Unternehmen nicht mehr in jedem einzelnen EU-Mitgliedstaat unterschiedliche bürokratische Hürden überwinden.

Konkret bedeutet dies: Innerhalb der EU kann ein Pharmaunternehmen zwischen zwei verschiedenen Zulassungsverfahren wählen, wenn es möchte, dass die Zulassung für ein neues Arzneimittel nicht nur in ausschließlich einem Mitgliedstaat Gültigkeit besitzt. So kann mit dem „zentralisierten Zulassungsverfahren" bei der Europäischen Arzneimittelagentur (EMEA) direkt eine EU-weite Zulassung erreicht werden. Für eine Reihe von Arzneimitteln ist das „zentralisierte Verfahren" allerdings zwingend vorgeschrieben. Dazu gehören u. a. biotechnologisch hergestellte Arzneimittel sowie Medikamente mit neuen Wirkstoffen zur Behandlung von Aids, Diabetes mellitus, Krebs, neurodegenerativen Erkrankungen, Autoimmunerkrankungen und anderen Immunschwächen sowie Viruserkrankungen. Auch Arzneimittel zur Behandlung von seltenen Krankheiten (sog. *orphan drugs*) fallen zwingend unter dieses Verfahren.

Sollen in mehreren EU-Staaten gleichzeitig nationale Zulassungen erreicht werden, kann das Unternehmen aber auch ein „dezentralisiertes Verfahren" bzw. ein „Verfahren der gegenseitigen Anerkennung" bei einer nationalen Arzneimittelbehörde eines Mitgliedstaates beantragen. In einem koordinierten Prozess erkennen dann die Behörden der anderen betroffenen Mitgliedstaaten diese Beurteilung an. Falls einzelne Mitgliedstaaten die Zulassung ablehnen, sind Schlichtungsverfahren vorgesehen. Das „Verfahren der gegenseitigen Anerkennung" ist zwingend zu wählen, wenn in einem Mitgliedstaat bereits eine nationale Zulassung besteht und das Medikament nun auch in anderen Mitgliedstaaten zugelassen werden soll.

Europäisch harmonisiert sind auch Vorgaben zur Herstellung von Arzneimitteln, z. B. zur Qualitätssicherung und Dokumentation (Richtlinie 2003/94/EG) sowie Vorgaben zur klinischen Prüfung von Arzneimitteln, insbesondere auch zum Schutz der Personen, die sich an solchen Versuchen beteiligen (Richtlinie 2001/20/EG). Die europäische Harmonisierung von Vorgaben bei Änderungen des Herstellungsverfahrens bereits existierender Arzneimittel, Änderungen der Beipackzettel oder des therapeutischen Nutzens befand sich zum Zeitpunkt der Abfassung dieses Buchtextes in der politischen Entscheidungsphase. Noch im Entwurfsstadium befanden sich zudem zwei – politisch sehr umstrittene – Richtlinien, mit der die Kommission die Veröffentlichung von Arzneimittelinformationen durch die Hersteller und die Bekämpfung von Arzneimittelfälschungen regeln wollte.

Zur Entwicklung des europäischen Arzneimittelrechts finden sich auf der Internet-Präsenz der Generaldirektion Unternehmen der EU-Kommission weitere Informationen: http://ec.europa.eu/enterprise/pharmaceuticals/index_en.htm Die Europäische Arzneimittelagentur ist über folgenden Link zu erreichen: www.emea.europa.eu

Fazit

Bislang hat sich die „echte" Gesundheitspolitik der Europäischen Union auf wenige Einzelmaßnahmen beschränkt, die kaum konkrete Konsequenzen für die Gesundheitssysteme der EU-Mitgliedstaaten hatten. Dass das so bleiben wird, ist eher unwahrscheinlich: Längst sorgen die Folgen der verschiedenen Binnenmarktfreiheiten immer wieder für Anpassungsbedarf in der nationalen Gesundheitspolitik. Viel spricht daher dafür, dass der europaweite Binnenmarkt langfristig zu einer stärkeren Harmonisierung der unterschiedlichen Systeme und zu mehr Kompetenzen Brüssels in diesem Sektor führen wird. Die Offene Methode der Koordinierung und die beabsichtigte Richtlinie „über die Ausübung der Patientenrechte in der grenzüberschreitenden Gesundheitsversorgung" sind erste Schritte auf diesem Weg.

9 Weiterführende Informationen

Das vorliegende Buch ist eine Einführung. Es kann und will deshalb auch nur einen ersten Überblick über die Gesundheitsversorgung im internationalen Vergleich und über die europäische Gesundheitspolitik liefern. Wer mehr wissen will oder muss, sei auf die jeweils zitierte Literatur verwiesen. Für all jene, die selbst tiefer in die Forschung zum Gesundheitswesen einsteigen wollen, habe ich im Folgenden zudem einige Hinweise und Tipps zusammengestellt. Dabei habe ich Wert darauf gelegt, dass die Informationen und Daten schnell (über das Internet) und so preiswert wie möglich (am besten kostenlos) erhältlich sind.

9.1 Zahlen und Daten zum internationalen Vergleich

Zahlen und Daten für den internationalen oder europäischen Vergleich von Gesundheitssystemen liefern insbesondere die internationalen Organisationen OECD und WHO sowie die Europäische Union.

OECD Health Data

Die mittlerweile auch online nutzbare Datenbank „Health Data" (www.oecd.org/health/healthdata) der Organisation for Economic Co-operation and Development (OECD) bietet jährlich aktualisierte Daten für das Gesundheitswesen der OECD-Mitgliedsländer ab 1960, wobei die Zeitreihen in der 2009er Version in der Regel bis 2007 reichen. Erfasst werden die Mitglieder der OECD (30 Industrie- und Schwellenländer, darunter bestimmte EU-Staaten, die Türkei, Australien, Japan, Südkorea, Neuseeland und Nordamerika). Im Hinblick auf die EU-25 fehlen in der Datenbank Zypern, Estland, Litauen, Lettland, Malta und Slowenien. Die OECD stellt damit gleichwohl die wohl umfangreichste Datensammlung über Gesundheitssysteme zur Verfügung, von der insbesondere auch im wissenschaftlichen Bereich reger Gebrauch gemacht wird.

Die Datenbank verfügt, wie andere Datenbanken auch, über Abfragemenüs, die den Datenzugriff erleichtern. Die Datenbank ist in die folgenden zehn Teilbereiche unterteilt:

- Teil 1: Gesundheitszustand
- Teil 2: Ressourcen des Gesundheitswesens
- Teil 3: Inanspruchnahme von Ressourcen
- Teil 4: Gesundheitsausgaben
- Teil 5: Finanzierung der Gesundheitsversorgung
- Teil 6: Sozialer Schutz
- Teil 7: Pharmasektor
- Teil 8: Nichtmedizinische Gesundheitsfaktoren
- Teil 9: Demografische Kennziffern
- Teil 10: Wirtschaftliche Kennziffern

Die Ausgabendaten werden in Landeswährung und US-Dollar sowie Prozent des BIP und Pro-Kopf-Werten dargestellt. Über die Internetseite der OECD Health Data sind detaillierte Beschreibungen der erfassten Indikatoren, der Quellen und der Definitionen der einzelnen Indikatoren abrufbar. Die Nutzung bzw. der Kauf der Datenbank ist kostenpflichtig; die OECD stellt seit einiger Zeit aber immerhin eine Kurzfassung mit zentralen Daten in Form einer Excel-Datei kostenlos zur Verfügung (von der o. g. Homepage aus über den Link *Frequently Asked Data* erhältlich).

Die wichtigsten Indikatoren zum Gesundheitswesen werden von der OECD zudem in Buchform als „Health at a Glance" veröffentlicht (www.oecd.org/health/healthataglance). Dieser kostenpflichtige Bericht enthält eine vergleichende Analyse für die 30 OECD-Länder zu den Themen

- Gesundheitszustand
- Ressourcenallokation
- Gesundheitsausgaben und Finanzierung
- Gesundheitsrisiken
- Demograhische und ökonomische Faktoren.

Die in „Health at a Glance" berichteten Daten sind mit den der Veröffentlichung zugrunde liegenden, umfassenden Excel-Tabellen aus der OECD Health Data verknüpft; letztere sind – den Kauf von „Health at a Glance" vorausgesetzt – über Internetlinks kostenlos aufrufbar.

European health for all database der WHO

Die *European health for all database* (HFA-DB; www.euro.who.int/hfadb) des Regionalbüros Europa der Weltgesundheitsorganisation (WHO) verfügt über aktuelle Daten aus den 51 Ländern Europas zu ca. 600 Gesundheitsindikatoren, d. h. zu demographischen und sozioökonomischen Grundindikatoren, zu einigen mit Lebensweisen und Umwelt verknüpften Indikatoren, zur Sterblichkeit, Mortalität und Behinderungen, zu Krankenhausentlassungen sowie zu Ressourcen und Ausgaben für die Gesundheitsversorgung und zur Inanspruchnahme von Gesundheitsleistungen. Sie ermöglicht Trendanalysen und internationale Vergleiche und soll damit die Gesundheitspolitik auf nationaler und internationaler Ebene begleiten und unterstützen. Die Datenbank ist in acht Teilbereiche unterteilt, die die folgenden Themen behandeln:

- Teil 1: Demographische und sozioökonomische Grundindikatoren
- Teil 2: Sterblichkeit, Mortalität
- Teil 3: Morbidität, Behinderungen und Krankenhausentlassungen
- Teil 4: Lebensstil
- Teil 5: Umwelt
- Teil 6: Ressourcen der Gesundheitsversorgung
- Teil 7: Inanspruchnahme der Gesundheitsversorgung und Ausgaben
- Teil 8: Mutterschaft und Gesundheit von Kindern

Mit der Datenbank kann über das Internet online gearbeitet werden; es ist aber auch möglich, die gesamte Datenbank kostenlos herunterzuladen. Eine Beschreibung der Inhalte der Datenbank samt der konkret erfassten Indikatoren, ihrer Quellen und Informationen zu Bearbeitungs- und Darstellungsmöglichkeiten findet sich unter ftp://ftp.euro.who.int/hfa/hfa-db.pdf.

Statistiken des WHO-Regionalbüros Europa

Neben der Health for All-Database (s. o.) veröffentlicht das WHO-Regionalbüro Europa im Internet weitere frei zugängliche Statistik-Datenbanken zu gesundheitsbezogenen Themen. So sind über den Link www.euro.who.int/InformationSources/Data/20010827_1 insbesondere Datenbanken mit Indikatoren zur Entwicklung von Mortalität, Morbidität und zur gesundheitlichen Prävention in den Ländern Europas aufrufbar.

Statistikangebot von Eurostat zu gesundheitsbezogenen Themen

Eurostat, das Statistische Amt der Europäischen Union (http://epp.eurostat.ec.europa.eu), veröffentlicht regelmäßig auch kostenlos erhältliche Zahlen zur gesundheitlichen Situation, zu den Ausgaben für Gesundheit und zur Gesundheitsversorgung in den Mitgliedstaaten der EU. Da diese Daten Teil einer umfassenderen Datenbank aus europäischen Statistiken sind, sind sie allerdings deutlich schwerer zu finden als die Daten von OECD oder WHO. Den Zugang eröffnet man sich über den Link „Datenbank" (hier dann über „Durchsuchen") auf der linken Seite des Internetangebots von Eurostat. Im neuen Menü wird erneut „Datenbank" angeklickt, dann „Bevölkerung und soziale

Bedingungen". Dort gibt es dann endlich den expliziten Link zu „Gesundheit", der dann über den Link „öffentliche Gesundheit" den Zugriff auf zahlreiche gesundheitsbezogene Indikatoren ermöglicht (der Link selbst ist angesichts seiner Länge hier leider nicht darstellbar).

Projekt Gesundheitsindikatoren der EU (ECHI)

Das Projekt ECHI (European Community Health Indicators – Gesundheitsindikatoren der EU) wurde im Rahmen des Aktionsprogramms zur Gesundheitsberichterstattung und des Aktionsprogramms der Gemeinschaft im Bereich der öffentlichen Gesundheit 2003–2008 durchgeführt. Ergebnis ist eine Liste von Indikatoren für den Bereich der öffentlichen Gesundheit, die auf einer konzeptionellen Sicht der Gesundheit und der Gesundheitsfaktoren beruhen. Die erste Reihe der ECHI-Indikatoren besteht aus 40 Daten. Sie sind leicht zugänglich und einigermaßen vergleichbar. Sie sind über folgenden Internet-Link abrufbar:

http://ec.europa.eu/health/ph_information/dissemination/echi/echi_de.htm?echisub=39#echi4

EU Public Health Information & Knowledge System (EUPHIX)

Das noch im Aufbau befindliche EUPHIX ist ein web-basiertes Berichterstattungssystem zu den Gesundheitssystemen Europas und zur europäischen Gesundheitspolitik. Es wird von der Generaldirektion Gesundheit und Verbraucherschutz der EU-Kommission gefördert und beinhaltet bislang kostenlos abrufbare, ländervergleichende Tabellen und Texte zu folgenden gesundheitsbezogenen Themenfeldern:

- Teil 1: Gesundheitsstatus (Mortalität, Morbidität etc.)
- Teil 2: Gesundheitsdeterminanten (Lebensstil, Umwelt etc.)
- Teil 3: Gesundheitsinterventionen und -systeme (Ressourcen etc.)
- Teil 4: Gesundheitspolitik(en)
- Teil 5: Demographie

Der Einstieg in das Informationssystem erfolgt über die Homepage: www.euphix.org.

Eurobarometer der EU-Kommission mit Fragen zu gesundheitsbezogenen Themen

Das Eurobarometer ist eine seit 1978 in regelmäßigen Abständen von der EU-Kommission in Auftrag gegebene und dann auch veröffentlichte repräsentative Meinungsumfrage in den EU-Mitgliedstaaten. Dabei werden sowohl immer gleiche Standardfragen als auch wechselnde Fragen zu unterschiedlichen Themen gestellt. Immer wieder werden auch Fragen zur gesundheitlichen Situation der Bevölkerung in der EU, zur gesundheitlichen Versorgung oder zu aktuellen gesundheitspolitischen Entwicklungen gestellt; nicht selten sind Gesundheitsthemen sogar Schwerpunkt der Umfrage. Die Generaldirektion Gesundheit und Verbraucherschutz hat deshalb alle seit 1994 durchgeführten Eurobarometer mit Fragen zu gesundheitsbezogenen Themenstellungen veröffentlicht; sie sind über den Link http://ec.europa.eu/health/ph_publication/eurobarometers_en.htm kostenlos als pdf-Dokumente abrufbar.

9.2 Fakten über die Gesundheitssysteme anderer Länder

Detaillierte und vergleichbar Informationen über die Strukturen der Gesundheitssysteme anderer Länder waren lange Zeit über nur schwer zu erhalten; oft blieb dies auf einzelne Forschungsarbeiten beschränkt. Mittlerweile werden solche Informationen aber insbesondere vom *European Observatory on Health Systems and Policies* sowie von der Bertelsmann-Stiftung systematisch gesammelt und zusammengestellt.

European Observatory on Health Systems and Policies

Beste Quelle, um brauchbare Informationen über die Gesundheitssysteme anderer Länder zu erhalten, ist zweifellos das European Observatory on Health Systems and Policies (www.euro.who.int/observatory). Das European Observatory wird getragen und finanziert vom WHO-Regionalbüro Europa, den Regierungen Belgiens, Finnlands, Griechenlands, Norwegens, Spaniens, Sloweniens und Schwedens, der italienischen Region Venedig, der Europäischen Investitionsbank, der britischen Open University, der London School of Economics and Political Science sowie der London School of Hygiene & Tropical Medicine – mithin ein echt europäisches Projekt. Das European Observatory hat für alle europäischen Gesundheitssysteme sowie für Australien, Israel, Kanada und Neuseeland detaillierte, einheitlich strukturierte und damit auch gut vergleichbare Länderberichte veröffentlicht. Die Länderberichte sind als pdf-Dokumente kostenlos über www.euro.who.int/observatory/Hits/TopPage abrufbar. Für eilige Leser werden auch Kurzfassungen der Länderberichte bereitgestellt, die über www.euro.who.int/observatory/Hits/20020525_2 erhältlich sind. In einer Gesamtübersicht („snapshots") werden schließlich 16 westeuropäische Gesundheitssysteme kurz zusammenfassend dargestellt (www.euro.who.int/document/e87303.pdf). Neben diesen Länderberichten werden zudem Analysen zu verschiedenen Sektoren und Aspekten des Gesundheitswesens verfasst und veröffentlicht.

„Highlights on Health" des WHO-Regionalbüros Europa

Das WHO-Regionalbüro Europa mit Sitz in Kopenhagen hat im Jahr 2006 zu 27 Ländern Europas Berichte über die Gesundheitssituation der Bevölkerung und die Struktur des jeweiligen Gesundheitssystems veröffentlicht. Die Berichte beziehen sich auf das Jahr 2004 und sind einheitlich gegliedert, so dass sie eine gewisse Vergleichbarkeit gewährleisten. Sie sind als pdf-Dokumente im Internet über den Link www.euro.who.int/highlights kostenlos erhältlich.

Bertelsmann-Stiftung: HealthPolicyMonitor und „Gesundheitspolitik in Industrieländern"

Die Bertelsmann-Stiftung widmet einen beträchtlichen Teil ihrer Fördermittel der Forschung über Entwicklungen des Gesundheitswesens. Gefördert wird u. a. das Internationale Netzwerk Gesundheitspolitik, in dem seit 2002 Experten aus inzwischen 20 Industrienationen kooperieren. Im Jahr 2005 hat sich das Netzwerk um einige ausgewählte Partner aus mitteleuropäischen EU-Mitgliedsländern erweitert. Die Experten liefern jeweils im April und im Oktober jeden Jahres Berichte und Kommentare zu fünf oder mehr gesundheitspolitischen Trends in ihren Heimatländern. Die Erhebung erfolgt anhand eines teilstandardisierten Fragebogens, den alle Partner zu Beginn des Projekts entwickelten. Mittlerweile sind 10 Berichtsrunden abgeschlossen. Die Ergebnisse sind in Berichtsform im HealthPolicyMonitor einsehbar – einer Online-Datenbank, in der nach Ländern und gesundheitspolitischen Themen differenziert werden kann (www.hpm.org/de/index.html). Die Ergebnisse des Netzwerks werden aber auch in traditioneller Weise publiziert: Die Buchreihe „Gesundheitspolitik in Industrieländern", deren Ausgaben jeweils etwa vier Monate nach Ende der jeweiligen Berichtsrunde erscheinen, beleuchtet seit 2003 mit Blick auf die deutsche Reformdebatte ausgewählte gesundheitspolitische Themen und Entwicklungen und bewertet diese vor dem aktuellen Hintergrund. Die Berichte sind über www.hpm.org/de/ Publikationen_und_Downloads/Gesundheitspolitik_in_Industrielaendern. html kostenlos abrufbar.

Eurohealth und Euro Observer

Wer regelmäßig über den Tellerrand der deutschen Gesundheitspolitik hinausschauen will und Informationen über die europäische Gesundheitspolitik und Berichte über aktuelle Entwicklungen in den Gesundheitssystemen anderer europäischer Länder sucht, findet diese auch im vierteljährlich erscheinenden Informationsdienst „Eurohealth" (www.euro.who.int/observatory/ Publications/20020524_26). Dieser Dienst wird vom European Observatory on Health Systems and Policies der Weltgesundheitsorganisation (WHO), der LSE Health and Social Care sowie der London School of Economics and Political Science herausgegeben. Etwas knapper, aber auch informativ ist der ebenfalls vom European Observatory herausgegebene „Euro Observer", der sich auch auf Berichte über die Gesundheitspolitik der EU sowie der einzelnen Mitgliedstaaten konzentriert (www.euro.who.int/observatory/Publications/

20020524_29). Beide Veröffentlichungen können als pdf-Dokumente kostenlos abgerufen werden.

Mutual Information System on Social Protection der Europäischen Union (MISSOC)

Das System zur gegenseitigen Information über den Sozialschutz (Mutual Information System on Social Protection – MISSOC) wurde 1990 eingerichtet, um zwischen den EU-Mitgliedstaaten einen laufenden Informationsaustausch über sozialpolitische Entwicklungen zu fördern. MISSOC beruht auf der engen Zusammenarbeit zwischen der Generaldirektion Beschäftigung und Soziales der EU-Kommission und einem Netz offizieller Vertreter der teilnehmenden Staaten. Jeder Mitgliedstaat wird durch einen oder zwei Korrespondenten aus den für die verschiedenen Bereiche der sozialen Sicherung zuständigen einzelstaatlichen Ministerien vertreten. Die Korrespondenten liefern die Informationen an MISSOC und sorgen dafür, dass die Angaben zutreffend und zur Veröffentlichung in MISSOC bereit sind. Seit 2000 beteiligen sich auch Island, Liechtenstein und Norwegen am MISSOC-Netz, die Schweiz folgte 2002. MISSOC umfasst nun sämtliche 31 Länder des Europäischen Wirtschaftsraums und der EFTA.

Im Laufe der Zeit wurde MISSOC zu einer wichtigen Informationsquelle über Gesetzgebung, Leistungen und Finanzierung der sozialen Sicherung in den beteiligten Ländern. MISSOC liefert grundlegende Informationen über die meisten Bereiche der sozialen Sicherung – auch über die Gesundheitssysteme und die Systeme der Langzeitpflege – sowie über die Finanzierung der sozialen Sicherung, mit strukturierten, vergleichenden Informationen in über 300 Informationskategorien, in 12 Tabellen gegliedert. Diese Informationen sind in der MISSOC-Datenbank verfügbar, die Angaben seit 2004 enthält. Bei den MISSOC-Tabellen handelt es sich um pdf-Dokumente mit einem Überblick über die Organisationen, die in den einzelnen Ländern für die soziale Sicherung zuständig sind. Ferner liefern sie druckfertige Tabellen mit sämtlichen Vergleichsinformationen für die zuvor ausgewählte(n) Ländergruppe(n). Die MISSOC-Infohefte schließlich stellen eine Ergänzung der vergleichenden Tabellen dar und bieten umfassendere und detaillierte Textinformationen über spezifische Themen sowie über die wesentlichen Änderungen in den Systemen der sozialen Sicherung. Als Einstieg zu den genannten Informationen dient der Link http://ec.europa.eu/employment_social/spsi/missoc_de.htm.

Nationale Strategieberichte zu Sozialschutz und sozialer Eingliederung in der EU

Im Rahmen der Offenen Methode der Koordinierung (OMK) in der Europäischen Union erarbeiten die Mitgliedstaaten regelmäßig Berichte über Stand und Entwicklung ihrer Systeme sozialer Sicherung und übermitteln diese der EU-Kommission. Die Berichte geben u. a. auch kurze Überblicke über die jeweiligen Gesundheitssysteme sowie über die unlängst umgesetzten Reformvorhaben bzw. geplante weitere Reformschritte. Sie sind über http://ec.europa.eu/employment_social/spsi/joint_reports_de.htm als pdf-Dokumente erhältlich.

Datenbank der Internationalen Vereinigung für Soziale Sicherheit (ISSA)

Die ISSA hat auf ihrer Homepage eine Datenbank eingerichtet, die zu allen 170 Mitgliedstaaten nach entsprechender Abfrage kurzgefasste Länderprofile über die Strukturen der sozialen Sicherheit, auch zum jeweiligen Gesundheitswesen, liefert (http://www.issa.int/aiss/Observatory/Country-Profiles). Darüber hinaus erlaubt die Datenbank die Recherche nach sozial- und gesundheitspolitischen Reformgesetzen in diesen Ländern (http://www.issa.int/aiss/Observatory/National-Legislation).

Datenbank der Social Security Administration der USA

Ähnlich, zum Teil identisch mit der Datenbank der ISSA, ist die – früher regelmäßig als Buchpublikation veröffentlichte – Datenbank „Social Security Programs Throughout the World" der Social Security Administration der Vereinigten Staaten (http://www.socialsecurity.gov/policy/docs/progdesc/ssptw). Die Datenbank eignet sich sehr gut dazu, einen ersten Überblick über institutionelle Grundstrukturen der einzelnen Systeme zu erhalten.

9.3 Informationen zur europäischen Gesundheitspolitik

Über Themen und Fragestellungen zur europäischen Gesundheitspolitik informiert neben der entsprechenden Fachliteratur insbesondere die EU-Kommission selbst über die Internetpräsenz der Generaldirektion Gesundheit und Verbraucherschutz (http://europa.eu/pol/health/index_de.htm). Über aktuelle Entwicklungen der europäischen Gesundheitspolitik berichten die einschlägigen wissenschaftlichen Fachzeitschriften (z. B. ZESAR – Zeitschrift für europäisches Sozial- und Arbeitsrecht), aber auch die Newsletter diverser europäischer und deutscher Organisationen, die man entweder abonnieren oder auf der jeweiligen Internetpräsenz abrufen kann. Einschlägig ist hier zunächst „Health & Consumer Voice", der Newsletter der Generaldirektion Gesundheit und Verbraucherschutz der EU-Kommission (Bezug über http://ec.europa.eu/health/horiz_newsletter_en.htm#0). Außerdem wird von der Kommission seit kurzem der wohl eher an die breite Öffentlichkeit gerichtete „Health-EU e-newsletter" veröffentlicht (auch in deutscher Sprache; Bezug über http://ec.europa.eu/health-eu/newsletter_de.htm).

Der aus Sicht des Autors dieses Buches beste, weil umfassendste und deutsch-sprachige Newsletter ist allerdings „EUREPORT social", das europäische Nachrichtenmagazin der Deutschen Sozialversicherung. Es berichtet i. d. R. achtmal jährlich über aktuelle sozial- und gesundheitspolitische Entwick-lungen in der Europäischen Union; außerdem wird regelmäßig ein Jahres-bericht veröffentlicht, der ebenfalls kostenlos herunterladbar ist (Bezug über: www.deutsche-sozialversicherung.de/de/europa/dokumente.html). Ein kür-zerer deutschsprachiger Newsletter zur europäischen Gesundheitspolitik wird zudem von der Deutschen Krankenhausgesellschaft veröffentlicht (EU-Review; erhältlich über www.dkgev.de/dkg.php/cat/36/title/Europa_und_Internationales).

Literaturverzeichnis

Aaron, Henry J./Ginsburg, Paul B., 2009: Is Health Spending Excessive? If So, What Can We Do About It? The delicate task of reining in spending without harming our welfare, in: Health Affairs 28 (2009) 5, 1260–1275

Agasi, Susanne, 2008: Die Krankenversicherung in den Niederlanden zwei Jahre nach der Reform. Finanzentwicklung und Markttrends, in: ZSR 54 (2008), 3, 279–303

Alber, Jens, 1987: Vom Armenhaus zum Wohlfahrtsstaat. Analysen zur Entwicklung der Sozialversicherung in Westeuropa, Frankfurt a. M./New York: Campus (2., durchgesehene Auflage)

Alber, Jens/Köhler, Ulrich, 2004: Health and care in an enlarged Europe, Dublin: European Foundation for the Improvement of Living and Working Conditions (www.eurofound.europa.eu/pubdocs/2003/107/en/1/ef03107en.pdf)

America's Health Insurance Plans, 2007: Individual Health Insurance 2006–2007: A Comprehensive Survey of Premiums, Availability, and Benefits, Washington: AHIP (www.ahipresearch.org/pdfs/Individual_Market_Survey_December_2007.pdf)

Association Internationale de la Mutualité, 2008: Gesundheitsschutz heute. Strukturen und Tendenzen in 13 Ländern, Dresden/Brüssel: AIM (www.aim-mutual.org/index.php?page=29)

Australian Institute of Health and Welfare, 2008: Australia's health 2008, Canberra: AIHW (www.aihw.gov.au/publications/aus/ah08/ah08.pdf)

Beschorner, Jürgen (2006): Krankenbehandlung in einem anderen Mitgliedstaat der Europäischen Union. Ausgewählte Rechtsprechung des Europäischen Gerichtshofs zu den gemeinschaftlichen Rechtsgrundlagen, in: ZESAR 2/2006, 47–54

Beske, Fritz, 2004: Deutsches Gesundheitswesen besser als sein Ruf, in: Die Krankenversicherung Juli 2004, 169–172

Beske, Fritz/Drabinski, Thomas/Golbach, Ute, 2005: Leistungskatalog des Gesundheitswesens im internationalen Vergleich – Eine Analyse von 14 Ländern, Band I: Struktur, Finanzierung und Gesundheitsleistungen, Kiel: IGSF

Beske, Fritz/Drabinski, Thomas, 2005: Leistungskatalog des Gesundheitswesens im internationalen Vergleich – Eine Analyse von 14 Ländern, Band II: Geldleistungen, Kiel: IGSF

Beske, Fritz/Drabinski, Thomas/Zöllner, Herbert, 2004: Das Gesundheitswesen in Deutschland im internationalen Vergleich – Eine Antwort auf die Kritik, Kiel: IGSF

Beske, Fritz/Golbach, Ute, 2009: Zuzahlungen im Gesundheitswesen. Grundlagen, internationaler Vergleich und Konzept für die Gesetzliche Krankenversicherung, Kiel: IGSF

Brandt, Nicola, 2009: Moving towards more sustainable healthcare financing in Germany, Economics Department Working Paper No. 612, Paris: OECD (www.olis.oecd.org/olis/2008doc.nsf/ENGDATCORPLOOK/NT00003192/$FILE/JT03245679.PDF)

Bucher, Hannes, 2009: Das Europäische Wettbewerbsrecht – Fluch oder Segen für das deutsche Gesundheitssystem?, in: Recht und Politik im Gesundheitswesen 15 (2009) 3, 58–68

Bundesministerium für Gesundheit, 2007: Die soziale Dimension im Binnenmarkt. Zukunftsperspektiven der Krankenversorgung in Europa. Dokumentation der Konferenz vom 15.–16. Januar 2007 in Potsdam, Berlin: Eigenverlag

Bundorf, M. Kate/Royalty, Anne/Baker, Laurence C., 2009: Health Care Cost Growth Among the Privately Insured. Outpatient services and pharmaceuticals have been the key drivers of costs, in: Health Affairs 28 (2009) 5, 1294–1304

Busse, Reinhard/Wörz, Markus, 2008: Ausländische Erfahrungen mit ambulanten Leistungen im Krankenhaus, in: Klauber, Jürgen/Robra, Bernt-Peter/Schellschmidt, Henner (Hrsg.): Krankenhaus-Report 2008/2009. Schwerpunkt: Versorgungszentren, Stuttgart/New York: Schattauer, 49–59

Carey, David/Herring, Bradley/Lenain, Patrick, 2009: Health Care Reform in the United States, Economics Department Working Paper No. 665, Paris: OECD

Christensen, Kaare et al., 2008: Exceptional longevity does not result in excessive levels of disability, in: Proceedings of the National Academy of Science of the United States of America, 18. August 2008 (www.pnas.org/content/early/2008/08/15/0804931105.full.pdf)

Cobbers, Birgit/Schölkopf, Martin, 2006: Zahlen und Fakten zur Situation der Ärzteschaft in Deutschland, in: Gesundheits- und Sozialpolitik 60 (2006) 3–4, 10–22

Colombo, Francesca/Tapay, Nicole, 2004: Private Health Insurance in OECD-Countries: The Benefits and Costs for Individuals and Health Systems, OECD Health Working Papers 16, Paris: OECD (http://www.oecd.org/dataoecd/34/56/33698043.pdf)

Davis, Karen/Schoen, Cathy/Schoenbau, Stephen C./Doty Michelle M./Holmgren, Alyssa L./Kriss, Jennifer L./Shea, Katherine K., 2007: Mirror, Mirrow on the Wall: An International Update on the Comparative Performance of American Health Care, New York: The Commonwealth Fund

DeNavas-Walt, Carmen/Proctor, Bernadette D./Smith, Jessica C., 2008: Income, Poverty, and Health Insurance Coverage in the United States: 2007, Current Population Reports, Washington: U.S. Census Bureau

Department of Health, 2008: Departmental Report 2008. The Health and Personal Social Services Programmes, London: DoH (www.dh.gov.uk/en/Publicationsandstatistics/Publications/AnnualReports/DH_084908)

Deveugle, Myriam/Derese, Anselm/van den Brink-Muinen, Atie/Bensing, Jozien/De Maeseneer, Jan, 2002: Consultation Length in General Practice: cross-sectional study in six European countries, in: British Medical Journal 325 (2002) (www.bmj.com/cgi/reprint/325/7362/472.pdf)

Dexia/HOPE, 2009: Hospitals in the 27 Member States of the European Union, La Défense: Dexia Editions (www.hope.be/05eventsandpublications/docpublications/79_hospitals_in_eu/79-hospitals-in-the-eu-2009.pdf)

Dielmann, Gerd, 2005: Ärztliche Vergütung im europäischen Vergleich, in: Infodienst Krankenhäuser Nr. 30, Oktober 2005, S. 16–17

Döring, Diether/Dudenhöffer, Bettina/Herdt, Jürgen, 2005: Europäische Gesundheitssysteme unter Globalisierungsdruck. Vergleichende Betrachtung der Finanzierungsstrukturen und Reformoptionen in den EU 15-Staaten und der Schweiz. Studie im Auftrag der Hans-Böckler-Stiftung, Wiesbaden: Hessen-Agentur

Drummond, M. F./Sculpher, Mark J./Torrance, George W./O Brien, Bernie J./Stoddart, Greg L., 2005: Methods for the economic evaluation of health care programmes, 3. A., Oxford

Erlandsen, Espen, 2007: Improving the Efficiency of Health Care Spending: Selected Evidence on Hospital Performance, Economics Department Working Papers No. 555, Paris: OECD (www.olis.oecd.org/olis/2007doc.nsf/LinkTo/NT00002B5E/$FILE/JT03228856.PDF)

Ernst & Young, 2009: Gesundheitsbarometer 2009. Verbraucherbefragung zur Qualität der Gesundheitsversorgung in Deutschland, Stuttgart: Ernst & Young

Ettelt, Stefanie/Nolte, Ellen/Mays, Nicholas/Thomson, Sarah/Mckee, Martin, and the International Healthcare Comparisons Network, 2006: Health care outside hospital. Accessing generalist and specialist care in eight countries, Copenhagen: European Observatory on Health Systems and Policies (www.euro.who.int/Document/E89259.pdf)

Ettelt, Stefanie/Nolte, Ellen/Thomson, Sarah/Mays, Nicolas, 2007: Capacity planning in health care. Reviewing the international experience, in: Euro Observer Volume 9, Spring 2007, 1–5

Ettelt, Stefanie/Nolte, Ellen/Thomson, Sarah/Mays, Nicolas, 2008: Capacity planning in health care. A review of the international experience, Kopenhagen: WHO/European Observatory on Health Systems and Policies (www.euro.who.int/Document/E91193.pdf)

Ettelt, Stefanie/McKee, Martin/Nolte, Ellen/Mays, Nicholas/Thomson, Sarah, 2009: Planning health care capacity: whose responsibility?, in: Rechel, Bernd et al. (Hrsg.): Investing in hospitals of the future, Kopenhagen: WHO/European Observatory on Health Systems and Policies, 47–66

European Commission/Economic Policy Committee, 2009: The 2009 Ageing Report: economic and budgetary projections for the EU-27 Member States (2008–2060), Brüssel: Manuskript

European Commission, 2008: Quality in and Equality of Access to Healthcare Services, Brussels: European Commission (http://ec.europa.eu/employment_social/spsi/docs/social_inclusion/2008/healthquest_en.pdf)

European Commission, 2007: Flash Eurobarometer 210: Cross-border health services in the EU. Analytical Report, Brüssel: EU-Commission (http://ec.europa.eu/public_opinion/flash/fl_210_en.pdf)

European Commission, 2007a: Health and long-term care in the European Union, Special Eurobarometer 283, Brüssel: EU-Commission (http://ec.europa.eu/public_opinion/archives/ebs/ebs_283_en.pdf)

European Hospital and Healthcare Federation, 2006: DRGs as a financing tool, Brüssel: HOPE (www.hope.be/05eventsandpublications/docpublications/77_drg_report/77_drg_report_2006.pdf)

Europäische Kommission, 2006: Medizinische Behandlungsfehler. Eurobarometer Spezial Nr. 241, Brüssel: EU-Kommission (http://ec.europa.eu/health/ph_information/documents/eb_64_de.pdf)

Fetzer, Stefan, 2009: Chance auf mehr Wettbewerb im Apothekenmarkt verbaut? EuGH bestätigt das Fremd- und Mehrbesitzverbot für deutsche Apotheken, in: Die BKK 07/2009

Fischer, Wolfram, 2009: Die DRG-Familie, Wolfertswil: ZIM, (www.fischer-zim.ch/textk-pcs-pdf/DRG-Familie-0801.pdf)

Föderaler Öffentlicher Dienst Soziale Sicherheit, 2008: Alles was Sie schon immer über die Soziale Sicherheit wissen wollten, Brüssel: Eigenverlag (www.socialsecurity.fgov.be/docs/de/alwa2008_de.pdf)

Foubister, Thomas/Thomson, Sarah/Mossialos, Elias/McGuire, Alistair, 2006: Private Medical Insurance in the United Kingdom, Kopenhagen: WHO/European Observatory on Health Systems and Policies (www.euro.who.int/document/Obs/Private_Medical_Insurance_UK.pdf)

Fujisawa, Rie/Lafortune, Gaetan, 2008: The Remuneration of General Practitioners and Specialists in 14 OECD Countries: What are the Factors Influencing Variations Across Countries?, OECD Health Working Papiers No. 41, Paris: OECD (www.oecd.org/dataoecd/51/48/41925333.pdf)

Fukawa, Tetsuo, 2007: Macro evaluation of the Japanese health care system in comparison with Germany, in: The Japanese Journal of Social Security Policy, Vol. 6 No. 1, 31–42

Garcia Armesto, Sandra et al., 2007: Health Care Quality Indicators Project 2006. Data Collection Update Report. OECD Health Working Papers 29, Paris: OECD (http://www.oecd.org/dataoecd/57/22/39447928.pdf)

GEK, 2008: GEK Report ambulant-ärztliche Versorgung 2008. Auswertungen der GEK-Gesundheitsberichterstattung. Schwerpunkt: Erkrankungen und zukünftige Ausgaben, Schwäbisch Gmünd: GEK, (https://www.gek.de/x-medien/dateien/magazine/GEK-Report-Ambulant-Aerztliche-Versorgung-2008.pdf)

Gesellschaft für Versicherungswissenschaft und -gestaltung, 2004: Offene Methode der Koordinierung im Gesundheitswesen. Zuschauen oder gestalten? Strategie für eine Europäische Gesundheitspolitik von Bund, Ländern und Selbstverwaltung, Akademische Verlagsgesellschaft, Berlin

Geissler, Alexander, Wörz, Markus, Busse, Reinhard, 2009: Deutsche Krankenhauskapazitäten im internationalen Vergleich, Berlin: unveröffentlichtes Manuskript

Hackmann, Tobias/Moog, Stefan, 2008: Älter gleich kränker? Auswirkungen des Zugewinns an Lebenserwartung auf die Pflegewahrscheinlichkeiten, Freiburg: Forschungszentrum Generationenverträge, (www.vwl.uni-freiburg.de/fakultaet/fiwi/publikationen/202.pdf)

Häussler, Bertram, Ecker, Thomas, Schneider, Markus, 2006: Belastung der Arbeitgeber in Deutschland durch gesundheitssystembedingte Kosten im internationalen Vergleich, Baden-Baden: Nomos

Health Canada, 2005: Canada's Health Care System, Ottawa: Health Canada, (www.hc-sc.gc.ca/hcs-sss/alt_formats/hpb-dgps/pdf/pubs/2005-hcs-sss/2005-hcs-sss-eng.pdf)

Health Consumer Powerhouse, 2008: Euro Health Consumer Index. 2008 Report, Brüssel: Health Consumer Powerhouse (www.healthpowerhouse.com/files/2008-EHCI/EHCI-2008-report.pdf)

Health Consumer Powerhouse, 2009: The Empowerment of the European Patient: Options and Implications, Brüssel: Health Consumer Powerhouse, (www.healthpowerhouse.com/files/EPEI-2009/european-patient-empowerment-2009-report.pdf)

Health Insurance Association of America, 2003: A Guide to Health Insurance, Washington: HIAA

Hofmann, Uwe, 2007: Vergütung ambulanter ärztlicher Leistungen in Dänemark, den Niederlanden und Großbritannien, in: Die Ersatzkasse 1/2007, 29–32

HOPE, 2006: European Hospital and Healthcare Federation (Hrsg.): DRGs as a financing tool, Brüssel

Huber, Manfred/Orosz, Eva, 2003: Health Expenditure Trends in OECD Countries, 1990–2001, in: Health Care Financing Review 25 (2003) 1, 1–22

Hurst, Jeremy/Siciliani, Luigi, 2003: Tackling Excessive Waiting Times for Elective Surgery: A Comparison of Policies in Twelve OECD Countries, OECD Health Working Papers 6, Paris: OECD (http://www.oecd.org/dataoecd/24/32/5162353.pdf)

Kaiser Commission, 2008: Medicaid and the Uninsured. The Medicaid Program at a Glance, Washington: Kaiser Family Foundation (www.kff.org/medicaid/upload/7235_03-2.pdf)

Kaiser Family Foundation, 2009: Medicare. A Primer 2009, Menlo Park: KFF (www.kff.org/medicare/upload/7615-02.pdf)

Kaiser Family Foundation/Health Research and Educational Trust, 2008: Employer Health Benefits. 2008 Annual Survey, Menlo Park/Chicago: KFF/HRET

Kingreen, Thorsten, 2009: Der Vorschlag der Europäischen Kommission für eine Patienten-Richtlinie, in: ZESAR 03/2009, 109–119

Koch, Klaus/Gehrmann, Ulrich/Sawicki, Peter T., 2007: Primärärztliche Versorgung in Deutschland im internationalen Vergleich: Ergebnisse einer strukturierten Ärztebefragung, in: Deutsches Ärzteblatt 104 (2007) 38 (www.aerzteblatt.de/v4/archiv/artikeldruck.asp?id=56988)

Krömmelbein, Silvia/Bieräugel, Roland/Nüchter, Oliver/Glatzer, Wolfgang/Schmid, Alfons, 2007: Einstellungen zum Sozialstaat. Repräsentative Querschnittsuntersuchung zu grundsätzlichen gesundheits- und sozialpolitischen Einstellungen in der Bevölkerung Deutschlands 2005, Opladen & Farmington Hills: Barbara Budrich Publishers

Legido-Quigley, Helena/McKee, Martin/Nolte, Ellen A./Glinos, Irene, 2008: Assuring the Quality of Health Care in the European Union. A case for action. Observatory Studies Series No. 12, Copenhagen: European Observatory on Health Systems and Policies (http://www.euro.who.int/document/e91397.pdf)

Leister, Jan Eric/Stausberg, Jürgen, 2005: Comparison of cost accounting methods from different DRG systems and their effect on health care quality, in: Health Policy 74 (2005), 46–55

Lippl, Bodo, 2008: Klare Mehrheiten für den Wohlfahrtsstaat. Gesellschaftliche Wertorientierungen im internationalen Vergleich. Gutachten im Auftrag der Friedrich-Ebert-Stiftung, Bonn: FES

Lüngen, Markus/Rath, Thomas, 2009: Auswirkungen der deutschen DRG-Einführung: Internationale Erfahrungen im Überblick, in: Rau, Ferdinand/Roeder, Norbert/Hensen, Peter (Hrsg.): Auswirkungen der DRG-Einführung in Deutschland. Standortbestimmung und Perspektiven, Stuttgart: Kohlhammer, 131–144

Maarse, Hans/Bartholomée, Yvette, 2008: Course and Impact of Market Reform in Dutch Health Care Uncertain, in: Intereconomics 43 (2008) 4, 189–194

Mattke, Soeren et al., 2006: Health Care Quality Indicators Project. Initial Indicators Report. OECD Health Working Papers 22, Paris: OECD (http://www.oecd.org/dataoecd/1/34/36262514.pdf)

Ministry of Health New Zealand, 2008: The New Zealand Health and Disability System: Organisations and Responsibilities. Briefing to the Minister of Health, Wellington: MoH (www.moh.govt.nz/moh.nsf/pagesmh/8704/$File/nz-health-disability-system-briefing2008.pdf)

Mossialos, Elias/Thomson, Sarah, 2004: Voluntary Health Insurance in the European Union, Brüssel: Kopenhagen (http://www.euro.who.int/Document/E84885.pdf)

Mossialos, Elias/Brogan, David/Walley, Tom, 2006: Arzneimittelpreisbildung in Europa: Abwägung der Optionen, in: Internationale Revue für soziale Sicherheit 3/2006, 3–32

National Institute of Population and Social Security Research, 2007: Social Security in Japan, Tokio (http://www.ipss.go.jp/s-info/e/Jasos2007/SS2007.pdf)

NERA Economic Consultants, 2004: Comparing Physicians' Earnings: Current Knowledge and Challenges. A Final Report for the Department of Health, London: NERA (www.nera.com/image/Report_Physician_Earnings_7.2005.pdf)

Niehaus, Frank, 2006: Alter und steigende Lebenserwartung. Eine Analyse der Auswirkungen auf die Gesundheitsausgaben, Köln: Wissenschaftliches Institut der PKV, (www.wip-pkv.de/uploads/tx_nppresscenter/WIP-nie.pdf)

OECD, 2006: Projecting OECD Health and Longterm Care Expenditure – What are the main drivers, Economics Department Working Papers Nr. 477, Paris: OECD, (www.oecd.org/dataoecd/57/7/36085940.pdf)

OECD, 2006: Projecting OECD Health and Longterm Care Expenditure – What are the main drivers, Economics Department Working Papers Nr. 477, Paris: OECD, (www.oecd.org/dataoecd/57/7/36085940.pdf)

OECD, 2007: Health at a Glance 2007. OECD Indicators, Paris: OECD

OECD, 2008: The Looming Crisis in the Health Workforce. How Can OECD Countries Respond?, OECD Health Policy Studies, Paris: OECD

OECD, 2008a: Pharmaceutical Pricing Policies in a global market, Paris: OECD

Osterkamp, Rigmar, 2002: Warten auf Operationen – ein internationaler Vergleich, in: ifo-Schnelldienst 55 (2002) 10, S. 14–21

Pearson, Mark, 2009: Disparities in health expenditure across OECD countries: Why does the United States spend so much more than other countries? Written Statement to US Senate Special Committee on Aging, Paris: OECD (www.oecd.org/dataoecd/5/34/43800977.pdf)

Reiners, Hartmut/Schnee, Melanie, 2007: Hat die Praxisgebühr eine nachhaltige Steuerungswirkung?, in: Böcken, Jan, Braun, Bernard, Amhof, Robert (Hrsg.): Gesundheitsmonitor 2007. Gesundheitsversorgung und Gestaltungsoptionen aus der Perspektive von Bevölkerung und Ärzten, Gütersloh: Verlag Bertelsmann Stiftung, 133–154

Robert Koch-Institut, 2001: Medizinische Behandlungsfehler in Deutschland. Gesundheitsberichterstattung des Bundes Heft 04/01, Berlin: RKI

Rosenmöller, Magdalene/McKee, Martin/Baeten, Rita (eds.), 2006: Patient Mobility in the European Union. Learning from Experience, WHO: Copenhagen (http://www.euro.who.int/Document/Obs/Patient_Mobility.pdf)

Rürup, Bert/IGES/DIW/Wille, Eberhard, 2009: Effizientere und leistungsfähigere Gesundheitsversorgung als Beitrag für eine tragfähige Finanzpolitik in Deutschland. Forschungsvorhaben für das Bundesministerium der Finanzen. Abschlussbericht, Berlin: IGES

Ruiss, Dirk/Eßer, Hermann-Peter, 2005: Gesundheitsversorgung in Schweden – Ein System vor dem Umbruch, in: Sozialer Fortschritt 7/2005, 175–180

Sawicki, Peter T., 2005: Qualität der Gesundheitsversorgung in Deutschland. Ein randomisierter simultaner Sechs-Länder-Vergleich aus Patientensicht, in: Medizinische Klinik 100 (2005) 11, 755–768

Sawicki, Peter/Bastian, Hilde, 2008: German health care: a bit of Bismarck plus more science, in: British Medical Journal 337 (2008), 1142–1145

Schneider, Markus/Hofmann, Uwe/Köse, Arthur/Biene, Peter/Krauss, Thomas (2007): Indikatoren der OMK im Gesundheitswesen und der Langzeitpflege. Gutachten für das Bundesministerium für Gesundheit, Augsburg: BASYS

Schneider, Markus/Hofmann, Uwe/Jumel, Séverine/Köse, Aynur, 2002: Beschäftigungsunterschiede in ausgewählten Gesundheitssystemen der EU, Augsburg: BASYS

Schölkopf, Martin, 2009: Die Gesundheitsreform 2007 und die Änderungen für die private Krankenversicherung, in: Brömmelmeyer, Christoph u. a. (Hrsg.): Allgemeines Gleichbehandlungsgesetz, Private Krankenversicherung und Gesundheitsreform, Schwachstellen der VVG-Reform. Beiträge zur 17. Wissenschaftstagung des Bundes der Versicherten und zum 1. Workshop „Junge Versicherungswissenschaft", Baden-Baden: Nomos, 61–77

Schölkopf, Martin, 2001: Ein grenzenloses Europa: Chancen für die Leistungserbringer, in: Recht und Politik im Gesundheitswesen 4/2001, 119–125

Schölkopf, Martin, 1999: Altenpflegepolitik in Europa: Ein Vergleich sozialpolitischer Strategien zur Unterstützung pflegebedürftiger Senioren, in: Sozialer Fortschritt 11/1999, 282–291

Schölkopf, Martin/Stapf-Finé, Heinz, 2004: Die Krankenhausversorgung im internationalen Vergleich. Ein Überblick mit Schlussfolgerungen für die deutsche Reformdiskussion, in: Journal of Public Health 12 (2004) 3, S. 185–198

Schoen, Cathy et al., 2005: The Commonwealth Fund 2005 International Health Policy Survey of Sicker Adults in Six Countries, New York: The Commonwealth Fund

Schoen, Cathy et al., 2007: The Commonwealth Fund 2007 International Health Policy Survey in Seven Countries, New York: The Commonwealth Fund

Schoen, Cathy/Osborn, Robin, 2008: The Commonwealth Fund 2008 International Health Policy Survey in Eight Countries, New York: The Commonwealth Fund

Schreiber, Arnold (2005): Die Offene Methode der Koordinierung im Gesundheitswesen und zur aktuellen Situation, in: Sozialer Fortschritt 5–6/2005, 149–152

Siciliani, Luigi/Hurst, Jeremy, 2003: Explaining Waiting Times Variations for Elective Surgery across OECD Countries, OECD Health Working Papers 7, Paris: OECD (http://www.oecd.org/dataoecd/31/10/17256025.pdf)

Simoens, Steven/Hurst, Jeremy, 2006: The Supply of Physician Services in OECD Countries, OECD Health Working Papers 21, Paris: OECD (www.oecd.org/dataoecd/27/22/35987490.pdf)

Sindbjerg Martinsen, Dorte, 2005: Towards an Internal Health Market with the European Court, in: West European Politics Vol. 2, No. 5, November 2005, 1035–1056

Schmidt, Manfred G., 1998: Sozialpolitik in Deutschland. Historische Entwicklung und internationaler Vergleich, 2. Auflage, Leske + Budrich, Opladen

Smith, Peter/Goddard, Maria, 2009: The English National Health Service: An Economic Health Check, Economics Department Working Paper No. 717, Paris: OECD (www.olis.oecd.org/olis/2009doc.nsf/LinkTo/NT00004AC6/$FILE/JT03268406.PDF)

Schneider, Markus/Hofmann, Uwe/Köse, Aynur, 2004: Zuzahlungen im internationalen Vergleich. Kurzexpertise 2003, Strukturdaten 1980–2000 für 20 Länder, Augsburg: BASYS

Stapf-Finé, Heinz/Schölkopf, Martin, 2003: Die Krankenhausversorgung im internationalen Vergleich. Zahlen, Fakten, Trends, Düsseldorf: Deutsche Krankenhaus Verlagsgesellschaft

Statistisches Bundesamt/Gesellschaft Sozialwissenschaftlicher Infrastruktureinrichtungen/Wissenschaftliches Zentrum Berlin für Sozialforschung, 2008: Datenreport 2008. Ein Sozialbericht für die Bundesrepublik Deutschland, Bonn: Bundeszentrale für politische Bildung

Stiftung Gesundheit, 2006: Ärzte im Zukunftsmarkt Gesundheit 2006. Eine Studie der Stiftung Gesundheit durchgeführt von der Gesellschaft für Gesundheitsmarktanalyse, Hamburg: Stiftung Gesundheit, (www.stiftung-gesundheit.de/PDF/studien/Studie_Aerzte_im_Zukunftsmarkt_Gesundheit-2006.pdf)

Tálos, Emmerich/Obinger, Herbert, 2006: Die Krankenversicherung in Österreich – Ein Erfolgsmodell?, in: WSI Mitteilungen 4/2006, 220–225

Thomson, Sarah/Foubister, Thomas/Mossialos, Elias, 2008: Health Care Financing in the Context of Social Security, Study for the European Parliament's Committee on Employment and Social Affairs, Brüssel: European Parliament

Thomson, Sarah/Mossialos, Elias, 2009: Private health insurance in the European Union. Final report prepared for the European Commission, LSE Health and Social Care/London School of Economics and Political Science

Tiemann, Susanne, 2006: Gesundheitssysteme in Europa – Experimentierfeld zwischen Markt und Staat. Frankreich, Niederlande, Schweiz, Schweden und Großbritannien – Analyse und Vergleich, Köln/Berlin: GVG/Aka

Willcox, Sharon et al., 2007: Measuring And Reducing Waiting Times: A Cross-National Comparison of Strategies, in: Health Affairs 26 (2007) 4, 1078–1087

Wismar, Matthias, 1998: Europa regiert schon lange heimlich mit, in: Gesundheit und Gesellschaft 10/1998, S. 28–35

World Health Organization, 2000: World Health Report 2000. Health Systems. Improving Performance, Genf: WHO (www.who.int/whr/2000/en/whr00_en.pdf)

World Health Organization, 2003: Health systems performance assessment: debates, methods and empiricism, Genf: WHO

Zimmermann, Thomas, 2008: Grenzüberschreitende Gesundheitsversorgung aus der Perspektive des deutschen Gesundheitssystems. Status quo, Bestimmungsgründe und Entwicklungspotenziale, Nomos, Baden-Baden

Sachwortverzeichnis

Der Autor

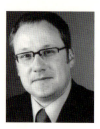

Dr. rer. soc. Martin Schölkopf

Studium der Politik- und Verwaltungswissenschaft an der Universität Konstanz, Schwerpunkt Sozialpolitik

Nach der Promotion zum Dr. rer. soc. Referent im Stabsbereich Politik der Deutschen Krankenhausgesellschaft. Anschließend Leiter des Referats „Finanzielle Grundsatzfragen der Sozialpolitik" im Bundesministerium für Gesundheit und soziale Sicherung. Seit 2006 Leiter des Referats „Grundsatzfragen der Gesundheitspolitik, gesamtwirtschaftliche Aspekte des Gesundheitswesens" im Bundesministerium für Gesundheit

Lehrbeauftragter an der Fachhochschule für Wirtschaft Berlin (MBA Healthcare Management), Vorlesungen, Seminare und Vorträge zur Sozial- und Gesundheitspolitik in Deutschland und im internationalen Vergleich

Autor zahlreicher Bücher und wissenschaftlicher Fachartikel

Die Herausgeber der Schriftenreihe *Health Care Management*

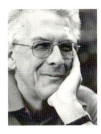

Prof. Dr. Heinz Naegler

Studium der Betriebswirtschaftslehre in Frankfurt/M. und Berlin. Er war mehr als 25 Jahre im Krankenhausmanagement tätig, zuletzt als Generaldirektor des Wiener Krankenanstaltenverbundes (dieser betreibt im Auftrag der Gemeinde Wien mit etwa 32.000 Mitarbeitern eine Universitätsklinik sowie 25 Krankenhäuser und Pflegeheime), und ist seit 2001 Honorarprofessor an der Fachhochschule für Wirtschaft Berlin.

Er war dort für die Entwicklung und Einführung des MBA-Studiengangs Health Care Management verantwortlich. In diesem Studiengang unterrichtete er das Fach „Personalmanagement". Er ist Autor zahlreicher Publikationen zu den Themen Personalmanagement, Strategisches Management und Controlling.

Kontakt:
Preußenallee 31
14052 Berlin
heinz.naegler@arcormail.de

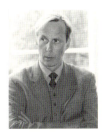

Prof. Dr. Thomas Kersting MBA

Studium der Humanmedizin an der Christian-Albrechts-Universität zu Kiel. Facharzt für Anästhesiologie. Anerkennung spezielle anästhesiologische Intensivmedizin. Assessor der European Foundation for Quality Management (EFQM). Ärztlicher Qualitätsmanager (n. d. Richtlinien der Bundesärztekammer). Master of Business Administration (MBA) Berlin/Cambridge. Honorarprofessor für Krankenhausmanagement an der Technischen Universität Berlin seit 2004.

Seit Mai 1992 Geschäftsführer und hauptamtlicher Ärztlicher Direktor der DRK Kliniken Berlin. Ab Januar 2007 Sprecher der Geschäftsführung.

Zahlreiche Publikationen und Vorträge u. a. zum Thema Führungsorganisation im Krankenhaus, Ärzte im Krankenhausmanagement, strategische Positionierung von Krankenhäusern im Wettbewerb, Controlling und Führung im Krankenhaus sowie Wirtschaftlichkeit, Qualität und Ethik im Krankenhaus.

Kontakt:
DRK-Klinikum Berlin
Brabanter Str. 18-20
10713 Berlin
kersting@drk-kliniken.com